U0566275

权威·前沿·原创

皮书系列为
"十二五""十三五""十四五"时期国家重点出版物出版专项规划项目

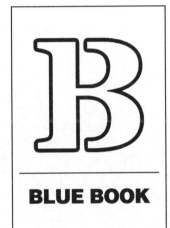

BLUE BOOK

智 库 成 果 出 版 与 传 播 平 台

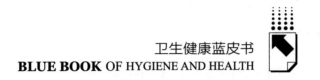

卫生健康蓝皮书
BLUE BOOK OF HYGIENE AND HEALTH

中国卫生健康发展评价报告（2023）

EVALUATION REPORT ON HYGIENE AND HEALTH DEVELOPMENT OF CHINA (2023)

中国国际经济交流中心
组织编写 / 中国医药集团有限公司
飞利浦（中国）投资有限公司

社会科学文献出版社
SOCIAL SCIENCES ACADEMIC PRESS (CHINA)

图书在版编目（CIP）数据

中国卫生健康发展评价报告.2023／中国国际经济
交流中心，中国医药集团有限公司，飞利浦（中国）投资
有限公司组织编写. -- 北京：社会科学文献出版社，
2024.6
（卫生健康蓝皮书）
ISBN 978-7-5228-2973-9

Ⅰ.①中… Ⅱ.①中… ②中… ③飞… Ⅲ.①医疗保
健事业-发展-研究报告-中国-2023 Ⅳ.①R199.2

中国国家版本馆 CIP 数据核字（2023）第 253444 号

卫生健康蓝皮书
中国卫生健康发展评价报告（2023）

　　　　　　　　中国国际经济交流中心
组织编写／中国医药集团有限公司
　　　　　　　　飞利浦（中国）投资有限公司

出 版 人／冀祥德
责任编辑／薛铭洁
责任印制／王京美

出　　　版／社会科学文献出版社·皮书分社（010）59367127
　　　　　　　地址：北京市北三环中路甲 29 号院华龙大厦　邮编：100029
　　　　　　　网址：www.ssap.com.cn
发　　　行／社会科学文献出版社（010）59367028
印　　　装／天津千鹤文化传播有限公司

规　　　格／开　本：787mm×1092mm　1/16
　　　　　　　印　张：27　字　数：405 千字
版　　　次／2024 年 6 月第 1 版　2024 年 6 月第 1 次印刷
书　　　号／ISBN 978-7-5228-2973-9
定　　　价／188.00 元

读者服务电话：4008918866

编 委 会

张大璐　中国生物技术发展中心战略处副研究员

马晓玲　中国国际经济交流中心创新发展研究部助理研究员

毕成良　中国国际经济交流中心世界经济研究部助理研究员

翟羽佳　中国国际经济交流中心信息部助理研究员

吴云飞　中国国际经济交流中心博士后

崔白杨　中国国际经济交流中心博士后科研工作站　科研助理

黄冬洋　中国国际经济交流中心美欧研究部实习生，中国海洋大学外国语学院在读本科生

闫　畅　中共中央党校（国家行政学院）国际战略研究院硕士研究生

潘俞非　中国国际经济交流中心美欧研究部实习生

国家卫生健康委卫生发展研究中心课题组成员：

程　念　国家卫生健康委卫生发展研究中心研究员

宋大平　国家卫生健康委卫生发展研究中心研究员

崔雅茹　国家卫生健康委卫生发展研究中心助理研究员

中国医药集团有限公司课题组成员：

周　颂　中国国际医药卫生有限公司党委书记、董事长

孙　磊　国药健康养老有限公司党总支副书记、副
　　　　总经理、董事会秘书
王雪崚　国药健康养老有限公司战略投资中心总
　　　　经理

飞利浦公司课题组成员：

张丹丹　飞利浦大中华区公共事务高级总监
田璐璐　飞利浦大中华区政府事务部高级经理
王丹蕾　飞利浦大中华区政府事务部经理

《财经》课题组成员：

张　舸　《财经》区域经济与产业研究院副研究员
张明丽　《财经》区域经济与产业科技研究院副研
　　　　究员、翻译

蓝迪国际智库课题组成员：

杨林林　蓝迪国际智库（北京）执行主任
陈莉莎　蓝迪国际智库项目主管

主编简介

张焕波　中国国际经济交流中心美欧研究部部长，研究员。长期在中国国际经济交流中心从事可持续发展、卫生健康政策、国际经济、产业和区域发展等方面的研究工作。撰写内参100多篇，数十篇获得国家领导人重要批示。在SSCI、SCI、CSSCI等国内外学术期刊发表论文100多篇。主持国家发改委、商务部、中国国际经济交流中心、国家自然科学基金会、地方政府、世界500强企业等委托研究课题50多项。

甘　戈　国家卫健委卫生发展中心党委委员、副主任、研究员，临床医学博士。长期从事医药卫生改革与发展相关政策研究、制订与推进工作，曾参与起草公立医院综合改革、现代医院管理制度、加强公立医院党建和推进高质量发展等多份重要文件。

摘　要

　　党的十八大以来，以习近平同志为核心的党中央，坚持以人民为中心的发展思想，把人民健康放在优先发展的战略位置，持续深化医疗卫生体制改革，健全全民医保制度，优化药品审评审批制度体系，加强医疗人才技术的国际交流合作，坚定不移推动生物医药产业高水平对外开放，我国卫生健康事业发展取得新的显著成绩，医疗卫生服务水平大幅提高，居民主要健康指标居于中高收入国家前列。

　　本报告在中国卫生健康发展指标体系框架基础上，对2021年度中国国家、省级地区以及重点城市的卫生健康发展水平进行系统分析和评价。本书还围绕基层公共卫生服务短板、创新药定价机制、创新药审评审批机制、基层慢病管理、数字医疗发展等主题做了专题研究，并对威海、珠海、维也纳等城市的卫生健康管理实践进行案例分析，最后对国药集团、飞利浦、阿里等企业在医疗健康领域的发展进行总结展望。

　　党的二十大报告指出，要"促进医保、医疗、医药协同发展和治理，继续完善人民健康促进政策"；同年，国务院印发《"十四五"国民健康规划》，为全面推进健康中国建设作出重要战略部署，指出"持续推动发展方式从以治病为中心转变为以人民健康为中心，为群众提供全方位全周期健康服务"。本书建议在以下方面抓紧推进：继续优化卫生健康资源布局，尽快补齐社区和乡村基层公共卫生服务短板，加强卫生健康环境建设，积极推动我国数字医疗技术发展，强化卫生健康管理，加强生物医药产业创新的知识产权保护，促进医保、医疗和医药协同发展和治理，提升

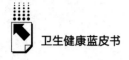
群众卫生健康水平。

关键词： 健康中国战略　三医协同改革　基层公共卫生服务　数字
医疗

目 录 ⟳

Ⅰ 总报告

Ⅱ 分报告

Ⅲ 健康篇

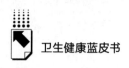

Ⅶ　城市案例

Ⅷ　企业案例

皮书数据库阅读**使用指南**

总 报 告

General Report

B.1

2023年中国卫生健康发展评价报告

张焕波 王婧 孙珮 崔璨*

摘 要： 本报告首先总结了党的十八大以来中国卫生健康发展主要举措与成绩，其次在中国卫生健康发展指标体系框架基础上，分别对2021年度中国国家、省级地区以及重点城市的卫生健康发展水平进行了数据分析和排名。研究表明：党的十八大以来，在一系列正确决策部署下，中国卫生健康事业发展取得重要阶段性成就。从国家层面看，卫生健康发展总体水平持续向好、卫生健康资源显著提升、卫生健康环境持续改善、卫生健康投入总体提升、卫生健康管理效果显著、卫生健康水平不断提高。从省、自治区和直辖市角度看，卫生健康发展水平排名前10的地区分别为北京、上海、浙江、内蒙古、江苏、吉林、陕西、青海、宁夏和福建。省级地区卫生健康发展水平

---

* 张焕波，中国国际经济交流中心美欧研究部部长，研究员，博士，主要研究方向为国际经济、卫生政策和可持续发展；王婧，中国国际经济交流中心世界经济研究部助理研究员，博士；孙珮，中国国际经济交流中心美欧研究部助理研究员，博士；崔璨，中国国际经济交流中心经济研究部助理研究员，博士。

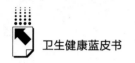

与经济发展水平有一定相关性，卫生健康发展水平呈现区域化特征。最后，对我国104个主要城市的卫生健康发展水平进行评估分析并得出，北京市、深圳市、珠海市、上海市、杭州市、厦门市、南京市、湖州市、无锡市和威海市位列前10，这些城市中除北京市和威海市外，其余均位于珠三角和长三角地区。

本报告认为，应促进医保、医疗和医药协同发展和治理，继续优化卫生健康资源布局，尽快补齐社区和乡村基层公共卫生服务短板，加强卫生健康环境建设，积极推动我国数字医疗技术发展，强化卫生健康管理，加强生物医药产业创新的知识产权保护，提升群众卫生健康水平。

关键词： 卫生健康资源　卫生健康环境　卫生健康投入　卫生健康管理　卫生健康水平

　　人民健康是社会主义现代化的重要标志，没有全民健康，就没有全面小康。党的十八大以来，以习近平同志为核心的党中央，坚持以人民为中心的发展思想，把人民健康放在优先发展的战略位置，持续深化医疗卫生体制改革，健全全民医保制度，优化药品审评审批制度体系，加大医疗技术国际交流合作力度，坚定不移推动生物医药产业高水平对外开放，走出了一条具有中国特色的卫生健康事业改革发展之路。

一　党的十八大以来我国卫生健康发展主要举措与成绩

　　党的十八大以来，中国卫生健康事业发展的顶层设计、总体战略逐步明晰。2015年，党的十八届五中全会首次提出"推进健康中国建设"的重大决策，加快推进医疗卫生体制改革。2016年，第一次全国卫生与健康大会提出"大健康、大卫生"理念，努力构建全方位全周期的人民健康保障机制，首次将"人民健康"提升到国家战略高度。同年，国务院发布《"健康中国2030"规划纲要》，对实施"健康中国战略"作出全面部署。党的十九大明确提出，"把人民健康放在优先发展战略地位，保障全民共享健康成果"。党的二十大提出，"促进医保、医疗、医药协同发展和治理、完善人民健康促进政策"等。在这些重大战略举措指引下，中国卫生健康事业发展取得显著的阶段性成就。2013~2022年，中国人均预期寿命从75.8岁提高到77.9岁，孕产妇死亡率从23.2/10万降至15.7/10万，婴儿死亡率从9.5‰降至4.9‰，5岁以下儿童死亡率从12.0‰降至6.8‰，居民主要健康指标居于中高收入国家前列。[①]

一是基层公共卫生事业取得重大突破，公共卫生体系更加健全。中国不断推进优势医疗资源下沉基层，基层民众县域就诊率显著提升，基层有序就医格局基本形成。2022年末，全国医疗卫生机构共计103.3万个，其中基层医疗卫生机构98.0万个；全国全年总诊疗数量84.0亿人次，出院数量2.5亿人次，基层医疗卫生机构诊疗人次超50%。[②] 基层医疗卫生机构基础设施建设不断完善，就医环境不断优化，基层公共卫生服务能力逐年提高。据国家卫健委统计，2021年，在基层医疗卫生机构获得健康管理的65岁及以上老人11941.2万人，高血压患者10938.4万人，2型糖尿病患者3571.3万人。[③]

二是医疗体制改革取得突破性进展，医疗卫生服务质量提升显著。中国深入推进分级诊疗制度体系建设，促进优质医疗资源扩容和均衡布局，医联体建设取得重大进展。截至2023年1月，中国已建成13个医学中心和71个国家区域医疗中心，还将建设百余个省级区域医疗中心，先后组织在4个直辖市和317个地级市开展分级诊疗试点，在118个城市开展城市医疗联合体建设试点，在827个县开展县域医共体试点[④]，显著提高优质医疗资源相对薄弱地区的医疗诊断水平，大幅减少跨省、跨区域就医人群。

三是医保体制改革不断深化，群众"看病贵"问题得到有效缓解。中

---

① 资料来源：国家卫生健康委2023年5月31日新闻发布会上公布。
② 资料来源：《中华人民共和国2022年国民经济和社会发展统计公报》。
③ 资料来源：《2021年我国卫生健康事业发展统计公报》。
④ 资料来源：《医学科学报》2023年1月13日第3版。

国不断提高基本医疗保险统筹层次，基层医保基金使用效能逐年提升。截至2022年底，全国基本医疗保险参保人数超13.4亿，参保率稳定在95%以上，全国纳入监测范围农村低收入人口参保率稳定在99%以上。居民个人卫生支出占卫生总费用比例降至20年来最低水平（27.7%），全国农村贫困人口经基本医保、大病保险与医疗救助三重保障梯次减负后住院费用实际报销比例平均稳定在80%以上，各项医保综合帮扶政策惠及农村低收入人口就医1.45亿人次，减轻农村低收入人口医疗费用负担1487亿元。[1] 2018年起，国家开始实施"仿制药集中带量采购"和"创新药价格谈判"，引导医保体制改革进入深水区。目前已成功开展8批全国药品集采，覆盖333种药品，药品价格平均降幅超50%，预计到2023年底，每个省份的国家和省级集采药品数累计将达450种。[2] 国家医保目录谈判力度也逐年加大，不断把更多救命救急的好药纳入医保范围。据统计，2022年版国家医保药品目录品种增至2967种，147个药品（含目录药品续约谈判）参加现场谈判/竞价，121个药品谈判或竞价成功，成功率达82.3%。谈判和竞价新准入的药品，价格平均降幅达60.1%。从患者负担情况看，通过谈判降价和医保报销，本次调整预计未来两年将为患者减负超900亿元。[3]

四是医药产业创新蓬勃发展，创新药审评审批质效不断提高。2015年以来，中国改革药品审评审批制度，打击临床试验数据造假，提高药品审评标准，简化审批程序，推进仿制药质量疗效一致性评价，实行药品上市许可人制度，加入国际人用药品注册协调理事会（ICH），生物医药产业创新能力显著提升。过去十年，中国本土企业在研新药管线占全球33%，批准上市创新药占全球14%，仅次于美国，居全球第二位。[4] 2021年，国家药监局药品审

① 资料来源：《2022年全国医疗保障事业发展统计公报》。
② 资料来源：国家医保局2023年3月发布《关于做好2023年医药集中采购和价格管理工作的通知》。
③ 资料来源：《国家医保局　人力资源社会保障部印发2022医保药品目录》，医保局网站，http://www.nhsa.gov.cn/art/2023/1/18/art_ 14_ 10082.html，最后检索日期：2023年9月12日。
④ 资料来源：http://society.sohu.com/a/680090619_ 121123529，人民日报健康客户端，最后检索日期：2023年9月12日。

评中心受理药品注册申请 11658 件，其中创新药注册申请 1886 件，比上年增长 76.1%，按时限完成审评审批率达到 98.93%，实现历史性突破。仿制药质量疗效也明显提高，2021 年通过一致性评价的仿制药共 1972 个品规，涉及 571 家医药企业、532 个药品品种，其中有 264 个药品品种为首家过评。①

五是公共卫生应急防护能力显著提升，疫情防控取得重大决定性胜利。面对新中国成立以来防控难度最大的突发公共卫生事件大考，中国各类医疗机构、医护人员在党的统一指挥下发挥主力军作用，全国人民勠力同心，最大程度守护了人民生命安全和身体健康，最大限度减少了疫情对经济社会发展影响，为全球抗疫做出突出贡献，创造了人类文明史上人口大国成功走出疫情大流行的奇迹。在抗击疫情中，中国着力加强疫苗、快速检测试剂和药物研发等科技攻关，创新疫苗审评审批制度，快速启动全球最大规模疫苗接种，先后制定、印发十版阶控方案和诊疗方案，坚持科学防治、精准施策，防控措施不断优化，使得中国的新冠死亡率一直处于全球最低水平。经此一役，中国公共卫生应急管理防控体系更加健全，各地医疗机构普遍划定专门发热门诊、感染门诊等；基础医疗服务应急管理制度更加完善；国家医疗救助防控物资的战略储备、调用、分配、管理体系更趋人性化、智能化；基层群众的健康意识明显提高、防疫知识显著增加。

六是医疗卫生人才队伍不断壮大，医疗技术能力和水平不断提高。2022 年末，中国卫生技术人员达 1155 万人，其中执业医师和执业助理医师 440 万人，注册护士 520 万人，基层卫生专业技术人员占比超过 70%。医护比例倒置问题得到根本扭转，中国医护比从 2012 年的 1∶0.95 到 2022 年的 1∶1.18。② 医疗人才"援藏援疆"工作取得重大成绩，截至 2021 年，已累计选派 2500 余名高水平医疗人才，帮带当地医疗团队千余个，培养医护人员 5800 余名。累计精准培养不同层次医疗骨干 1 万余名，选派 4000 余名医务人员③到对应支援医院培训进修，受援地区人均寿命提升明显，基本实现大病不出省、一般病不出

---

① 资料来源：国家药品监督管理局发布《2021 年度药品审评报告》。
② 资料来源：《中华人民共和国 2022 年国民经济和社会发展统计公报》。
③ 资料来源：国家卫生健康委员会官方账号 2022 年 10 月发布：《一切为了人民健康·十年奋进路》。

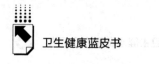

市、小病不出县。

七是大力推进健康中国、数字中国两大战略融合落地，卫生健康信息化建设取得积极进展。截至 2021 年底，国家出台三项信息化建设标准规范，发布 5 大类 251 项设计数据技术、安全管理的信息标准规范，强化跨省份、跨部门信息共享，汇聚全国 29 个省（自治区、直辖市）签发的出生医学证明电子证照目录 8013 万个，实现部分省份出生医学电子证照资源跨省调阅。国家全民健康信息平台基本建成，中国各省（自治区、直辖市）、85%的市区和 69%的县域的全民健康信息平台基本建成。7000 多家二级以上公立医院接入区域全民健康信息平台，2200 多家三级医院初步实现院内医疗服务信息互通共享，260 多个城市实现区域内医疗机构就诊"一卡通"。中国有 30 个省（自治区、直辖市）部署应用电子健康卡，总注册量超 10 亿张，超 80%的三级医院实现电子健康卡受理应用。[①]

八是中医药服务能力显著提升，中医药传承创新体系加速形成。中国持续推动中医药事业体制机制创新，提升基层中医药治疗普及率，推进具有中国传统特色的中医药产业惠及更多民众。截至 2021 年底，中国中医类医疗卫生机构总数达 7.73 万个，中医类职业（助理）医师达 73.2 万人，均比 2012 年增长近 1 倍。98%以上的社区卫生服务中心和乡镇卫生所可提供中医药服务，85%以上的家庭医生团队可提供中医服务，每千人口中医医院床位数达 0.85 张。中医药领域已建设 14 个国家重点实验室、2 个中医类国家医学临床研究中心、5 个国家工程技术研究中心、5 个国家工程研究中心、6 个国家工程实验室，遴选培养 249 名岐黄学者和青年专家、1500 余名中医临床优秀人才、1 万余名骨干人才。截至 2021 年底，中国已建设 81 家国家级中医药文化宣传教育基地、2 万余个中医药健康文化知识角，中医药已传播至 196 个国家或地区，海外中心和国际合作基地合作国家达 88 个。[②]

---

① 资料来源：国家卫生健康委员会官方账号 2022 年 10 月发布：《一切为了人民健康·十年奋进路》。

② 资料来源：国家卫生健康委员会官方账号 2022 年 10 月发布：《一切为了人民健康·十年奋进路》。

二 国家卫生健康发展评价

在中国国家卫生健康发展指标体系框架基础上，本报告通过对初始数据进行查找筛选，整理了 2013~2021 年的时序数据。2021 年中国国家卫生健康发展指标体系初始设计包括 5 个一级指标、17 个二级指标和 75 个三级指标（见表1）。其中有 26 个三级指标由于数据缺失程度较高，本次计算时剔除，最终计算使用 49 个指标。评价分析时，首先对指标数据进行标准化处理，若某些年份存在缺失，用近几年数值计算增长率方法进行推演填充，权重选取依据等权重法。

表 1　国家卫生健康发展指标体系

一级指标	二级指标	三级指标	单位
卫生健康资源	医疗卫生资源	每千人卫生机构数	个
		每千万人三甲医院数	个
		每千人社区卫生服务中心(站)数	个
		每千人医疗卫生机构床位数	张
		每千常住人口执业(助理)医师数	人
		每千人中医执业(助理)医师数	人
		每千人注册护士数	人
		每千人药师(士)数	人
		每万人全科医生数	人
		城市每千人卫生技术人员数	人
		农村每千人卫生技术人员数	人
		高级职称卫生技术人员占比	%
	文化体育资源	每万人公共文化机构数	个
		人均体育场地面积*	m²
		每万人拥有文体服务人员数	人
	康养保健资源	每千老年人口养老床位数	张
		每万人健康照护师数(每万人拥有养老服务业人员数)*	人
		二级以上公立综合性医院设老年医学科比例*	%
		三级中医医院设置康复科比例*	%
		每万人拥有老年大学数*	个
		每千人 3 岁以下婴幼儿公立托位数*	个

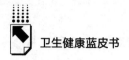

续表

一级指标	二级指标	三级指标	单位
卫生健康环境	用水质量	居民饮用水水质达标率	%
		全国河流流域Ⅰ、Ⅱ、Ⅲ类水质断面占比	%
	废污处理	城市污水处理厂集中处理率	%
		城市生活垃圾无害化处理率	%
	空气质量	地级及以上城市空气质量达标天数比例	%
		吸入颗粒物年均浓度	μg/m³
	绿化质量	城市人均绿地公园面积	m²
		绿化覆盖率	%
卫生健康投入	政府投入	人均政府卫生健康支出	元
		人均政府文化旅游体育与传媒支出	元
		人均政府节能环保支出	元
	社会投入	人均卫生和社会工作固定资产投资额*	万元
		人均文化和体育娱乐业固定资产投资额*	万元
	居民投入	每日人均锻炼时间*	小时
		城镇居民人均医疗保健支出	元
		农村居民人均医疗保健支出	元
		人均教育文化娱乐支出	元
卫生健康管理	医疗卫生管理	严重精神障碍患者规范管理率*	%
		产前筛查率	%
		孕产妇保健管理率	%
		7岁以下儿童系统管理率	%
		65岁以上老人健康管理率*	%
		居民年平均就诊次数	次
		每万人基层医疗机构诊疗次数	次
		乡镇卫生院、社区卫生服务中心提供中医非药物疗法的比例*	%
		二级以上医院提供线上服务比例*	%
		每十万人AED数*	个
		每十万人卒中-胸痛双中心数*	个
	健康教育	配备专职校医或保健人员的中小学校比例*	%
		配备专职心理健康教育教师的中小学校比例*	%
		15岁以上人群吸烟率*	%
	卫生安全管理	每万人卫生监督所人员数	人
		食源性疾病暴发事件数	起
		饮用水卫生安全产品监督检查	户次

续表

一级指标	二级指标	三级指标	单位
	社会保障管理	生育保险参保人数占比	%
		养老保险参保人数占比	%
		医疗保险参保人数占比	%
		城乡居民医保政策范围内住院费用基金支付比例*	%
		个人卫生支出占卫生总费用的比重	%
		商业保险参保人数占比*	%
	传染病防控	国家免疫规划疫苗接种率*	%
		甲乙类法定传染病报告发病率	1/10万
		甲乙类法定报告传染病总死亡率	1/10万
		每万人疾控中心人员数	人
卫生健康水平	生命健康	人均预期寿命	岁
		孕产妇死亡率	1/10万
		婴儿死亡率（28天）	‰
		5岁以下儿童死亡率	‰
	生活健康	30~70岁人群心脑血管疾病、癌症、慢性呼吸系统疾病和糖尿病导致的过早死亡率*	%
		儿童青少年总体近视率*	%
		肥胖症患者占比*	%
		三高人群占比*	%
		国家学生体质健康标准达标优良率*	%
		居民健康素养水平	%

注：*为期待未来加入的指标。

党的十八大以来，随着城乡医保并轨政策深入推进、健康中国战略全面实施，中国卫生健康体系不断完善，卫生健康资源、卫生健康环境、卫生健康投入、卫生健康管理和卫生健康水平各方面均取得积极进展和成效。从数据来看，2021年国家卫生健康发展总值为90.4，相比2013年增长83.4%，年均增速约7.9%，2021年较上年增长6.5%（见图1）。

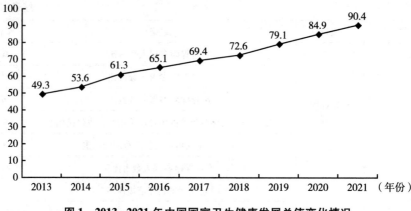

图1　2013~2021年中国国家卫生健康发展总值变化情况

　　从一级指标来看，5个一级指标值2021年较2013年均有较大幅度增长，中国卫生健康事业取得全方位进步（见图2）。"卫生健康环境""卫生健康水平"指标平稳上升，"卫生健康资源""卫生健康投入"指标呈现先升后降再升的趋势，"卫生健康管理"指标呈现波动上升趋势。

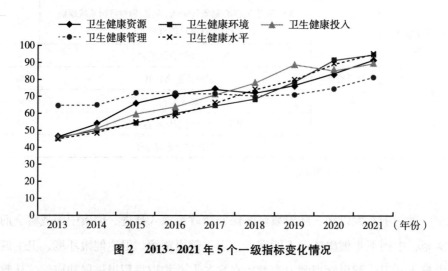

图2　2013~2021年5个一级指标变化情况

　　卫生健康资源显著增加。"卫生健康资源"指标值从2013年的46.2提升至2021年的91.5，年均增速达8.9%。除2018年受每千老年人口养老床位数明显降低影响，指标值较上一年微降3%外，其余年份指标值均保持正增长。

卫生健康环境持续改善。"卫生健康环境"指标值从2013年的45.8提升至2021年的94.6，年均增速达9.5%。随着生态环境质量的明显改善，2021年卫生健康环境一级指标值增速也有所放缓，仅较上一年增长3.4%。

卫生健康投入总体提升。"卫生健康投入"指标值从2013年的45.0提升至2021年的89.5。2020年受新冠疫情的影响，居民端教育文化娱乐投入下降明显，导致2020年卫生健康投入指标较2019年下降4.0%，2021年居民端各项投入恢复增长，指标值较2020年增长5.0%。

卫生健康管理效果显现。"卫生健康管理"指标值从2013年的64.8提升至2021年的81.4，年均增速达2.9%。增幅略低于其他4个一级指标。具体来看，2017~2018年由于食品安全问题增多、甲乙类法定报告传染病死亡率上升等，指标值有所走低，2019~2021年指标值转涨。

卫生健康水平不断提高。"卫生健康水平"指标值从2013年的45.0提升至2021年的95.0，年均增速达9.8%。其中2021年较上一年增长6.6%，表明随着健康中国战略的实施、健康中国建设的推进，人民健康水平在不断提高。

三 省域卫生健康发展评价

在中国省域卫生健康发展指标体系框架下，结合省级地区的具体情况，对中国31个省域卫生健康发展水平进行测算和排名（不含港澳台地区）。省域卫生健康发展指标体系包括卫生健康资源、卫生健康环境、卫生健康投入、卫生健康管理和卫生健康水平5个一级指标、14个二级指标和44个三级指标（见表2）。

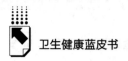

表 2　省域卫生健康发展指标体系

一级指标	二级指标	三级指标	单位
卫生健康资源	医疗卫生资源	每千人卫生机构数	个
		每千万人三甲医院数	个
		每千人社区卫生服务中心(站)数	个
		每千人医疗卫生机构床位数	张
		每千常住人口执业(助理)医师数	人
		每千人中医执业(助理)医师数	人
		每千人注册护士数	人
		每千人药师(士)数	人
		每万人全科医生数	人
		城市每千人卫生技术人员数	人
		农村每千人卫生技术人员数	人
	文化体育资源	每万人公共文化机构数	个
	康养保健资源	每千老年人口社区养老床位数	张
		每千老年人口养老机构床位数	张
		每万人拥有老年大学数	个
卫生健康环境	用水质量	全国河流流域Ⅰ、Ⅱ、Ⅲ类水质断面占比	%
	废污处理	城市污水处理厂集中处理率	%
		城市生活垃圾无害化处理率	%
	空气质量	地级及以上城市空气质量达标天数比例	%
	绿化质量	城市人均绿地公园面积	m²
		绿化覆盖率	%
卫生健康投入	政府投入	人均政府卫生健康支出	元
		人均政府文化旅游体育与传媒支出	元
		人均政府节能环保支出	元
	居民投入	城镇居民人均医疗保健支出	元
		农村居民人均医疗保健支出	元
		人均教育文化娱乐支出	元
卫生健康管理	医疗卫生管理	孕产妇保健管理率	%
		7岁以下儿童系统管理率	%
		居民年平均就诊次数	次
		每万人基层医疗机构诊疗次数	次
		每十万人卒中-胸痛双中心数*	个

续表

一级指标	二级指标	三级指标	单位
	卫生安全管理	每万人卫生监督所人员数	人
	社会保障管理	生育保险参保人数占比	%
		养老保险参保人数占比	%
		医疗保险参保人数占比	%
		个人卫生支出占卫生总费用的比重	%
	传染病防控	甲乙类法定报告传染病总发病率	1/10万
		甲乙类法定报告传染病总死亡率	1/10万
		每万人疾控中心人员数	人
卫生健康水平	生命健康	人均预期寿命	岁
		孕产妇死亡率	1/10万
		婴儿死亡率(28天)*	‰
		5岁以下儿童死亡率*	‰

注：*囿于数据获取困难，仅以5岁以下儿童中重度营养不良比重作为测算依据。

通过计算得出，2021年卫生健康发展综合排名位列前10的省级地区为北京、上海、浙江、内蒙古、江苏、吉林、陕西、青海、宁夏和福建。其中，东部地区有五个省级地区进入前10，分别为北京、上海、浙江、江苏和福建；西部地区进入前10名的有内蒙古、陕西、青海和宁夏四个省级地区；东北地区只有吉林进入前十，位列第六；中部地区没有省份进入前十（见表3）。

表3　2021年省级地区卫生健康发展总排名

总排名	省级地区	总分值
1	北京	85.55
2	上海	79.74
3	浙江	78.57
4	内蒙古	77.98
5	江苏	77.01
6	吉林	76.05

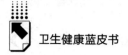

续表

总排名	省级地区	总分值
7	陕西	75.86
8	青海	75.60
9	宁夏	75.30
10	福建	75.27
11	江西	75.24
12	天津	75.18
13	湖南	75.17
14	四川	75.06
15	湖北	74.83
16	甘肃	74.75
17	山东	74.70
18	黑龙江	74.49
19	重庆	74.26
20	安徽	74.09
21	贵州	74.04
22	广东	74.00
23	辽宁	73.52
24	山西	73.45
25	河北	73.36
26	河南	73.03
27	新疆	72.76
28	云南	72.65
29	海南	72.53
30	广西	71.14
31	西藏	69.69

从五个一级指标来看，卫生健康资源方面，排名前10位的省级地区为北京、内蒙古、青海、西藏、浙江、吉林、甘肃、天津、黑龙江和新疆。卫生健康环境方面，排名前10位的省级地区为江西、福建、广东、贵州、海南、湖南、云南、内蒙古、浙江和甘肃。卫生健康投入方面，排名前10位的省级地区为北京、上海、青海、天津、西藏、内蒙古、浙江、江苏、宁夏和陕西。卫生健康管理方面，排名前10位的省级地区为北京、上海、浙江、

江苏、山东、河南、陕西、吉林、甘肃和湖北。卫生健康水平方面，排名前10位的省级地区为北京、上海、江苏、浙江、天津、安徽、山东、福建、陕西和重庆。

四 城市卫生健康发展评价

在中国卫生健康发展指标体系框架下，构建城市卫生健康发展指标体系，对中国104个主要城市的卫生健康发展水平进行测算和排名。城市卫生健康发展指标体系包括卫生健康资源、卫生健康环境、卫生健康投入、卫生健康管理和卫生健康水平5个一级指标21个二级指标（见表4）。

表4 中国城市卫生健康发展指标体系

一级指标	二级指标	单位
卫生健康资源	每千人卫生医疗机构数	个
	每千人医疗卫生机构床位数	张
	每万人医院数	个
	每千人卫生技术人员	人
	每千人执业（助理）医师数	人
	每千人注册护士数	人
	每万人养老机构数	个
	每千人养老机构床位数	张
卫生健康环境	污水处理厂集中处理率	%
	生活垃圾无害化处理率	%
	公共供水普及率	%
	环境空气质量优良天数占比	%
	吸入颗粒物年均浓度	$\mu g/m^3$
	建成区绿化覆盖率	%
	城市人均公园绿地面积	m^2
卫生健康投入	人均政府卫生支出	元
	人均政府文体和传媒支出	元
	人均政府节能环保支出	元

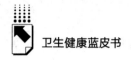

续表

一级指标	二级指标	单位
卫生健康管理	城镇职工养老保险参保人数与人口比	%
	医疗保险参保人数与人口比	%
卫生健康水平	人均预期寿命	岁

　　通过计算得出，2021年城市卫生健康发展综合排名位列前10的城市为北京市、深圳市、珠海市、上海市、杭州市、厦门市、南京市、湖州市、无锡市和威海市。可以看出，经济最发达的珠三角、长三角、首都经济圈的城市可持续发展综合水平依然较高。其中，北京市、深圳市连续两年在中国城市卫生健康发展综合排名中位居前两位（见表5）。

表5　2021年中国城市卫生健康发展综合排名

排名	城市名	排名	城市名	排名	城市名	排名	城市名
1	北京市	20	东莞市	39	贵阳市	58	九江市
2	深圳市	21	嘉兴市	40	南昌市	59	镇江市
3	珠海市	22	天津市	41	海口市	60	长沙市
4	上海市	23	太原市	42	扬州市	61	廊坊市
5	杭州市	24	包头市	43	唐山市	62	盐城市
6	厦门市	25	东营市	44	芜湖市	63	榆林市
7	南京市	26	昆明市	45	重庆市	64	惠州市
8	湖州市	27	烟台市	46	温州市	65	呼和浩特市
9	无锡市	28	沈阳市	47	江门市	66	宿迁市
10	威海市	29	淄博市	48	泰州市	67	株洲市
11	广州市	30	宜昌市	49	乌鲁木齐市	68	衡阳市
12	苏州市	31	常州市	50	长春市	69	赣州市
13	宁波市	32	武汉市	51	西宁市	70	哈尔滨市
14	济南市	33	南通市	52	拉萨市	71	石家庄市
15	青岛市	34	台州市	53	宜春市	72	连云港市
16	鄂尔多斯市	35	金华市	54	福州市	73	中山市
17	大连市	36	西安市	55	合肥市	74	兰州市
18	绍兴市	37	佛山市	56	潍坊市	75	济宁市
19	成都市	38	郑州市	57	绵阳市	76	宁德市

续表

排名	城市名	排名	城市名	排名	城市名	排名	城市名
77	洛阳市	84	保定市	91	遵义市	98	曲靖市
78	襄阳市	85	淮安市	92	岳阳市	99	驻马店市
79	漳州市	86	茂名市	93	南阳市	100	临沂市
80	徐州市	87	沧州市	94	新乡市	101	菏泽市
81	南宁市	88	邯郸市	95	许昌市	102	周口市
82	宜宾市	89	常德市	96	泉州市	103	商丘市
83	滁州市	90	德州市	97	湛江市	104	银川市

从各城市5个一级指标来看，卫生健康资源方面，排名前10位的城市为济南市、太原市、北京市、西宁市、昆明市、威海市、包头市、杭州市、淄博市和郑州市。其中3座城市均位于山东省，可见该省卫生健康资源配置水平较高。由于采用人均指标，而西宁、威海、包头三市常住人口数较少，因此在排名中有一定优势。卫生健康环境方面，排名前10位的城市为鄂尔多斯市、珠海市、厦门市、茂名市、威海市、九江市、贵阳市、赣州市、广州市和宜春市。卫生健康投入方面，排名前10位的城市为北京市、深圳市、上海市、珠海市、拉萨市、厦门市、榆林市、鄂尔多斯市、南京市和苏州市。卫生健康管理方面，排名前10位的城市为深圳市、北京市、上海市、杭州市、厦门市、珠海市、东莞市、苏州市、无锡市和宁波市。卫生健康水平方面，排名前10位的城市为苏州市、南京市、上海市、深圳市、湖州市、无锡市、南通市、杭州市、珠海市和广州市。这些城市大部分集中于经济发展水平较高的东部地区。可见，城市经济发展水平与卫生健康水平正相关。

五　政策建议

一是继续优化卫生健康资源配置。应注意整合城市医疗卫生资源。通过深化公立医院改革，统筹规划公立医院的学科建设，合理调整专业和床位结构，鼓励远程医疗和互联网医院建设，促进各级各类医疗机构错位发展、有序竞争。加快推进社区医院建设，健全医疗卫生服务体系，形成分级诊疗、双向转诊、急慢分治、上下联动的医疗卫生服务新格局，实现90%的常见病、多发病在社区就诊的目标。加强医疗卫生资源动态调整。医疗资源（特别是基层医疗资源）应根据乡村、社区形态变化和人口迁移流动情况，因地制宜及时调整。宜乡则乡、宜村则村，既要最大限度满足群众的医疗服务需求，也要杜绝医疗资源闲置浪费，提高基层医疗资源利用率。

二是继续改善卫生健康环境。应积极落实党的二十大报告要求，持续深入打好蓝天、碧水、净土保卫战。加强污染物协同控制，基本消除重污染天气。统筹水资源、水环境、水生态治理，推动重要江河湖库生态保护治理，基本消除城市黑臭水体。加强土壤污染源头防控，开展新污染物治理。

三是继续增加卫生健康投入。继续合理完善各级政府卫生健康投入体制机制。各级政府应按照国家医疗卫生领域财政事权和支出责任划分改革方案，充分考虑本地卫生健康事业发展需要和财政承受能力，合理加大医疗卫生政府投入力度，对专科医院、公共卫生防疫任务等提供充足经费保障，确保专款专用。继续加大对基层医疗卫生健康的投入支持。包括：优先保障基层医疗卫生机构用人需要，中、高级专业技术岗位竞聘向基层医疗卫生机构倾斜，推动基层医疗卫生机构标准化、信息化建设，提高基层诊疗量。积极引导社会资本进入公共卫生健康领域。如鼓励符合条件的社会资本开办私人诊所、康养保健等医疗机构，增加医疗资源供给。

四是继续完善卫生健康管理。政府、社会组织和个人应共同努力，形成全民健身的良好氛围，提高大家的健康意识，加快体育强国建设。加快构建系统完备、科学规范、运行有效的国家疫情防控体系，提高对重大传染病的防控能力。如优化疫情防控相关法律体系，加强相关基础设施配套建设，完善相应违法处罚程序。加强卫生疾控和监督专业技术人才的培养，提高我国卫生监督工作的质效。加快公共卫生机构公务员分类改革，推动专业技术类公务员专业技术资格任职评定与职称评审相互衔接，加强综合医院临床医生在传染病防控和公共卫生应急知识等方面的培训等。

五是建立"平战结合"的重大疫情防控救治体系。在新冠疫情后，结合抗击疫情的经验教训，基层医疗机构须切实加强急救抢救能力，充分发挥"守门人"功能，避免发生疫情早期出现的大型专科和大型综合医院患者医疗挤兑现象，针对大型突发性公共卫生事件，要在医院内部形成无缝衔接的平时运营和战时应对的机制转换。同时，应进一步完善我国药械的应急审评审批机制，形成具有我国特色的应对公共卫生风险事件的系统性管理办法，进一步明确公共卫生经费、基本医保基金、救助基金与各级财政重大公共卫生专项经费在疫情防控救治中的责任归属，完善财政在重大公共卫生风险事件中对医保基金的兜底机制，为应对疫情后公共卫生风险做出系统性制度安排。

六是促进医保、医疗和医药协同发展和治理。进一步提高药品审评审批的透明度和效率，修订完善现有的医院采购使用新药的规定，允许企业对新药价格提出建议报告，与医疗机构协商，破解新药与患者"最后一公里"难题。探索建立专门针对老年人的医疗保障制度，结合老年人的患病状况和生理健康需求，完善老年人的卫生健康保障体系。完善相关商业医疗保险体系的法律法规，进一步厘清基本医疗保险和商业医疗保险的边界，充分发挥定制医疗保险在提升群众医疗保障方面的作用，实现与基本医保有效衔接补充。进一步理顺医疗服务价格，改"以药补医"为"以医养医"，改"多点执业"为"个体执业"。鼓励医务人员下沉基层，对边远地区执业的全科医生给予适当补助。

七是尽快补齐社区和乡村基层公共卫生服务短板。深化基层公共卫生服务体制机制改革。继续推进基层县域医共体的管理体制、人事制度、激励制度改革，加大优势医疗资源基层倾斜力度。整合优化基层公共卫生服务资源配置。通过有序整合县乡医疗卫生资源，完善医疗卫生资源集约配置，加强医疗卫生资源动态调整，提高基层医疗资源利用率。健全基层公共卫生服务保障体系。通过加强基层医疗的基础信息设施建设保障和财政投入保障、深化乡镇和农村老年人口医保支付方式改革等，进一步提高基层医疗卫生服务的协同性和覆盖面。

八是积极推动我国数字医疗技术发展。加强医疗数据隐私保护的法律法规建设，完善相关信息化基础设施建设，积极推动数字医疗技术在全国落地。提高数字医疗技术的国际合作水平。如可在"一带一路"建设中积极推动我国数字医疗技术"走出去"，促进医疗信息安全共享和医疗诊断水平的提高。加大数字医疗人才培养和技术研发投入力度。可在财政投入、税收减免、社会融资等方面给予数字医疗企业相应扶持，推动国家数字健康产业高质量发展。

九是加强生物医药产业创新的知识产权保护。如进一步明确"新药"的基本构成要件、范围等，注重与国际规则相衔接；加快建立药品试验数据保护制度，依法补充专利实验数据，规范统一审查和司法判决标准；加大对生物医药产业知识产权侵权打击力度，提高针对新药知识产权侵权的赔偿额度。

参考文献

习近平：《高举中国特色社会主义伟大旗帜　为全面建设社会主义现代化国家而团结奋斗——在中国共产党第二十次全国代表大会上的报告》，人民出版社，2022。

毕井泉：《高质量发展应破除制度性障碍，营造鼓励创新的生态环境》，《新京报》2023 年 6 月 28 日。

毕井泉：《做好三方面工作，建设有韧性医卫服务体系》，新华社客户端，https：//baijiahao. baidu. com/s？id ＝1761403569292922954&wfr ＝spider&for ＝pc，最后检索日期 2023 年 9 月 8 日。

中国国际经济交流中心等：《中国卫生健康发展评价报告（2022）》，社会科学文献出版社，2022。

周良、李晓光、高翔等：《基于主动健康指数的慢性病精准管理模式探索》，《中国慢性病预防与控制》2023 年第 4 期。

葛明华：《踔厉奋发、勇毅前行沿着中共二十大指引的方向奋力前行》，《前进论坛》2023 年第 3 期。

分 报 告
Sub-Reports

B.2

中国国家卫生健康发展评价与分析

张焕波*

摘　要: 根据中国国家卫生健康发展指标体系,本报告全面系统地对
2023年度国家卫生健康发展水平进行评估与分析。研究发现:
从全国来看,中国卫生健康发展持续向好,卫生健康资源显著
提升,卫生健康环境持续改善,卫生健康投入总体提升,卫生
健康管理效果显现,卫生健康水平不断提高。下一步,要持续
深入打好蓝天、碧水、净土保卫战,要为人民创造更加健康、
宜居的生态环境;要创造更好的环境和条件让人民积极参与文
化体育活动;要补齐短板,切实提高传染病防控能力,大力提
高卫生监督能力。

关键词: 卫生健康发展　健康中国2030　卫生监督　疾病防控

---

* 张焕波,中国国际经济交流中心美欧研究部部长、研究员,博士,主要研究方向为国际经
济、卫生政策和可持续发展。

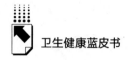

一 中国国家卫生健康发展指标体系与数据处理

（一）国家卫生健康发展指标体系

2021 年中国国家卫生健康发展指标体系初始设计指标共计 75 个。其中，26 个指标由于数据缺失程度较高或者暂无官方数据（但期望未来加入）本次计算时被剔除，最终得到 49 个初始指标（见表 1）。所选取的指标数据为 2013~2021 年的时序数据，资料来源为《中国统计年鉴》、《中国卫生健康统计年鉴》、《中国社会统计年鉴》、政府官网、政府报告等，2021 年依据最新官方数据对部分历史数据进行校正。

表 1 国家卫生健康发展指标体系

一级指标	二级指标	三级指标	单位
卫生健康资源	医疗卫生资源	每千人卫生机构数	个
		每千万人三甲医院数	个
		每千人社区卫生服务中心（站）数	个
		每千人医疗卫生机构床位数	张
		每千常住人口执业（助理）医师数	人
		每千人中医执业（助理）医师数	人
		每千人注册护士数	人
		每千人药师（士）数	人
		每万人全科医生数	人
		城市每千人卫生技术人员数	人
		农村每千人卫生技术人员数	人
		高级职称卫生技术人员占比	%
	文化体育资源	每万人公共文化机构数	个
		人均体育场地面积*	m²
		每万人拥有文体服务人员数	人
	康养保健资源	每千老年人口养老床位数	张
		每万人健康照护师数（每万人拥有养老服务业人员数）*	人

一级指标	二级指标	三级指标	单位
		二级以上公立综合性医院设老年医学科比例*	%
		三级中医医院设置康复科比例*	%
		每万人拥有老年大学数*	个
		每千人3岁以下婴幼儿公立托位数*	个
卫生健康环境	用水质量	居民饮用水水质达标率	%
		全国河流流域一、二、三类水质断面占比	%
	废污处理	城市污水处理厂集中处理率	%
		城市生活垃圾无害化处理率	%
	空气质量	地级及以上城市空气质量达标天数比例	%
		吸入颗粒物年均浓度	$\mu g/m^3$
	绿化质量	城市人均绿地公园面积	m^2
		绿化覆盖率	%
卫生健康投入	政府投入	人均政府卫生健康支出	元
		人均政府文化旅游体育与传媒支出	元
		人均政府节能环保支出	元
	社会投入	人均卫生和社会工作固定资产投资额*	万元
		人均文化和体育娱乐业固定资产投资额*	万元
	居民投入	每日人均锻炼时间*	小时
		城镇居民人均医疗保健支出	元
		农村居民人均医疗保健支出	元
		人均教育文化娱乐支出	元
卫生健康管理	医疗卫生管理	严重精神障碍患者规范管理率*	%
		产前筛查率	%
		孕产妇保健管理率	%
		7岁以下儿童系统管理率	%
		65岁以上老人健康管理率*	%
		居民年平均就诊次数	次
		每万人基层医疗机构诊疗次数	次
		乡镇卫生院、社区卫生服务中心提供中医非药物疗法的比例*	%
		二级以上医院提供线上服务比例*	%
		每十万人AED数*	个
		每十万人卒中-胸痛双中心数*	个

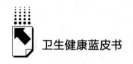
续表

一级指标	二级指标	三级指标	单位
	健康教育	配备专职校医或保健人员的中小学校比例*	%
		配备专职心理健康教育教师的中小学校比例*	%
		15岁以上人群吸烟率*	%
	卫生安全管理	每万人卫生监督所人员数	人
		食源性疾病暴发事件数	起
		饮用水卫生安全产品监督检查	户次
	社会保障管理	生育保险参保人数占比	%
		养老保险参保人数占比	%
		医疗保险参保人数占比	%
		城乡居民医保政策范围内住院费用基金支付比例*	%
		个人卫生支出占卫生总费用的比重	%
		商业保险参保人数占比*	%
	传染病防控	国家免疫规划疫苗接种率*	%
		甲乙类法定报告传染病总发病率	1/10万
		甲乙类法定报告传染病总死亡率	1/10万
		每万人疾控中心人员数	人
卫生健康水平	生命健康	人均预期寿命	岁
		孕产妇死亡率	1/10万
		婴儿死亡率(28天)	‰
		5岁以下儿童死亡率	‰
	生活健康	30~70岁人群心脑血管疾病、癌症、慢性呼吸系统疾病和糖尿病导致的过早死亡率*	%
		儿童青少年总体近视率*	%
		肥胖症患者占比*	%
		三高人群占比*	%
		国家学生体质健康标准达标优良率*	%
		居民健康素养水平	%

注:*为期待未来加入的指标。

(二)数据处理

所选取的初始指标中,部分指标受限于统计手段和相关资料不充分等因素,某些年份数据存在缺失的情况。故在正式分析前,对缺失数据进行处理，采用最近年份的官方普查数据对无法获取的数据（通常为近几年）进行填充或者采用可得的数据计算增长率，对缺失数据进行推演，例如2013 年和 2014 年空气质量监测标准及监测城市与 2015 年之后不同，可得的"地级及以上城市空气质量达标天数比例"的数据与 2015 年及之后的数据不具备可比性，因此 2013 年和 2014 年该指标项采用 2015 年数据进行填充。

中国国家卫生健康发展评价指标体系中的指标项均为人均的绝对量指标或者比率值指标，不同指标的量纲不同，故在得到初始指标之后，为便于后续的比较，需对指标值进行标准化。初始的 48 个指标中包含 40 个正向指标和 8 个逆向指标。对于正向指标，采用的计算公式为

$$\frac{X - X_{\min}}{X_{\max} - X_{\min}} \times 50 + 45$$

对于负向指标，采用的计算公式为

$$\frac{X_{\max} - X}{X_{\max} - X_{\min}} \times 50 + 45$$

48 个指标的标准化值均为 45~95。$X_{\max}$ 和 $X_{\min}$ 分别为 2013~2021 年时间序列的最大值和最小值，X 则为对应年份的实际值。

一级、二级、三级指标的权重均采取上一级指标下的均等权重，例如"卫生健康资源"一级指标的权重为 1/5，其下有 3 个二级指标，则 3 个二级指标的权重均为 1/3，"医疗卫生资源"二级指标下有 12 个三级指标，则12 个三级指标的权重均为 1/12。

二　中国卫生健康发展持续向好

党的十八大以来，随着城乡医保并轨政策的深入推进、健康中国战略的全面实施、文化建设的不断加强，我国卫生健康体系不断完善，卫生健康发展水平持续提高，不论是卫生健康资源、卫生健康环境还是卫生健康投入、

卫生健康管理和卫生健康水平，各方面都成绩斐然。2013~2021 年，我国卫生健康发展总值从 49.3 提升至 90.4，增幅达 83.4%，年均增速约 7.9%。具体到每一年，除 2018 年增速略低以外，其余年份增速均在 6% 以上，其中 2021 年较上年增长了 6.5%（见图 1）。

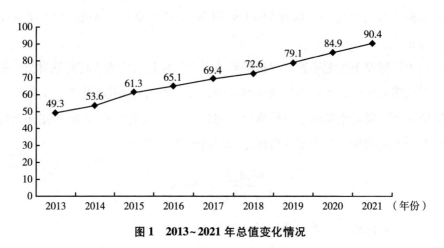

图 1　2013~2021 年总值变化情况

卫生健康发展指标体系由"卫生健康资源"、"卫生健康环境"、"卫生健康投入"、"卫生健康管理"和"卫生健康水平"5 个一级指标构成。"卫生健康资源"一级指标除 2018 年较上一年度略有下降之外，其余年份均保持正增长，2021 年达峰值 91.5，相比 2013 年增长 98.2%，较 2020 年则增长 9.3%。而"卫生健康环境"和"卫生健康水平"在 2013~2021 年与卫生健康总值的变化趋势接近，逐年递增，并在 2021 年达到最大，其中，"卫生健康环境"一级指标 2021 年峰值为 94.6，较 2013 年增长 106.6%，较上一年增长 3.4%；卫生健康水平 2021 年峰值为 95.0，较 2013 年增长 111.1%，较 2020 年增长 6.6%。而"卫生健康投入"一级指标除 2020 年受疫情影响，居民投入较上一年有所下降，拖累整体指标值较上一年略有下降外，其余年份该一级指标值均逐年递增，指标值在 2021 年达最大值 89.5。"卫生健康管理"一级指标值增长情况则稍逊于其他指标，2021 年指标值达最大值 81.4，较 2013 年增长 25.7%，较上一年则增长 8.3%。总体来看，2021 年各项一级指标均较 2013 年有不错的增幅，且较 2020 年均表现为增长，表明卫生健康在各方面均实现了较大发展（见图 2）。

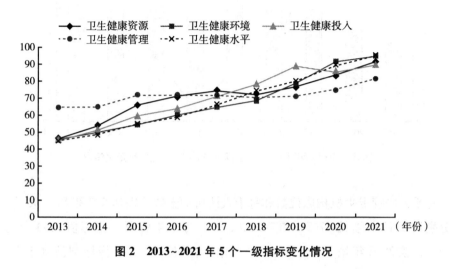

图 2　2013~2021 年 5 个一级指标变化情况

三　5 个一级指标具体分析

（一）卫生健康资源显著提升

2013~2021 年，随着社会建设的加强，医疗服务供给能力逐步提升，公共文化服务不断拓展，卫生健康资源显著提升，除 2018 年受每千老年人口养老床位数明显降低影响，指标值较上一年微降 3% 外，其余年份指标值均保持正增长，2013 年指标值为 46.2，2021 年则达峰值 91.5，年均增长8.9%。总体来看，卫生健康资源丰富程度从 2013 年到 2021 年提升明显（见图 3）。

"卫生健康资源"一级指标的提升通过"医疗卫生资源""文化体育资源""康养保健资源" 3 个二级指标的总体改善实现。2013~2021 年，医疗卫生服务体系不断完善，基层医疗卫生机构服务能力建设不断加强，2021

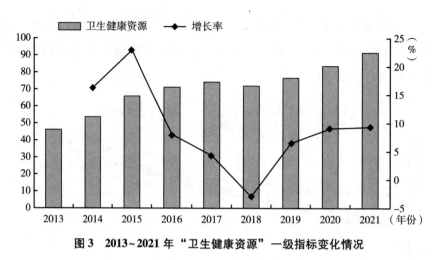

图3　2013~2021年"卫生健康资源"一级指标变化情况

年每千人医疗卫生机构床位数和每千人注册护士数分别达6.7张和3.56人，分别比2013年增长47.3%和74.5%，"医疗卫生资源"指标值2021年达92.1，较2013年增长95.3%。"文化体育资源"二级指标则波动上升，2019年起开始快速上升，2021年达最大值95.0，较2013年增长105.1%，较上一年增长26.7%，随着文化强国、体育强国建设的不断推进和全民健身战略的积极实施，文化体育资源整体愈发丰富。受政策与预期影响，2013~2016年养老床位数快速扩张，每千老年人口养老床位数也从2013年的24.4张增加至2016年的31.6张，带动"康养保健资源"二级指标值在2016年达峰值95.0，之后随着政府及居民对养老服务质量重视程度的提升，养老服务逐步回归理性正常水平，而随着老年人口的增加，每千老年人口养老床位数在随后两年间下降明显，之后开始波动，2021年每千老年人口养老床位数为30.5张，相应地，2021年"康养保健资源"指标值达87.4，较2013年增长94.2%，较上一年微降4.4%，未来随着老年人口的不断增加，对康养保健资源的需求程度将不断提升，康养保健资源投入仍需持续重视（见图4）。

（二）卫生健康环境持续改善

随着绿色发展、循环发展、低碳发展的扎实推进，美丽中国建设加快，

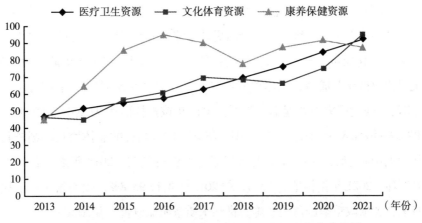

图4 2013~2021年"卫生健康资源"项下各二级指标变化情况

"卫生健康环境"指标值逐年提升，2013年指标值为45.8，2021年则增长至94.6，年均增速为9.5%（见图5）。而随着生态环境质量的明显改善，例如城市生活垃圾无害化处理率从2013年的89.3%增长至2020年的99.7%和2021年的99.9%，2021年卫生健康环境一级指标值增速也有所放缓，仅较上一年增长3.4%。总体来看，2013~2021年生态环境质量提高明显，卫生健康环境持续改善。

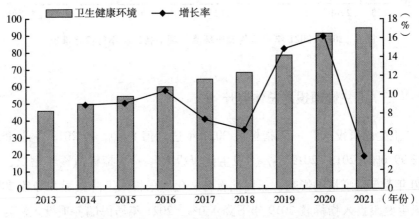

图5 2013~2021年"卫生健康环境"一级指标变化情况

"卫生健康环境"的改善来源于"用水质量"、"污废处理"、"空气质量"和"绿化质量"4个二级指标的全面提升。综合来看,"污废处理"、"空气质量"和"绿化质量"3个二级指标均持续上升,体现出我国污染防治攻坚战、国土绿化取得显著成效,生态修复明显加强。以"污废处理"下细分指标项"城市污水处理厂集中处理率"为例,2021年该指标值达97.89%,较2013年的89.34%增加8.55个百分点。"用水质量"二级指标的总体增长率则较其他3个二级指标稍低,2018年之前该指标基本保持稳定,2018年之后各年指标提升明显,2021年指标值为93.4,较2013年增长93.8%,表明碧水保卫战全面打响,各项政策措施落地实施,推动水质量明显改善(见图6)。

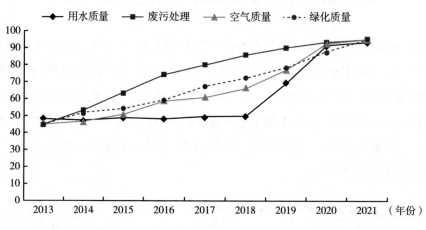

图6 2013~2021年"卫生健康环境"项下各二级指标变化情况

(三)卫生健康投入总体提升

"卫生健康投入"一级指标值2021年达峰值89.5,较2013年的45.0增长99.0%。2013~2019年,"卫生健康投入"一级指标值逐年增长,而2020年受新冠疫情的影响,居民端教育文化娱乐投入下降明显,导致2020年卫生健康投入指标较2019年下降4.0%,2021年居民端各项投入恢复增长,指标值较2020年增长5.0%。总体来看,2021年较2013年卫生健康投入总体有明显的提升(见图7)。

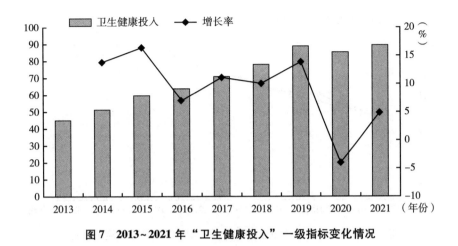

图7 2013~2021年"卫生健康投入"一级指标变化情况

"卫生健康投入"一级指标的提升，受益于"政府投入"和"居民投入"2个二级指标的总体提高。其中，"政府投入"在2020年及之前逐年递增，指标值从2013年的45.0增长至2020年的90.4，而2021年受政府提质增效，减少非刚性支出的影响，卫生健康、文化体育与传媒和环境保护的支出有所下降，2021年"政府投入"指标值较上一年下降7.0%。"居民投入"二级指标则在2019年及之前逐年增长，2019年达88.2，较2013年增长96.1%，2020年由于新冠疫情的强烈冲击，居民减少了文化娱乐上的支出，居民投入指标值较上一年下降9.1%，2021年则恢复甚至超越2019年水平，指标值达最大95.0，较上一年增长18.5%。总体来看，政府和居民在卫生健康上的投入呈现上升趋势，总体提升明显（见图8）。

（四）卫生健康管理效果显现

"卫生健康管理"则受政策和社会环境的影响较大，呈现波动上升的趋势，2013年指标值为64.8，2021年增长至81.4，年均增长约2.9%，表现略逊于其他4个一级指标。具体来看，2017~2018年受食品安全问题增多、甲乙类法定报告传染病总死亡率上升等因素的影响，指标值有所走低，2019~2021年指标值转涨。总体来看，卫生健康管理趋于改善，尤其是近两年卫生健康管理较有成效（见图9）。

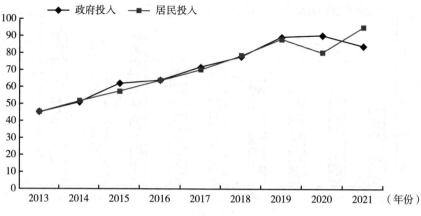

图8 2013~2021年"卫生健康投入"项下各二级指标变化情况

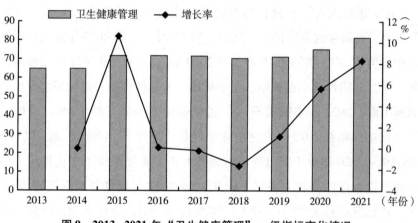

图9 2013~2021年"卫生健康管理"一级指标变化情况

　　"卫生健康管理"一级指标由"医疗卫生管理"、"卫生安全管理"、"社会保障管理"和"传染病防控"4个二级指标构成。其中,"医疗卫生管理"指标值波动上升,由2013年的53.3增长至2021年的85.6。"卫生安全管理"指标则波动下降,由2013年的88.8下降至2021年的60.9,下降27.9个百分点。一方面,近年来食源性疾病暴发事件数逐年递增,从2013年的1001起增长至2020年的7073起,2021年虽然有所好转,减少了1580起,但食品安全问题仍较突出;另一方面,每万人卫生监督所人员数和饮用水卫生安全产品监督检查 2021 年都明显少于 2013 年，卫生安全管理有待加强。"社会保障管理"则是"卫生健康管理"指标下表现最好的二级指标，2013 年指标值最小为 45.0，2021 年则增长至 95.0，指标值逐年递增，随着医药卫生体制改革的深入推进，全民医保体系健全程度逐年提高，2021 年医疗保险参保人数占比达 96.5%，生育、养老参保率亦逐年提升，而个人卫生支出占卫生总费用的比重则由 2013 年的 33.9% 下降至 2021 年的 27.6%，体现出社会保障管理体系的全面加强。"传染病防控"二级指标值则波动上升，2019 年之前指标值整体呈现下降趋势，2013 年指标值为 71.9，2019 年则下降至最低点 50.1，而 2020 年和 2021 年疾病防控水平较往年有较大提升，甲乙类法定报告传染病发病率下降明显，每万人疾控中心人员数有所提升，指标值增长明显，2021 年指标值达最大值 84.2，较 2013 年上升 17.1 个百分点。总体来看，随着社会建设的推进，我国社会保障体系逐步健全，卫生健康管理水平总体上有所提升，尤其是近两年，管理提升成效明显，但我国仍面临多重疾病威胁并存、多种健康影响因素交织的复杂局面，在公共卫生服务上仍存在薄弱环节，需要持续不断地推进卫生安全管理以及传染病防控等领域的建设，不断满足人民群众日益增长的健康需求（见图 10）。

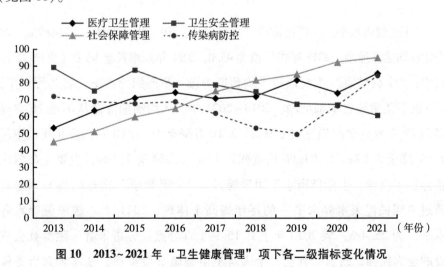

图 10　2013~2021 年"卫生健康管理"项下各二级指标变化情况

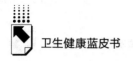

（五）卫生健康水平不断提高

总体来看，2013年以来，卫生健康体系不断完善，卫生健康水平不断提高，"卫生健康水平"指标值从2013年的45.0增长至2021年的95.0，年均增速为9.8%，其中2021年较上年增长6.6%。表明随着健康中国战略的实施、健康中国建设的推进、健康中国行动的施行，人民健康水平不断提高（见图11）。

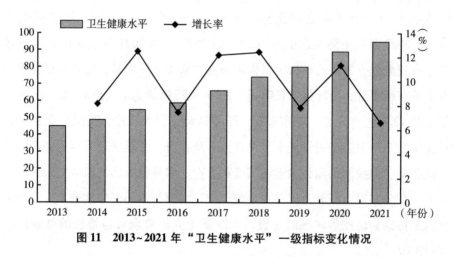

图11　2013~2021年"卫生健康水平"一级指标变化情况

"卫生健康水平"一级指标由"生命健康"和"生活健康"二项构成，两个指标均逐年递增，2013年指标值为45.0，2021年则增长至95.0（见图12）。其中，"生命健康"主要通过人均预期寿命、孕产妇死亡率、婴儿死亡率、5岁以下儿童死亡率来刻画，2013~2021年，人均预期寿命从不足76岁提高到78.2岁，孕产妇死亡率从23.2/10万降至16.1/10万，婴儿死亡率从9.5‰降至5.0‰，5岁以下儿童死亡率从12‰降至7.1‰，主要生命健康指标逐年改善，生命健康水平明显提升。"生活健康"指标的提升则主要通过"居民健康素养水平"的逐年提高来体现，2021年"居民健康素养水平"为25.4%，较2013年上升15.9个百分点。分析来看，随着社会建设的全面加强，政府、社会、个人对卫生健康日益重视，基本公共服务体系不断健全，人民的精神文化生活更加丰富、更加健康，我国卫生健康水平不断提高。

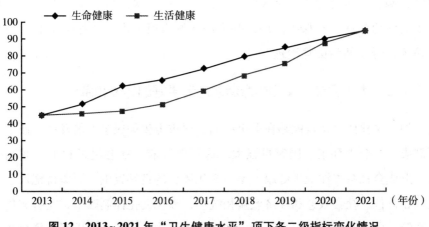

图12　2013~2021年"卫生健康水平"项下各二级指标变化情况

四　政策建议

（一）持续深入打好蓝天、碧水、净土保卫战，为人民创造更加健康、宜居的生态环境

党的十八大以来，健康中国战略全面实施，人民健康得到全方位保障，中国卫生健康发展总值持续上升。这其中一个很重要的因素是生态环境的持续改善。以习近平同志为核心的党中央把生态文明建设作为统筹推进"五位一体"总体布局和协调推进"四个全面"战略布局的重要内容，谋划开展了一系列根本性、长远性、开创性工作，推动生态文明建设和生态环境保护从实践到认识发生了历史性、转折性、全局性变化。2018年，中共中央、国务院印发《关于全面加强生态环境保护　坚决打好污染防治攻坚战的意见》，提出坚决打赢蓝天保卫战，着力打好碧水保卫战，扎实推进净土保卫战，并确定了到2020年三大保卫战具体指标。三大保卫战实施以来，取得了明显效果，各地土地、空气、水源质量都得到明显提

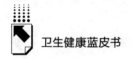

高。这为健康中国、美丽中国建设提供了坚实保障。下一步要积极落实党的二十大报告要求，持续深入打好蓝天、碧水、净土保卫战。加强污染物协同控制，基本消除重污染天气。统筹水资源、水环境、水生态治理，推动重要江河湖库生态保护治理，基本消除城市黑臭水体。加强土壤污染源头防控，开展新污染物治理。

（二）为人民参与文化体育活动创造更好的环境和条件

加强文化体育建设能够在多个层面上促进卫生健康事业的发展，使个体更健康、社会更和谐、国家更强大。这需要政府、社会组织和个人共同努力，形成全社会关注卫生健康、参与文化体育的良好氛围。要坚持把社会效益放在首位、社会效益和经济效益相统一，深化文化体制改革，完善文化经济政策。广泛开展全民健身活动，加强青少年体育工作，促进群众体育和竞技体育全面发展，加快建设体育强国。开展全面的健康宣传教育，将参与文化体育活动与健康紧密联系起来，提高人们对健康的重视程度，鼓励更多人积极参与体育锻炼和文化活动。在建设体育场馆和举办大型体育文化活动时，注重生态保护和可持续发展，避免对环境造成过大的负担。提高体育场馆安全标准，确保设施的质量和安全性。政府部门应加强对体育场馆的监管，定期检查和维护，防止意外事故的发生。政府部门应与教育、体育、医疗等多个领域紧密合作，制定相关政策，促进文化体育活动的发展。建立健康文化体育政策，从税收激励、资金支持等方面推动文化体育事业的蓬勃发展。支持体育科技、虚拟现实、智能健康等领域的创新发展，为人们提供更加丰富多样的体育活动体验，推动文化体育与科技的融合。

（三）切实提高传染病防控能力

提高重大传染病的防控能力是今后应对新发传染病的迫切需要。根据相关报道，过去30年世界上基本上每年都会有一个新发传染病出现，人类面临新发传染病挑战的间隔期越来越短，尽管不是每一种新发传染病都是烈性传染病，但加强公共卫生体系建设需要做到常备不懈。从评价报告数据来看，传染病防控能力确实存在短板。2013~2019 年，每万人疾控中心人员数从 2013 年的 1.42 下降至 2019 年的 1.33，2020 年新冠疫情后，防控力度开始有所增加，到 2020 年增加至 1.37，2021 年增至 1.48。从"甲乙类法定报告传染病总死亡率"指标来看，从 2013 年到 2019 年持续上升至 1.79，2020 年疫情后达到 1.87，2021 年疫情有所缓和，加之防控政策发挥了作用，降低到 1.57。新冠疫情为我们敲响了警钟，我们要完善疫情防控相关立法，加强配套制度建设，完善处罚程序，强化公共安全保障，构建系统完备、科学规范、运行有效的疫情防控法律体系。要从各方面加大对传染病防控的投入力度，创新医防协同、医防融合机制，健全公共卫生体系，提高重大疫情早发现能力，加强重大疫情防控救治体系和应急能力建设，有效遏制重大传染性疾病传播。

（四）要大力提高卫生监督能力

卫生监督检查能力、执法办案能力不足是影响我国卫生健康行业治理能力的主要方面。长期以来，我国存在卫生监督员配比相对较少、区域监督执法不平衡等矛盾，容易出现监管缺位，非法行医、非法代孕、职业健康危害、生活饮用水污染、传染病防治措施不落实等损害人民群众健康权益的违法行为。从二级指标看，卫生安全管理能力有待进一步加强，主要受两个指标影响：一是每万人卫生监督所人员数由 2013 年的 82485 下降至 2020 年的 78783，2021 年略有上升至 79736。二是食源性疾病暴发事件数由 2013 年的 1001 起上升至 2020 年的 7073 起。对此需要高度重视，采取相关措施扭转该指标下滑的局面。要采取措施发展壮大卫生疾控和监督专业技术人才队伍，加快公共卫生机构公务员分类改革，推动专业技术类公务员专业技术资格任职评定与职称评审相互衔接。强化综合医院临床医学人才传染病防控和公共卫生应急知识培训，提高前哨预警意识、能力和效率，提升临床医学人才应急临床药物实验设计水平和传染病新药应用水平；加强护理人才尤其是高层次护理人才的培养，形成治疗、康复、护理有机衔接的重大传染病应急救护模式。

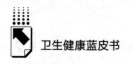
参考文献

习近平:《高举中国特色社会主义伟大旗帜　为全面建设社会主义现代化国家而团结奋斗——在中国共产党第二十次全国代表大会上的报告》,《人民日报》2022年10月26日。

《习近平:全面提高依法防控依法治理能力　健全国家公共卫生应急管理体系》,2020。

张焕波、甘戈等:《中国卫生健康发展评价报告(2022)》,社会科学文献出版社,2022。

邱月:《政府卫生健康支出对居民医疗保健消费的影响》,上海财经大学硕士学位论文,2021。

《提高重大传染病的救治能力,战"疫"代表蔡卫平提了6个建议》,《广州日报》2020年5月23日。

《广东在全国率先出台加强公共卫生人才队伍建设15条措施》,https://www.sohu.com/a/384784393_355830。

B.3
中国省域卫生健康发展评价与分析

崔 璨 张焕波*

摘 要： 根据中国省域卫生健康发展指标体系框架，本报告全面系统地对2021年度省级地区卫生健康发展水平进行了评估与分析。通过对31个省、自治区和直辖市相关数据进行测算，卫生健康发展水平排名前十的省级地区为北京、上海、浙江、内蒙古、江苏、吉林、陕西、青海、宁夏和福建。省级地区卫生健康发展水平与经济发展水平有一定相关性，地区间发展水平呈现区域化特征，地区内均衡发展程度有待增强，卫生健康事业要靠多领域全面发力，效果才能有所显现。

关键词： 省域 卫生健康发展 指标评价 健康中国

党的十八大以来，以习近平同志为核心的党中央坚持把保障人民健康放在优先发展的战略位置，做出"全面推进健康中国建设"的重大决策部署，持续推进"以治病为中心"向"以人民健康为中心"的转变，努力解决群众看病就医难题，建成世界上规模最大的医疗卫生体系，人民健康水平显著提升，主要健康指标居于中高收入国家前列，城市生活环境改善明显，自来水普及率、卫生厕所普及率逐步提高，人民健康得到全方位保障。聚焦重点人群推进健康中国行动，重点满足妇幼、老年人等群体健康需求；实施健康扶贫工程，累计帮助近1000万个因病致贫家庭成功脱贫；高效统筹新冠疫

---

* 崔璨，中国国际经济交流中心宏观经济研究部副处长，博士；张焕波，中国国际经济交流中心美欧研究部部长，研究员，博士，主要研究方向为国际经济、卫生政策和可持续发展。

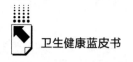

情防控和经济社会发展，取得疫情防控重大决定性胜利。

党的二十大报告将"健康中国"作为我国 2035 年发展总体目标的重要方面，对"推进健康中国建设"作出全面部署，提出"把保障人民健康放在优先发展的战略位置，完善人民健康促进政策"。优化人口发展战略，实施积极应对人口老龄化国家战略，深化医药卫生体制改革，重视心理健康和精神卫生，这一系列部署都充分体现了对人民健康的高度重视，充分彰显了以人民为中心的发展思想。党的二十大报告为各地推进卫生健康事业高质量发展提供了方向指引和行动指南。

随着工业化、城镇化、人口老龄化进程加快，各地在卫生健康事业发展取得显著成绩的同时，也面临新的形势和挑战，与人民群众对健康生活的需求还存在一定差距。省级卫生健康发展体系旨在从卫生健康资源、卫生健康环境、卫生健康投入、卫生健康管理和卫生健康水平等 5 个维度对我国省级地区卫生健康事业发展情况进行具体评价与分析，发挥监测、评估、比较和引导功能，为各地进一步推动卫生健康事业发展提供一定参考。

一 省域卫生健康发展指标体系

省域卫生健康发展指标体系共有 5 个一级指标、14 个二级指标和 44 个三级指标（见表 1）。

表 1 卫生健康发展指标体系（省域）

一级指标	二级指标	三级指标	单位
卫生健康资源	医疗卫生资源	每千人卫生机构数	个
		每千万人三甲医院数	个
		每千人社区卫生服务中心（站）数	个
		每千人医疗卫生机构床位数	张
		每千常住人口执业（助理）医师数	人
		每千人中医执业（助理）医师数	人

一级指标	二级指标	三级指标	单位
		每千人注册护士数	人
		每千人药师(士)数	人
		每万人全科医生数	人
		城市每千人卫生技术人员数	人
		农村每千人卫生技术人员数	人
	文化体育资源	每万人公共文化机构数	个
	康养保健资源	每千老年人口社区养老床位数	张
		每千老年人口养老机构床位数	张
		每万人拥有老年大学数	个
卫生健康环境	用水质量	全国河流流域Ⅰ、Ⅱ、Ⅲ类水质断面占比	%
	废污处理	城市污水处理厂集中处理率	%
		城市生活垃圾无害化处理率	%
	空气质量	地级及以上城市空气质量达标天数比例	%
	绿化质量	城市人均绿地公园面积	m²
		绿化覆盖率	%
卫生健康投入	政府投入	人均政府卫生健康支出	元
		人均政府文化旅游体育与传媒支出	元
		人均政府节能环保支出	元
	居民投入	城镇居民人均医疗保健支出	元
		农村居民人均医疗保健支出	元
		人均教育文化娱乐支出	元
卫生健康管理	医疗卫生管理	孕产妇保健管理率	%
		7岁以下儿童系统管理率	%
		居民年平均就诊次数	次
		每万人基层医疗机构诊疗次数	次
		每十万人卒中-胸痛双中心数[①]	个
	卫生安全管理	每万人卫生监督所人员数	人
	社会保障管理	生育保险参保人数占比	%
		养老保险参保人数占比	%

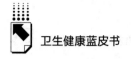

续表

一级指标	二级指标	三级指标	单位
		医疗保险参保人数占比	%
		个人卫生支出占卫生总费用的比重	%
	传染病防控	甲乙类法定报告传染病总发病率	1/10 万
		甲乙类法定报告传染病总死亡率	1/10 万
		每万人疾控中心人员数	人
卫生健康水平	生命健康	人均预期寿命	岁
		孕产妇死亡率	1/10 万
		婴儿死亡率(28 天)[②]	‰
		5 岁以下儿童死亡率[③]	‰

注：①囿于数据获取困难，仅以胸痛中心数量作为测算依据。
②囿于数据获取困难，仅以围产儿死亡率作为测算依据。
③囿于数据获取困难，仅以 5 岁以下儿童中重度营养不良比重作为测算依据。

二 资料来源与处理

各地区资料来源包括 2022 年相关统计年鉴、各部门网站统计数据和各省统计公报等，根据统计口径，指标数据均为 2021 年末数据。指标测算中涉及某地区人口数时，采用该地区 2021 年末常住人口数。

由于指标体系中数据涉及个数、比例、费用等不同量纲，在计算时先通过"极值标准化"方法将不同量纲转换为可比较的指标。之后，通过线性变换将标准化后的指标分值分布于 [55，95]，以便进行比较。计算公式如下。

正向指标为

$$Y_{it} = \frac{x_{it} - \min X_{it}}{\max X_{it} - \min X_{it}} \times 40 + 55$$

逆向指标为

$$Y_{it} = \frac{\max X_{it} - x_{it}}{\max X_{it} - \min X_{it}} \times 40 + 55$$

卫生健康发展指标的计算公式为

$$Y = \sum_{i=1}^{n} w_i Y_{it}$$

三 省级地区卫生健康发展总排名

根据以上方法与数据对中国 31 个省、自治区和直辖市（不含港澳台地区）进行测算，得到省级地区卫生健康发展总排名（见表 2），排在前 10 名的是北京、上海、浙江、内蒙古、江苏、吉林、陕西、青海、宁夏和福建。其中，东部地区有五个省级地区进入前 10，分别为北京、上海、浙江、江苏和福建；西部地区进入前 10 名的有内蒙古、陕西、青海和宁夏四个省级地区；东北地区只有吉林进入前 10，位列第六；中部地区没有省份进入前 10。

表 2 省级地区卫生健康发展总排名

总排名	省级地区	总分值
1	北京	85.55
2	上海	79.74
3	浙江	78.57
4	内蒙古	77.98
5	江苏	77.01
6	吉林	76.05
7	陕西	75.86
8	青海	75.60
9	宁夏	75.30
10	福建	75.27
11	江西	75.24
12	天津	75.18
13	湖南	75.17
14	四川	75.06
15	湖北	74.83
16	甘肃	74.75

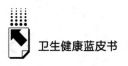

总排名	省级地区	总分值
17	山东	74.70
18	黑龙江	74.49
19	重庆	74.26
20	安徽	74.09
21	贵州	74.04
22	广东	74.00
23	辽宁	73.52
24	山西	73.45
25	河北	73.36
26	河南	73.03
27	新疆	72.76
28	云南	72.65
29	海南	72.53
30	广西	71.14
31	西藏	69.69

需要说明的是，每项指标的分值为标准化计算后用以横向比较的分值，只体现排名和相对差距，不体现该指标的绝对发展水平。

四 省级地区卫生健康发展分项排名情况

省域卫生健康发展指标包括卫生健康资源、卫生健康环境、卫生健康投入、卫生健康管理和卫生健康水平，其排名结果见表3至表7。

（一）卫生健康资源

排在卫生健康资源前10名地区是北京、内蒙古、青海、西藏、浙江、吉林、甘肃、天津、黑龙江和新疆。北京在卫生健康资源方面排名第一，得益于医疗卫生资源领域的大部分具体指标得分较高，如每千万人三甲医院数、每千人社区卫生服务中心（站）数、每千常住人口执业（助理）医师数、每千人中医执业（助理）医师数等排名第一，但在每千人卫生机构数和每千人医疗卫生机构床位数方面得分较低。由于北京常住人口规模较大，体现在人均层面的文化体育资源和康养保健资源略显不足。内蒙古在卫生健康资源方面排名第二，其中康养保健资源领域多个指标排名靠前，每千老年人口社区养老床位数、每千老年人口养老机构床位数和每万人拥有老年大学数得分较高。

从城乡差别来看，重庆的城乡卫生资源水平差距最小，千人卫生技术人员数城乡比接近1；西藏城乡卫生资源水平差距最大，特别是农村每千人卫生技术人员数在31个省级地区中最低，卫生资源城乡不均衡的问题比较突出，凸显了城乡公共服务方面的差距。

表3　省级地区卫生健康资源排名

卫生健康资源排名	省级地区	卫生健康资源分值
1	北京	81.32
2	内蒙古	75.97
3	青海	71.61
4	西藏	71.48
5	浙江	70.95
6	吉林	70.68
7	甘肃	70.62
8	天津	70.14
9	黑龙江	69.18
10	新疆	69.03
11	陕西	68.92
12	江苏	68.43
13	四川	68.31
14	贵州	68.05
15	湖南	68.02
16	山西	67.99
17	上海	67.98
18	山东	67.89

卫生健康资源排名	省级地区	卫生健康资源分值
19	湖北	66.77
20	宁夏	66.67
21	河北	66.55
22	辽宁	66.51
23	重庆	66.40
24	河南	66.05
25	云南	65.95
26	江西	65.88
27	广西	65.51
28	福建	64.69
29	安徽	64.51
30	海南	62.94
31	广东	61.65

（二）卫生健康环境

卫生健康环境前10名的是江西、福建、广东、贵州、海南、湖南、云南、内蒙古、浙江和甘肃。东南沿海和西部地区在卫生健康环境方面优势明显，在水质、空气质量和绿化覆盖率方面排名普遍靠前。很多北方省级地区排名普遍靠后，排在最后五名的分别是黑龙江、河北、山西、上海和天津。其中，天津在全国河流流域Ⅰ、Ⅱ、Ⅲ类水质断面占比和地级及以上城市空气质量达标天数比例方面得分最低；上海在全国河流流域Ⅰ、Ⅱ、Ⅲ类水质断面占比和城市污水处理厂集中处理率方面得分不高，城市人均绿地公园面积和绿化覆盖率较低；河北在地级及以上城市空气质量达标天数比例得分较低。

表4　省级地区卫生健康环境排名

卫生健康环境排名	省级地区	卫生健康环境分值
1	江西	88.70
2	福建	87.22
3	广东	87.00

卫生健康环境排名	省级地区	卫生健康环境分值
4	贵州	86.33
5	海南	85.23
6	湖南	84.58
7	云南	84.29
8	内蒙古	84.12
9	浙江	83.89
10	甘肃	83.46
11	四川	83.44
12	宁夏	83.03
13	广西	82.80
14	湖北	81.76
15	新疆	81.66
16	吉林	81.45
17	北京	80.87
18	安徽	80.83
19	江苏	80.73
20	青海	80.57
21	陕西	80.41
22	重庆	80.17
23	辽宁	79.42
24	西藏	78.49
25	河南	78.32
26	山东	77.80
27	黑龙江	77.74
28	河北	77.63
29	山西	77.15
30	上海	75.61
31	天津	68.96

（三）卫生健康投入

卫生健康投入前 10 名的是北京、上海、青海、天津、西藏、内蒙古、浙江、江苏、宁夏和陕西。在此分项中，北京各项指标得分均不低，城镇居民人均医疗保健支出排名第一，人均政府卫生健康支出、人均政府节能环保支出和农村居民人均医疗保健支出排名靠前，人均政府文化旅游体育与传媒支出、人均教育文化娱乐支出也较高。西藏在人均政府卫生健康支出、人均政府文化旅游体育与传媒支出排名第一，人均政府节能环保支出靠前。党的十八大以来，西藏不断优化政策、深化改革，财政收支规模连创新高，财政保障能力显著提升，80%以上的财政支出用于农林水、教育、医疗卫生、文化体育与传媒、社会保障和就业等民生重点领域，在卫生健康政府投入方面力度较大。贵州、广西和河南在卫生健康政府投入方面均排名靠后。

表5 省级地区卫生健康投入排名

卫生健康投入排名	省级地区	卫生健康投入分值
1	北京	89.14
2	上海	83.86
3	青海	77.22
4	天津	74.59
5	西藏	72.05
6	内蒙古	71.68
7	浙江	71.03
8	江苏	69.85
9	宁夏	69.68
10	陕西	68.96
11	重庆	68.75
12	吉林	68.63
13	黑龙江	68.37
14	海南	67.91
15	湖北	67.48
16	广东	67.47
17	湖南	67.11
18	新疆	66.64
19	山西	66.39

卫生健康投入排名	省级地区	卫生健康投入分值
20	江西	66.08
21	辽宁	65.96
22	河北	65.65
23	甘肃	65.63
24	四川	65.51
25	福建	65.10
26	山东	64.97
27	安徽	64.74
28	云南	64.16
29	贵州	63.91
30	广西	63.11
31	河南	62.70

（四）卫生健康管理

卫生健康管理排名前10的是北京、上海、浙江、江苏、山东、河南、陕西、吉林、甘肃和湖北。北京在卫生健康管理方面多个指标排名靠前，如孕产妇保健管理率、7岁以下儿童系统管理率、居民年平均就诊次数、生育保险参保人数占比、养老保险参保人数占比以及甲乙类法定报告传染病总发病率和死亡率均得分较高。上海在孕产妇保健管理率、7岁以下儿童系统管理率和居民年平均就诊次数方面排名靠前，但在每万人基层医疗机构诊疗次数、养老保险参保人数占比、医疗保险参保人数占比、每万人疾控中心人员数方面得分相对较低。湖北卫生健康管理分项排名第十，但在上一年度排名倒数第四，主要因为2020年新冠疫情从武汉突发，湖北地区成为最早的新冠疫情重灾区，新冠肺炎发病率高达114.93/10万人，死亡率7.61/10万人，所以湖北甲乙类法定报告传染病总发病率和死亡率在2020年大幅提高，疫情暴发后，湖北在应急管理和卫生健康体系建设方面加大投入，2021年得分有所提升。

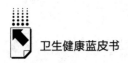

表6 省级地区卫生健康管理排名

卫生健康管理排名	省级地区	卫生健康管理分值
1	北京	82.68
2	上海	77.76
3	浙江	77.31
4	江苏	76.20
5	山东	75.77
6	河南	75.43
7	陕西	75.30
8	吉林	74.78
9	甘肃	74.70
10	湖北	73.81
11	天津	73.65
12	内蒙古	73.55
13	四川	73.52
14	宁夏	73.52
15	河北	73.27
16	黑龙江	73.21
17	青海	73.06
18	福建	73.04
19	安徽	73.01
20	广东	72.67
21	江西	72.43
22	山西	72.32
23	湖南	71.74
24	辽宁	71.50
25	贵州	71.37
26	云南	71.13
27	重庆	70.69
28	新疆	69.44
29	广西	68.78
30	海南	68.51
31	西藏	67.74

（五）卫生健康水平

卫生健康水平排名前10名的是北京、上海、江苏、浙江、天津、安徽、山东、福建、陕西和重庆。这一分项中，北京和上海分值显著高于其他省份。其中，北京孕产妇死亡率和 5 岁以下儿童中重度营养不良比重全国最低，人均预期寿命较高，婴儿死亡率控制在较低水平。上海人均预期寿命全国最高，婴儿死亡率全国最低，5 岁以下儿童中重度营养不良比重和孕产妇死亡率均较低。西南、西北等地区在卫生健康水平方面得分相对较低，西藏、广西、青海、新疆和云南在各项指标方面普遍落后。其中，广西在 5 岁以下儿童中重度营养不良比重中得分最低。西藏人均预期寿命全国最低，且孕产妇死亡率和婴儿死亡率较高。

表 7　省级地区卫生健康水平排名

卫生健康水平排名	省级地区	卫生健康水平分值
1	北京	93.72
2	上海	93.50
3	江苏	89.83
4	浙江	89.66
5	天津	88.58
6	安徽	87.38
7	山东	87.07
8	福建	86.32
9	陕西	85.69
10	重庆	85.30
11	吉林	84.74
12	内蒙古	84.57
13	四川	84.51
14	湖南	84.42
15	湖北	84.33
16	辽宁	84.23
17	黑龙江	83.94
18	河北	83.72
19	宁夏	83.62
20	山西	83.38
21	江西	83.12

续表

卫生健康水平排名	省级地区	卫生健康水平分值
22	河南	82.64
23	广东	81.23
24	贵州	80.54
25	甘肃	79.35
26	海南	78.06
27	云南	77.71
28	新疆	77.05
29	青海	75.55
30	广西	75.51
31	西藏	58.67

五 结论与建议

（一）省级地区卫生健康发展水平与经济发展水平有一定相关性

部分省级地区卫生健康发展水平得分与其经济发展水平排名区间相近，如北京和上海无论是卫生健康还是经济发展水平都显著靠前，而广西和西藏两方面发展均相对靠后。

一些地区卫生健康发展水平与经济发展水平存在错位。例如内蒙古自治区，其卫生健康发展总得分为77.98分，在31个省级地区中位列第4，较其经济发展水平排名相对靠前。原因是在卫生健康资源和投入两方面，得分较高，特别是卫生健康资源板块，其分值仅次于北京。又如广东，其卫生健康发展总得分为74.00分，排名第22位，而当年GDP排名位列全国第9，卫生健康发展显著滞后。究其原因，一是广东虽然医疗资源总量丰富，但人口相对密集，一些指标人均水平相对较低；二是广东省内区域差距较大，西北部等地区发展水平还比较落后，特别是在卫生

健康资源供给方面。另外，广东在每万人口疾控中心人员数、甲乙类法
定报告传染病总发病率等指标中处于相对较低水平，这对其总得分有一
定影响。比较有代表性的还有福建，其卫生健康发展指标总得分为
75.27，排名全国第10，虽较上一年度排名上升两位，但其当年人均地区
生产总值位列全国第4，相较经济发展水平，福建的卫生健康发展相对落
后。从一级指标来看，福建的卫生健康环境和卫生健康水平板块相对处
于全国较高水平，但其在卫生健康资源和卫生健康投入方面得分过低，
排名在25位及之后，导致其总分下降。

此外，从图1来看，吉林、青海、黑龙江等地卫生健康发展水平较人均
地区生产总值相对靠前。主要原因是这些省级地区卫生健康资源投入较大，
且人均水平不低。

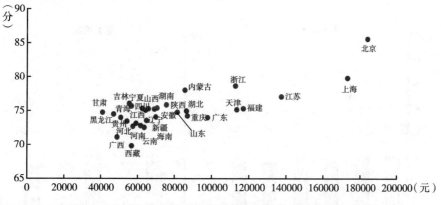

图1　省级地区卫生健康发展指标得分与人均生产总值对比

（二）省级地区卫生健康发展水平呈现一定区域化特征

整体来看，北京、上海和浙江得分较高，其他省份差距不大。从区
域来看，北京、上海、浙江和江苏等东部省市位列全国前5位，东北地
区吉林得分较高。从四大板块总体平均分来看，东部地区得分最高，大
部分省级地区卫生健康发展水平较高；西部地区由于西藏和广西得分靠

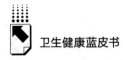

后，平均发展水平最低；东北地区和中部地区处于中间层次（见图2和表8）。

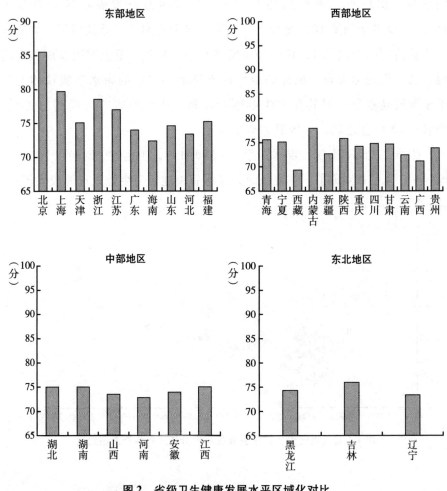

图2　省级卫生健康发展水平区域化对比

东部地区。北京、上海等东部省市领跑全国卫生健康发展。北京市卫生健康发展水平位居全国第一，尤其在卫生健康资源、卫生健康投入、卫生健康管理和卫生健康水平等方面，显著高于其他地区。特别是北京和上海的人均政府卫生健康支出的数值，高出很多省级地区1倍左右。东部地区整体的卫生健康管理水平较为突出，大多省级地区的这一指标处于全国中高位。

表8 四大区域卫生健康发展水平得分均值

区域	卫生健康发展水平得分均值
东部地区	76.59
东北地区	74.69
中部地区	74.30
西部地区	74.09

东北地区。吉林在省级地区卫生健康发展排序中相对靠前,排名第6,黑龙江与辽宁分列第18和第23位。从具体指标来看,东北地区医疗硬件情况较好,吉林和黑龙江在卫生健康资源和卫生健康投入中排位相对靠前,吉林在传染病防控、孕产妇与儿童管理、养老机构方面分数较高。三省在居民年平均就诊次数与每万人基层医疗机构诊疗次数等方面得分较低,这可能与常住人口数量下降有关。

中部地区。中部地区各省级地区普遍在卫生健康资源、卫生健康环境和卫生健康投入方面得分不高。主要原因是人口较多,人均医疗资源发展水平跟不上经济发展速度,在人均指标较多的卫生健康资源和卫生健康投入水平排位上不占优势,且整体的卫生健康管理水平有待加强。

西部地区。西部地区各省区市之间排名各有先后。在卫生健康管理和卫生健康水平板块中,多数处于中低水平。西部地区人口相对较少,从人均水平来看,一些指标得分相对较高,在卫生健康投入和卫生健康资源板块表现较好。虽然西部地区整体的卫生健康发展水平在四大区域对比中较为靠后,但自西部大开发以来,西部地区获得政府转移支付较大,很大一部分资源投入卫生健康领域。在近年来的国家脱贫攻坚战中,西部地区也是政策倾斜的重要地区,卫生健康投入加大,这在指标中有所体现,如西藏和青海分别在人均政府文化旅游体育与传媒支出、人均政府卫生支出中位列第一。

（三）各地区卫生健康发展均衡性方面有待增强

从总体排名和得分情况来看,总得分排名仅反映各省级地区公共卫生的

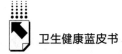
相对发展水平。从分项数据来看，各省级地区在卫生健康发展方面侧重点略有不同，不同省市发展水平差异较为明显。一些省市在个别指标中得分较高，反映了当地在相关领域的发展特色和优势。

新疆整体得分为72.76分，位列31个省级地区第27位，但其在卫生健康资源分项得分较高，排名第10。内蒙古、青海、甘肃等西部省级地区在卫生健康资源板块得分也普遍较高。说明这些省级地区在卫生健康体系的构建中对医疗硬件建设方面有所侧重，且人口相较东部地区较低，人均占有医疗资源较多。但这些省份在卫生健康水平板块得分较低，卫生健康发展的效果不佳。河南在卫生健康资源、卫生健康环境和卫生健康投入上存在短板，但卫生健康管理板块得分相对较高，体现了人口大省发展卫生健康事业面临的困难和做出的努力。西藏虽然在卫生健康资源和卫生健康投入方面较高，但在卫生健康管理和卫生健康水平方面同其他省级地区还有较明显差距。在人均医疗资源、社会保障管理和传染病防控方面还存在短板（见图3）。

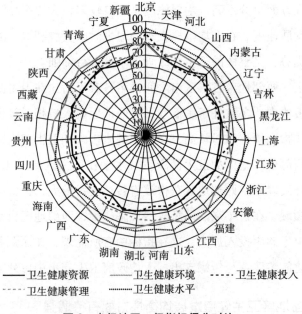

图3 省级地区一级指标得分对比

（四）抓住重点领域改革推动卫生健康事业高质量发展

总体来看，各地经济发展水平对卫生健康发展水平有一定影响，经济发展水平越高，卫生健康投入相对增加，但卫生健康事业要靠多领域持续发力，效果才能有所显现。各地卫生健康发展各有亮点，但卫生健康事业高质量发展仍然任重而道远。习近平总书记在党的二十大报告中提出，要"深化医药卫生体制改革，推动医保医疗医药协同发展和治理""发展壮大医疗卫生队伍，把工作重点放在农村和社区""加强知识产权法治保障，形成全面支持创新的基础制度""促进多层次医疗保障有序衔接"等。我们要深刻理解并坚决贯彻习近平总书记一系列重要指示和要求，深化卫生健康体制机制改革，推进组织制度创新，提高资源利用效率，全面推进健康中国建设。

各地区应结合实际，聚焦重点领域，下大力气做好改革和补短板工作，推动公共卫生服务供给水平与需求相匹配，推动卫生健康事业高质量发展，满足人民群众对美好生活向往的需要。

参考文献

毕井泉：《高质量发展必须依靠创新》，2023年中新财经年会主旨发言，2023年6月28日，https：//www.cciee.org.cn/Detail.aspx？newsId=20637&TId=685。

中国国际经济交流中心等：《中国卫生健康发展评价报告（2022）》，社会科学文献出版社，2022。

仲崇山、王甜、蒋明睿：《在高质量发展中，不断提高人民群众卫生健康水平》，《新华日报》2022年10月26日。

刘仲华：《为促进全球健康贡献中国力量》，《人民日报》2023年5月31日。

B.4
中国城市卫生健康发展评价与分析

孙　珮　张焕波*

摘　要： 本报告在中国城市卫生健康发展指标体系框架下，对我国 104 个主要城市的卫生健康发展水平进行测算和排名，着重分析我国城市卫生健康发展情况。中国城市卫生健康发展水平综合排名中，位列前 10 的城市为北京、深圳、珠海、上海、杭州、厦门、南京、湖州、无锡和威海。除了北京和威海，排名前 10 的城市主要集中在珠三角和长三角地区。分析显示，我国主要城市卫生健康发展水平排名和 GDP 排名并不完全一致，大部分城市的卫生健康发展存在不均衡情况，不同地域之间的卫生健康发展存在不平衡性。下一步，要完善城市医疗卫生服务体系，建设城市高水平医疗队伍，加强城市卫生健康环境建设，加大城市卫生健康投入力度，加强城市卫生健康管理工作，全方位全周期维护人民健康，着力提升城市居民的健康素养水平，推进卫生健康事业高质量发展。

关键词： 城市　卫生健康　医疗卫生　健康中国

　　城市是人民健康和美好生活的重要载体，健康城市建设是推进健康中国建设的重要抓手。《"健康中国 2030"规划纲要》提出，要把健康融入城乡规划、建设、治理的全过程，促进城市与人民健康协调发展。截至 2021 年

---

* 孙珮，中国国际经济交流中心美欧研究部助理研究员；张焕波，中国国际经济交流中心美欧研究部部长，研究员，博士，主要研究方向为国际经济、卫生政策和可持续发展。

底，我国常住人口城镇化率达到 64.72%，城镇人口由 1978 年的 1.7 亿人上升至 9.1 亿人，全国大部分人口在城市生活。因此，以城市为单位推进卫生健康发展至关重要。

在这一过程中，运用一套科学的指标体系对城市卫生健康发展水平进行评价，对城市卫生健康发展基础和趋势进行研判，从而为城市制定健康政策、提升治理效能提供决策参考和智力支持，这对推动提升居民的幸福感、获得感和满足感，推进健康中国建设具有重要意义。本报告在中国卫生健康发展指标体系框架下，对我国 104 个主要城市的卫生健康发展水平进行了测算和排名，着重分析了我国城市卫生健康发展情况，并提出了相关政策建议。

一　中国城市卫生健康发展指标体系

城市卫生健康问题受到世界各国的关注，健康城市的概念也被广泛讨论。20 世纪 70 年代，世界卫生组织（WHO）将"健康的社会决定因素"界定为人们出生、成长、生活、衰老的环境，包括社会经济状况、社区环境、邻里资源等日常生活条件支持系统。1984 年，WHO 在"2000 年健康多伦多"大会上提出了"健康城市"的概念，号召加强部门、机构和公众间的合作，解决城市卫生及健康相关的突出问题。1995 年，WHO 更明确地提出了"健康城市"的定义，即"健康城市是一个不断发展的自然和社会环境，并通过不断扩大社会资源，使人们在享受生命和充分发挥潜能方面能相互支持的城市"。不难看出，"健康城市"的概念强调社区、自然和个人健康的有机互动和有效结合，"健康城市"的发展也不仅涵盖医疗卫生领域，还包含政府政策、社区支持和个人行为等多个领域。

中国城市卫生健康发展指标体系不仅延续了国际上"健康城市"的内涵，还结合了中国的发展特点，更加强调政府在卫生健康发展中的重要作用。中国城市卫生健康发展指标体系包括卫生健康资源、卫生健康环境、卫生健康投入、卫生健康管理和卫生健康水平五个维度，具体包含了 21 个指标，涵盖了医疗卫生、资源环境、社会保障、文体娱乐、个人健康等多个领域。具体指标见表1。

表1　中国城市卫生健康发展具体指标

类别	指标	单位
卫生健康资源	每千人医疗卫生机构数	个
	每千人医疗卫生机构床位数	张
	每万人医院数	个
	每千人卫生技术人员数	人
	每千人执业（助理）医师数	人
	每千人注册护士数	人
	每万人养老机构数	个
	每千人养老机构床位数	张
卫生健康环境	污水处理厂集中处理率	%
	生活垃圾无害化处理率	%
	公共供水普及率	%
	环境空气质量优良天数占比	%
	吸入颗粒物年均浓度	$\mu g/m^3$
	建成区绿化覆盖率	%
	城市人均公园绿地面积	m^2
卫生健康投入	人均政府卫生支出	元
	人均政府文体和传媒支出	元
	人均政府节能环保支出	元
卫生健康管理	城镇职工养老保险参保人数与人口比	%
	医疗保险参保人数与人口比	%
卫生健康水平	人均预期寿命	岁

　　根据城市卫生健康发展评价的特点，综合考虑城市数据的可得性问题，城市卫生健康发展指标体系在一级指标下包含的具体指标上做了调整。整体来看，城市指标更多聚焦于城镇居民指标，关注城市医疗资源均衡程度、城市建设宜居程度和社会保障管理水平。

　　"卫生健康资源"是对一个城市的机构资源、床位资源、医护资源、养老资源的评估。为更好地反映医疗卫生资源的可及性和覆盖水平，具体指标均采用了人均指标，包括"每千人医疗卫生机构数"、"每千人医疗卫生机构床位数"、"每万人医院数"、"每千人卫生技术人员数"、"每千人执业（助理）医师数"、"每千人注册护士数"、"每万人养老机构数"和"每千人养老机构床位数"。其中，医疗卫生机构包括了医院、卫生院、疗养院、门诊部、诊所、卫生所（室）以及急救站等多种形式，是我国医疗卫生机构资源的汇总。"每万人医院数"反映了一个城市的医院资源水平。"每千人医疗卫生机构床位数"反映了一个城市的卫生机构规模、承载患者和提供卫生服务的能力。医师资源是卫生机构提供医疗服务的核心，护士是提供医疗服务的重要部分，"每千人卫生技术人员数"、"每千人执业（助理）医师数"和"每千人注册护士数"反映了一个城市提供医疗服务的整体能力水平、医师资源水平和护士资源水平。"每万人养老机构数"和"每千人养老机构床位数"反映了城市的养老资源水平。

"卫生健康环境"是对居民所生活的实体场所和居住环境进行评估。具体指标包括"公共供水普及率"、"污水处理厂集中处理率"、"生活垃圾无害化处理率"、"环境空气质量优良天数占比"、"吸入颗粒物年均浓度"、"建成区绿化覆盖率"和"城市人均公园绿地面积"。"公共供水普及率"主要体现了公共水资源的保障情况。"污水处理厂集中处理率"和"生活垃圾无害化处理率"是城市废物处理重要指标。个人的身体和精神健康与所居住环境中的空气质量息息相关，因此选取"环境空气质量优良天数占比"和"吸入颗粒物年均浓度"指标评估城市的空气质量水平。"建成区绿化覆盖率"和"城市人均公园绿地面积"指标是对城市绿化环境和居民宜居环境的评估。

"卫生健康投入"评估政府在卫生健康、文化体育和资源环境方面的投入。为了评估一个城市的政府在医疗服务、文化体育活动和保护自然环境的表现，这一指标下的具体指标选取了"人均政府卫生支出"、"人均政府文体和传媒支出"和"人均政府节能环保支出"。

"卫生健康管理"主要关注社会保障管理方面的指标，具体包括"城镇职工养老保险参保人数与人口比"、"医疗保险参保人数与人口比"。将参保

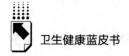

人数与人口比作为指标是为了不同城市可以在统一的基础上进行数据比较。

"卫生健康水平"直接对城市人群的人均预期寿命进行评估，直接反映了城市居民的健康水平，反映了城市在进行卫生健康投入、形成卫生健康资源、改善卫生健康环境、进行卫生健康管理之后，所形成的卫生健康结果的水平。

二　资料来源和计算

在中国城市卫生健康发展指标体系下，本报告对 2021 年我国国民生产总值排名前 100 的城市和所有省会（首府）城市，共 104 座城市进行了测算和排名。

指标测算的主要资料来源为《中国城市统计年鉴》、《城市建设统计年鉴》、各省级地区和各市的统计年鉴以及各市统计公报等。根据统计口径，指标均为 2021 年末数据。指标测算需用城市人口数进行测算时，采用的指标是该城市 2021 年末常住人口数。

由于指标体系中数据涉及个数、比例、费用等不同量纲，在计算时先通过"极值标准化"方法将不同量纲转换为可比较的指标。之后，通过线性变换将标准化后的指标分值分布于［55，95］这一区间，以便进行比较。计算公式如下：

正向指标为

$$Y_{it} = \frac{x_{it} - \min X_{it}}{\max X_{it} - \min X_{it}} \times 40 + 55$$

逆向指标为

$$Y_{it} = \frac{\max X_{it} - x_{it}}{\max X_{it} - \min X_{it}} \times 40 + 55$$

卫生健康发展指标的计算公式为

$$Y = \sum_{i=1}^{n} w_i Y_{it}$$

由于一级指标涵盖的指标数量有差距，一级指标的权重也各不相同。经过专家打分，卫生健康资源和卫生健康环境的权重为25%，卫生健康投入和卫生健康管理的权重为20%，卫生健康水平的权重为10%。

三　中国城市卫生健康发展排名

（一）总排名

中国城市卫生健康发展总排名见表2。

表2　中国城市卫生健康发展总排名

排名	城市	总得分	排名	城市	总得分
1	北京市	85.75	24	包头市	74.28
2	深圳市	80.20	25	东营市	74.25
3	珠海市	79.62	26	昆明市	74.14
4	上海市	79.28	27	烟台市	73.97
5	杭州市	78.33	28	沈阳市	73.88
6	厦门市	78.05	29	淄博市	73.80
7	南京市	77.94	30	宜昌市	73.72
8	湖州市	77.47	31	常州市	73.61
9	无锡市	76.92	32	武汉市	73.57
10	威海市	76.87	33	南通市	73.54
11	广州市	76.86	34	台州市	73.47
12	苏州市	76.41	35	金华市	73.45
13	宁波市	76.38	36	西安市	73.44
14	济南市	75.94	37	佛山市	73.38
15	青岛市	75.80	38	郑州市	73.27
16	鄂尔多斯市	75.67	39	贵阳市	73.16
17	大连市	75.28	40	南昌市	73.13
18	绍兴市	75.28	41	海口市	73.09
19	成都市	75.25	42	扬州市	73.06
20	东莞市	74.60	43	唐山市	73.05
21	嘉兴市	74.58	44	芜湖市	72.99
22	天津市	74.47	45	重庆市	72.98
23	太原市	74.39	46	温州市	72.98

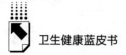

续表

排名	城市	总得分	排名	城市	总得分
47	江门市	72.98	76	宁德市	70.91
48	泰州市	72.98	77	洛阳市	70.86
49	乌鲁木齐市	72.98	78	襄阳市	70.74
50	长春市	72.98	79	漳州市	70.73
51	西安市	72.98	80	徐州市	70.71
52	拉萨市	72.98	81	南宁市	70.64
53	宜春市	72.43	82	宜宾市	70.64
54	福州市	72.38	83	滁州市	70.62
55	合肥市	72.37	84	保定市	70.59
56	潍坊市	72.35	85	淮安市	70.50
57	绵阳市	72.32	86	茂名市	70.47
58	九江市	72.29	87	沧州市	70.46
59	镇江市	72.24	88	邯郸市	70.44
60	长沙市	72.22	89	常德市	70.39
61	廊坊市	72.19	90	德州市	70.17
62	盐城市	72.08	91	遵义市	69.98
63	榆林市	71.94	92	岳阳市	69.62
64	惠州市	71.78	93	南阳市	69.45
65	呼和浩特市	71.76	94	新乡市	69.38
66	宿迁市	71.76	95	许昌市	69.37
67	株洲市	71.65	96	泉州市	69.30
68	衡阳市	71.47	97	湛江市	69.20
69	赣州市	71.47	98	曲靖市	69.12
70	哈尔滨市	71.32	99	驻马店市	68.01
71	石家庄市	71.30	100	临沂市	67.48
72	连云港市	71.27	101	菏泽市	67.05
73	中山市	71.21	102	周口市	66.91
74	兰州市	71.19	103	商丘市	66.10
75	济宁市	70.95	104	银川市	65.16

中国城市卫生健康发展综合排名中，位列前 10 的城市为北京、深圳、珠海、上海、杭州、厦门、南京、湖州、无锡和威海。除了北京和威海，排名前 10 的城市主要集中在珠三角和长三角地区。北京在卫生健康资源、卫生健康投入和卫生健康管理方面均表现突出。深圳在卫生健康资源、卫生健康投入和卫生健康水平方面位居全国前列。珠海则在卫生健康环境、卫生健康投入和卫生健康管理方面表现亮眼。

（二）分项排名

1. 卫生健康资源

卫生健康资源方面，排名前 10 位的城市为济南市、太原市、北京市、西宁市、昆明市、威海市、包头市、杭州市、淄博市和郑州市（见表 3）。

表 3　中国城市卫生健康发展卫生健康资源排名

排名	城市	得分	排名	城市	得分
1	济南市	84.75	11	东营市	75.75
2	太原市	80.12	12	沈阳市	75.74
3	北京市	78.53	13	长春市	75.48
4	西宁市	77.77	14	南京市	75.34
5	昆明市	77.64	15	唐山市	75.26
6	威海市	77.00	16	青岛市	75.22
7	包头市	76.32	17	南阳市	75.03
8	杭州市	76.29	18	兰州市	74.97
9	淄博市	76.24	19	衡阳市	74.65
10	郑州市	76.05	20	绵阳市	74.31

从具体指标来看，济南虽然在每千人医疗卫生机构数、每万人医院数上稍有短板，但在每千人医疗卫生机构床位数、每千人卫生技术人员数、每千人执业（助理）医师数、每千人注册护士数上都排名靠前，医疗卫生机构床位资源和人力资源均较为突出。此外，济南在每万人养老机构数中排名第 1，在每千人养老机构床位数居前列，养老机构和床位资源非常丰富。

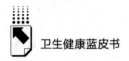

　　太原市在每千人卫生技术人员数、每千人执业（助理）医师数、每千人注册护士数 3 个卫生健康发展人力资源指标上名列前茅，在每千人医疗卫生机构床位数上表现较好，但在每万人养老机构数和每千人养老机构床位数上存在较大短板，拉低了太原市的整体排名。

　　北京医院资源丰富，医师、护士和卫生技术人员资源也非常充足，相关指标排名较为靠前。但北京在每千人医疗卫生机构数、每千人医疗卫生机构床位数上则排名较为靠后，在养老资源水平上也存在一定短板。

　　西宁在每千人医疗卫生机构床位数上排名第 1，在每千人卫生技术人员数、每千人执业（助理）医师数、每千人注册护士数中排名靠前，但在每万人养老机构数和每千人养老机构床位数上排名位居全国后几位。

　　昆明同样在每万人养老机构数和每千人养老机构床位数上具有短板，但在每万人医院数、每千人注册护士数、每千人卫生技术人员数上表现较为突出。

　　在排名前 10 的城市里，山东省有三座城市进入前 10 名，卫生健康资源水平较为突出。此外，由于均采用了人均指标，西宁、威海、包头的常住人口数较少，在卫生健康资源排名中具有一定优势。

　　2. 卫生健康环境

　　卫生健康环境方面，排名前 10 位的城市为鄂尔多斯市、珠海市、厦门市、茂名市、威海市、九江市、贵阳市、赣州市、广州市和宜春市（见表 4）。

表 4　中国城市卫生健康发展卫生健康环境排名

排名	城市	得分	排名	城市	得分
1	鄂尔多斯市	88.41	7	贵阳市	86.08
2	珠海市	87.89	8	赣州市	85.97
3	厦门市	87.51	9	广州市	85.93
4	茂名市	87.35	10	宜春市	85.79
5	威海市	87.24	11	拉萨市	85.76
6	九江市	86.19	12	漳州市	85.63

排名	城市	得分	排名	城市	得分
13	东莞市	85.48	17	江门市	85.04
14	福州市	85.37	18	佛山市	84.40
15	深圳市	85.30	19	泉州市	84.38
16	台州市	85.26	20	湛江市	84.31

从具体指标来看，鄂尔多斯在城市人均公园绿地面积指标上成绩亮眼，位列第1，在吸入颗粒物年均浓度、污水处理厂集中处理率上排名较为靠前，在环境空气质量优良天数占比、建成区绿化覆盖率指标上则有待提高。

珠海在城市人均公园绿地面积、吸入颗粒物年均浓度和建成区绿化覆盖率指标中排名均进入了前10位，在环境空气质量优良天数占比中排名较为靠前，在污水处理厂集中处理率指标上还有待提高。

厦门的环境空气质量优良天数占比和污水处理厂集中处理率指标中的排名居全国第1，在吸入颗粒物年均浓度、建成区绿化覆盖率上表现较为优异，在城市人均公园绿地面积指标上则存在短板。

茂名在污水处理厂集中处理率上表现突出，在环境空气质量优良天数占比、吸入颗粒物年均浓度排名较高。相对来说，在建成区绿化覆盖率上存在短板。

威海在城市人均公园绿地面积居全国第3，在建成区绿化覆盖率上也表现较好，在各项具体指标中没有明显短板。

从指标上看，在社区卫生环境、生活环境和自然环境多方面兼顾仍有较大难度，我国城市在卫生健康环境建设上仍有很大潜力和空间。

3. 卫生健康投入

卫生健康投入方面，排名前10位的城市为北京市、深圳市、上海市、珠海市、拉萨市、厦门市、榆林市、鄂尔多斯市、南京市和苏州市（见表5）。

表5 中国城市卫生健康发展卫生健康投入排名

排名	城市	得分	排名	城市	得分
1	北京市	95.00	11	湖州市	70.74
2	深圳市	85.45	12	九江市	69.49
3	上海市	81.70	13	无锡市	69.19
4	珠海市	80.91	14	广州市	68.81
5	拉萨市	78.65	15	宜春市	68.75
6	厦门市	78.61	16	遵义市	68.31
7	榆林市	77.94	17	杭州市	68.30
8	鄂尔多斯市	76.09	18	宁波市	68.21
9	南京市	72.03	19	西安市	67.93
10	苏州市	71.41	20	赣州市	67.75

在卫生健康投入的具体指标的排名表现中,上述城市大部分表现较好或者处于靠前水平,除了宜春在人均政府文体和传媒支出中有较大提高空间,其他城市基本没有明显短板。北京的人均政府卫生支出、人均政府文体和传媒支出、人均政府节能环保支出均居全国第1。深圳在人均政府卫生支出和人均政府节能环保支出上排名仅次于北京,在人均政府文体和传媒支出上也位居全国前列。上海的三项人均政府支出排名均较高且较为一致。珠海的人均政府文体和传媒支出比较突出,位居全国第2,其他两个指标中也排名较好,没有明显短板。

政府在提高卫生健康投入发展的过程中,要注意兼顾城市居民在社区生活、人居环境、精神生活、医疗卫生等多个方面,使居民拥有更加有助于健康的生活环境和更加丰富的精神生活。

4. 卫生健康管理

卫生健康管理方面,排名前10位的城市为深圳市、北京市、上海市、杭州市、厦门市、珠海市、东莞市、苏州市、无锡市和宁波市(见表6)。卫生健康管理仅包含两个具体指标,大部分城市在两项指标中表现较为平均。下一步仍需进一步提高居民养老保险、医疗保险等保险参保率,加强卫生健康保障能力,提升卫生健康管理能力。

表6 中国城市卫生健康发展卫生健康管理排名

排名	城市	得分	排名	城市	得分
1	深圳市	92.99	11	成都市	80.56
2	北京市	92.80	12	天津市	79.44
3	上海市	87.54	13	湖州市	78.88
4	杭州市	86.56	14	嘉兴市	78.84
5	厦门市	84.72	15	绍兴市	77.68
6	珠海市	84.68	16	大连市	77.59
7	东莞市	84.42	17	南京市	77.32
8	苏州市	82.25	18	广州市	77.25
9	无锡市	81.80	19	青岛市	76.21
10	宁波市	80.70	20	沈阳市	75.43

5. 卫生健康水平

卫生健康水平方面，排名前10位的城市为苏州市、南京市、上海市、深圳市、湖州市、无锡市、南通市、杭州市、珠海市和广州市（见表7）。卫生健康水平较高的城市大部分集中于东部地区，这些地区经济发展水平较高，高端卫生医疗资源较为丰富，居民生活水平不断提高，城市经济发展水平与卫生健康水平呈现正向关系。

表7 中国城市卫生健康发展卫生健康水平排名

排名	城市	得分	排名	城市	得分
1	苏州市	95.00	11	绍兴市	91.52
2	南京市	94.29	12	常州市	91.40
3	上海市	93.90	13	嘉兴市	91.37
4	深圳市	93.48	14	东莞市	90.42
5	湖州市	92.80	15	北京市	90.21
6	无锡市	92.47	16	佛山市	89.97
7	南通市	92.38	17	威海市	88.84
8	杭州市	92.20	18	宁波市	88.75
9	珠海市	92.05	19	天津市	88.60
10	广州市	91.61	20	温州市	88.07

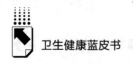

四 分析与总结

（一）我国主要城市卫生健康发展水平排名和 GDP 排名并不完全一致

对比一个城市的卫生健康发展排名和 GDP 排名的位置，可以发现城市的 GDP 排名和卫生健康发展排名具有一定的关系。如图 1 所示，总体上，GDP 排名线围绕卫生健康发展的排名线呈现上下波动态势，总体上随着卫生健康发展排名的下降，呈现一定的下降趋势。但城市卫生健康发展排名与 GDP 的排名位置并不完全一致，有的甚至相差很大。许多城市在卫生健康发展上表现突出，其卫生健康发展排名远高于其 GDP 排名。比如排在第 2 位的珠海 GDP 排名在中国各城市中排名 71，排在第 8 位的湖州 GDP 排名为 79，排在第 10 位的威海 GDP 排名 86，类似的城市还有包头、东营、海口、拉萨等。

此外，也有一些城市卫生健康发展水平比其 GDP 的排名略低，差距最大的有 GDP 排名第 21 的泉州，卫生健康发展排名为第 96 位，GDP 第 15 的长沙，卫生健康发展排名为第 60 位，GDP 第 5 的重庆，卫生健康发展排名为第 45 位。虽然不如这三个城市相差这么大，但类似的情况还有西安、佛山、郑州、武汉等。

一个城市的经济发展水平一定程度上和卫生健康方面的投入、医疗卫生机构的水平以及居民的健康结果呈现正相关性。卫生健康发展水平还和人均卫生健康资源水平、卫生健康环境水平有很大的相关性。城市在发展经济的同时，需要兼顾考虑卫生健康的发展，将"健康融入所有政策"，才能促进城市经济水平和卫生健康水平的协调发展。

（二）我国大部分城市的卫生健康发展存在不均衡情况

近年来，我国的城市卫生健康发展取得了显著成绩，但指标结果显示，我国不同城市在卫生健康发展的具体指标上排名有显著不同。图 2 为城市卫

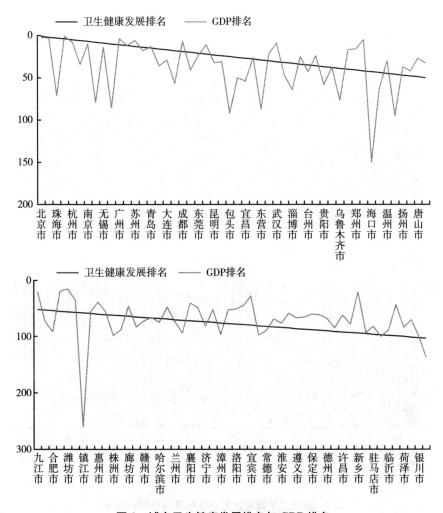

图 1　城市卫生健康发展排名与 GDP 排名

注：数值越高，排名越低，因此纵坐标轴呈倒序显示。

生健康发展指标体系测算里不同城市在具体指标上的最高排名和最低排名。差值最低的为连云港，说明其卫生健康发展各项指标较为均衡。差值最高的为深圳和拉萨，上海、太原、海口、哈尔滨也都差值较大。一些城市，在某一方面具有优势，具体指标中排名突出，但往往也存在较明显的短板，不均衡性较为明显。

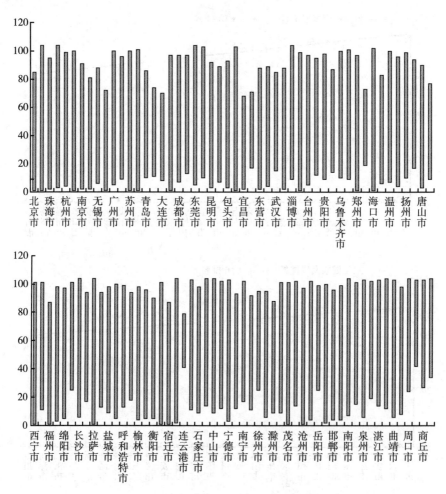

图2 城市卫生健康发展指标体系具体指标排名

在总排名前5位的城市里,北京市多项指标表现优异,在卫生健康投入和卫生健康管理方面最为突出,但卫生健康环境板块的污水处理厂集中处理率指标排名较为靠后,排第84位,成为明显短板。深圳主要在卫生健康资源大部分指标,以及卫生健康环境中的城市人均公园绿地面积指标上排名靠后,一些甚至在倒数几位,反差强烈。但深圳在卫生健康投入、卫生健康管理、卫生健康环境中的吸入颗粒物年均浓度指标、卫生健康水平的人均预期寿命指标上处于全国前几位。深圳应着重加强卫生健康资源建设,提高人均卫生健康资源水平，促进城市卫生健康各板块均衡发展。

珠海在卫生健康环境的吸入颗粒物年均浓度指标，卫生健康投入、卫生健康管理和卫生健康水平指标上优势突出。但在卫生健康资源的每千人医疗卫生机构床位数、每万人医院数、每万人养老机构数、每千人养老机构床位数等指标上排名靠后，短板明显。上海的不均衡性主要体现在城市人均公园绿地面积指标和每千人医疗卫生机构数，分别排第104位和第103位，上海在其他卫生健康资源、卫生健康环境指标上表现较为均衡，在卫生健康投入、卫生健康管理和卫生健康水平指标上表现优异。杭州在建成区绿化覆盖率、城市人均公园绿地面积上存在短板，在每千人医疗卫生机构数指标上也需要加强，但在每千人卫生技术人员数、每千人执业（助理）医师数、每千人注册护士数和卫生健康管理的具体指标上表现较好。

在其他不均衡表现较为明显的城市中，拉萨在环境空气质量优良天数占比、吸入颗粒物年均浓度的指标上排名为全国第1，在人均预期寿命指标上排名最后，在城市人均公园绿地面积、每千人养老机构床位数上表现较弱。太原在环境空气质量优良天数占比上排第103位，在人均政府卫生支出、每万人养老机构数、每千人养老机构床位数、吸入颗粒物年均浓度等指标上也表现不均衡，排名较为靠后。但太原在每千人医疗卫生机构床位数、每千人卫生技术人员数、每千人执业（助理）医师数、每千人注册护士数以及建成区绿化覆盖率上排名较为靠前。海口市卫生健康环境板块的一些指标中名列前茅，在卫生健康资源中的每千人卫生技术人员数和每千人注册护士数上也排名靠前，但在人均政府卫生支出上排在后几位。

（三）我国不同地区之间卫生健康发展存在不平衡性

通过对不同地区的城市进行归类分析，可以更好了解我国不同地区之间的卫生健康发展特点、更好分析我国地区之间的发展不平衡性特点。因此，本报告按照东部地区、中部地区、西部地区和东北地区的城市进行了分类，计算了一级指标的平均得分和排名（见表8）。104个城市中，东部城市共57个，中部城市共24个，西部城市共19个，东北城市共4个。

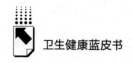

表 8　不同区域卫生健康发展情况

卫生健康资源		
地区	平均分数	平均排名
东北地区	74.56	20
西部地区	72.22	37
中部地区	71.50	49
东部地区	69.70	61
卫生健康环境		
地区	平均分数	平均排名
东部地区	81.84	43
西部地区	80.98	58
中部地区	79.80	67
东北地区	79.49	72
卫生健康投入		
地区	平均分数	平均排名
东部地区	66.45	46
西部地区	65.69	51
中部地区	63.42	61
东北地区	61.97	76
卫生健康管理		
地区	平均分数	平均排名
东部地区	70.87	44
西部地区	65.71	60
中部地区	63.55	69
东北地区	71.62	35
卫生健康结果		
地区	平均分数	平均排名
东北地区	84.64	34
东部地区	84.35	39
中部地区	78.56	67
西部地区	74.64	78

其中，在卫生健康资源方面，我国人均卫生健康资源总量呈现东北地区优于西部地区、优于中部地区、优于东部地区的特点。在卫生健康环境、卫生健康投入和卫生健康管理方面，都是东部地区最优，其次是西部地区，再

次是中部地区，最后是东北地区。在卫生健康水平方面，东北地区得分优于东部地区，其次是中部地区，最后是西部地区。

虽然从总体卫生健康资源来看，东部地区和中部地区，北京、济南、郑州等中心城市承担着较重的对周边地区的医疗和健康服务的保障任务，整体卫生健康资源优势较为明显。但一些城市，尤其东部地区的东莞、深圳、厦门等城市的医疗资源还不够充足，这些城市的常住人口随着经济的发展增长较快，对包括医疗资源在内的城市建设提出了更高的要求。东北地区的主要城市有较充足的卫生健康资源储备，近年来人口净流出，人均医疗卫生资源较为充足。西部地区的许多城市辐射的区域广大，集聚了较多区域内资源，但本市内人口较少，在卫生健康资源上的优势逐步显现。

值得注意的是，在优质医疗资源配置不平衡的问题上，东、中、西部地区不协调、不平衡的问题仍然十分突出。就全国优质的三甲医院资源来看，仍然主要集中在北上广的一、二线城市，其他地区，尤其是西部地区的优质医疗资源仍然较为稀缺。

卫生健康环境包括人居环境和自然环境，东部地区在人居环境建设、社区环境建设上更具优势，在许多东部城市，自然环境也具有很大优势。中部地区和东北地区的一些城市，自然环境条件一般，在人口密集、产业密集的情况下，对其卫生健康环境的发展提出了更高要求。

五　政策建议

促进城市的卫生健康发展，应坚持把健康放在优先发展的战略地位，建立健全各级各部门健康发展联动机制，推动"大卫生""大健康"观念融入公共政策制定实施的全过程，逐步实现"以治病为中心"向"以健康为中心"的转变。应继续加强医疗卫生服务体系建设，扩容城市卫生健康资源，改善城市卫生健康环境，加强城市卫生健康投入，完善城市卫生健康管理，多从健康促进的角度，引导人群的健康生活方式，提升城市卫生健康水平，推动卫生健康事业高质量发展。

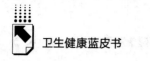

（一）完善城市医疗卫生服务体系

整合城市医疗卫生资源，推动社区医院建设。深化公立医院改革，促进健康服务业发展，有序发展各类医疗资源，统筹规划公立医院的学科建设，合理调整专业和床位结构，鼓励举办互联网医院，促进各级各类医疗机构错位发展和有序竞争，促进医疗资源的合理配置和城乡医疗服务协调发展。加快推进社区医院建设，健全医疗卫生服务体系，形成分级诊疗、双向转诊、急慢分治、上下联动的医疗卫生服务新格局和就医新秩序，实现 90% 的常见病、多发病和疑难重症在区域内就诊的目标。

（二）建设城市高水平医疗队伍

积极引进公共卫生紧缺人才，采取医学院校定向培养、规范化培训等方式开展公共卫生人才培养。定期开展高层次学术交流活动，邀请国家知名专家授课交流，学习最前沿的治疗理念、最先进的诊疗技术、最实用的临床经验。将医疗卫生系统人才参与培训培养与上岗、聘任、考核、评优、晋级等挂钩，提高在岗人员培训深造积极性和主动性。

（三）加强城市卫生健康环境建设

市政府层面建立相关工作保障机制，如高层次的部门联席会制度，互通信息，加强沟通；加强对城市建设、环境卫生、城市管理与服务等的舆论监督，对城市综合治理工作进行考核评估，加强城市环境卫生、城市管理工作建设。

（四）加大城市卫生健康投入力度

继续完善投入机制，加强城市公共卫生基础设施建设，强化卫生健康保障。加快完善政府卫生健康事业投入政策，加大对基层医疗卫生机构、公立医院改革、卫生人才培养和引进等的投入。加强公共卫生基础设施建设。加强优质服务能力建设。

（五）加强城市卫生健康管理工作

要持续加强卫生健康管理工作，兜牢基层医疗服务保障。继续提升城镇职工养老保险参保率、医疗保险参保率。持续实施新农合基本医疗保险、大病保险、医疗救助、补充商业医疗保险和医疗扶助等贫困人口五重医疗保障，有效降低人民群众看病就医成本。

（六）全方位全周期维护人民健康

对重点人群进行健康监测，有效应对各类风险。完善覆盖城乡的老年健康服务体系，推动智慧健康养老发展。提升优质医疗服务能力，提升公共卫生信息化应用水平，加快"智慧医院"建设步伐，对各类健康统计指标进行常态化检测，加强突发公共卫生事件多点触发预警。

（七）着力提升城市居民的健康素养水平

全面开展居民健康知识普及，牢固树立健康理念，培养健康生活方式。组织开展各类健康教育宣传活动，以社区为单位做好健康建设，加快形成有利于健康的生活方式、生产方式、经济社会发展模式和治理模式。

参考文献

丁彩霞：《以人为尺度：健康城市发展的内涵、问题及路径》，《广西社会科学》2023年第4期。

董慰：《本期主题：健康城市的社会维度》，《上海城市规划》2023年第3期。

Hancock T. Healthy Cities Emerge：Toronto Ottawa-Copenhagen ［M］//de Leeuw, E., SIMOS, J. Healthy Cities：The Theory, Policy, and Practice of Value-Based Urban Planning. New York：Springer, 2017：63-73.

WHO Healthy Cities Programme. WHO Healthy Cities：A Programme Framework, A Review of the Operation and Future Development of the WHO Healthy Cities Programme：WHO/EOS/95.11, ［2023-04-11］, https://apps. who. int/iris/handle/10665/62547.

健 康 篇
Reports of Health

B.5
促进"三医"协同发展和治理，推进健康中国建设

毕井泉*

摘　要： 党的二十大报告明确了推进健康中国建设的重大部署，为深化医药卫生体制改革指明了方向。推进健康中国建设，必须鼓励创新，推动生物医药产业高质量发展；必须明确基本医疗保险和商业医疗保险的边界，促进商业医疗保险发展；必须理顺医疗服务价格，加快基层医疗卫生队伍建设。

关键词： "三医"协同发展　健康中国　生物医药　高质量发展

医疗卫生事业是关系人民群众生命健康和经济社会发展的大事。党的十八

---

* 毕井泉，第十四届全国政协常委、经济委员会副主任，中国国际经济交流中心理事长。本文节选自中国发展高层论坛 2023 年会"建设有韧性的医疗卫生服务体系"分组会上的发言。

大以来，中国卫生健康事业发展取得了巨大的进步。生物医药产业正在走上高质量发展的轨道。十年来批准上市新药数量占全球 15% 左右，本土企业在研新药管线占全球 33%，数量仅次于美国，居全球第二位。① 通过仿制药质量疗效一致性评价的仿制药已达 6200 个品规，覆盖 900 多个品种，医疗机构常用的仿制药质量疗效基本与国际标准一致，实现了临床对原研药的替代，降低了全社会的医药费负担。医疗卫生服务体系逐步完善，预期寿命和婴幼儿健康水平显著提高。人均预期寿命从 74.8 岁提高到 78.2 岁，婴儿死亡率、5 岁以下儿童死亡率分别下降到 5.0‰ 和 7.1‰。② 基本医疗保险基本实现人口全覆盖，参保人数超过 13.4 亿人。③ 很多上市的新药当年即可进入医保报销目录，使患者能够及时用上最新的治疗手段，有力地促进了生物医药的创新发展。

在新冠疫情冲击下，中国公共卫生和医疗体系经受住了考验，但也暴露了一些问题。生物医药创新的质量，与发达国家还有差距；如何统筹职工医保和城乡居民医保、统筹基本医保与商业医疗保险发展，还有很多工作要做；医疗资源过多地集中在大城市，农村和社区公共卫生和医疗服务薄弱问题仍然突出。

2022 年召开了中国共产党第二十次全国代表大会，习近平总书记在报告中强调，要完整、准确、全面贯彻新发展理念，加快构建新发展格局，着力推动高质量发展；要推进健康中国建设，促进医保、医疗、医药协同发展和治理，发展壮大医疗卫生队伍，把工作重点放在农村和社区；强化食品药品安全监管，积极发展商业医疗保险，促进多层次医疗保障有序衔接。这些重要论断，为深化医药卫生体制改革、推进健康中国建设指明了方向。

一 推进健康中国建设，必须鼓励创新，推动生物医药产业高质量发展

生物医药产业是战略性新兴产业，是国民经济的重要组成部分。建设有

---

① http://society.sohu.com/a/680090619_ 121123529，人民日报健康客户端，最后检索日期：2023 年 9 月 12 日。
② 《2021 年我国卫生健康事业发展统计公报》。
③ 《2022 年全国医疗保障事业发展统计公报》。

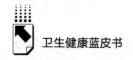

韧性的医疗服务体系，必须发展生物医药产业，这是提高人类健康水平的根本途径，也是促进健康中国建设的重要内容。

推动生物医药产业高质量发展，必须依靠创新。生物医药的创新需要巨额投入。从 2008 年起，中央政府设立新药创制重大专项，截至 2020 年累计投入 200 多亿元。2015 年药品医疗器械审评制度改革后，吸引了社会资本大量投资生物医药研发，截至 2022 年投入生物医药研发的社会资金累计超过 1.7 万亿元，其中 2021 年超过 3000 亿元。自 2021 年下半年以来，社会资金投入有所减少，这一现象应引起高度重视。

推动生物医药产业高质量发展，必须加强知识产权保护。专利保护和数据保护，是鼓励生物医药创新的重要制度安排，是对发明人的奖励，本质上是一定时期内的市场独占。没有自主定价，专利保护就失去了市场独占的意义，就很难有持续的创新。任何一个新药的研发，投资人和科学家都会有一个预期价格。这个预期价格能否实现，应当由市场来决定。

推动生物医药产业高质量发展，应当允许医院自主采购批准上市的新药，不受医院用药目录的限制。在很多国家，新药批准上市的第二天，医生就可以开出新药的处方供患者使用。一种新药能够获批上市，一定是比原来的治疗手段有更多的治疗优势，能给患者带来更多的获益。及时用上最新的治疗手段，既是患者的期望，也是医生的企盼。

推动生物医药产业高质量发展，应当允许企业自主确定新药价格。新药定价是一个极其重要且敏感的问题，对这类风险极大、需要不断探索试错的决策，应当由企业自主完成，医保部门可以根据资金承受能力灵活制订支付标准，不受固定报销比例的限制。医保资金总是有限的，不可能毫无限制地支付新药的高价。

二 推进健康中国建设，必须明确基本医疗保险和商业医疗保险的边界，促进商业医疗保险发展

由于筹资有限，基本医疗保险能够保障的范围与人民群众的期盼还有很

大的差距。现在推行的"惠民保"、大病保险、健康险等商业医疗保险，对保障患者治疗疾病需要发挥了重要作用，但也存在范围界定不清、投保人数不多、投保人获益有限等诸多问题，还没有做到与基本医疗保险的有序衔接，难以形成对基本医疗保险的有效补充。推动商业医疗保险发展，对支持生物医药创新、满足人民群众不断增长的健康需求具有重要意义。

推动商业医疗保险发展，必须按照促进多层次医疗保险有序衔接的要求，划清基本医疗保险和商业医疗保险的边界，明确商业医疗保险的市场范围。商业医疗保险应当主要解决投保人看专家、住单间、吃好药等多层次需要。商业医疗保险的范围应当是扣除投保人基本医疗保险报销后的多层次医疗需求的花费。

推动商业医疗保险发展，必须向社会公开分地区、分年龄、分病种的疾病发生率及医疗费用等数据，以便于保险公司在精算的基础上推出适当的医疗保险产品，供投保人选择。要加快建立全国统一的电子病历电子处方制度，既便于数据统计，又能减少医生重复劳动，减少处方差错，提高诊疗效率。

推动商业医疗保险发展，必须抓紧制订"商业医疗保险法"，依法规范商业医疗保险的行为。要明确"即收即付、当年平衡、限制回报、鼓励竞争"的原则和相关政策，投保人和承保人的权利、义务，促进市场竞争，提高理赔效率，给投保人提供优质的医疗保险服务。

推动商业医疗保险发展，必须由医保部门对基本医疗保险和商业医疗保险实行统一管理，真正实现有序衔接、无缝对接，发挥医疗保险的人民生活安全网和社会运行稳定器的作用，解除投保人的后顾之忧，防止因病返贫、因病致贫。

三 推进健康中国建设，必须理顺医疗服务价格，加快基层医疗卫生队伍建设

多年来，我们一直强调"强基层""小病不出乡、大病不出县"，这些

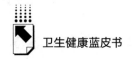

年有一定改观，但是基层医务人员待遇低、留不住的现象依然普遍存在。这次新冠疫情，突出暴露了社区和乡村基层公共卫生、医疗服务薄弱的短板。

基层医疗服务薄弱的根源，在于现行以医院为载体的医疗服务体系和以药养医的体制机制。医院的政府拨款不足，诊疗费、手术费严重偏低，医生的收入很大一部分来源于药品、耗材、检查、检验的结余。这种结余很大程度上又是执行政府定价的结果。这种以药养医的机制，造成医务人员和患者向大型医疗机构集中，而基层医院无人问津，经过规范化培训的全科医生仍然集中在大医院，下不到基层社区和乡村。

为贯彻党的二十大报告中强调的"发展壮大医疗卫生队伍，把工作重点放在农村和社区"，以及中办、国办日前印发的《关于进一步完善医疗卫生服务体系的意见》等要求，应补齐基层公共卫生和医疗服务短板。

一是改"以药养医"为"以医养医"。按照"总量控制、结构调整"原则，在不增加社会医药费总负担前提下，把诊疗费、手术费、护理费提高到能够覆盖医务人员工资性支出的水平。由各级医院的院长负责落实"总量控制"的责任。

二是改"多点执业"为"个体执业"。劳务性收费提高后，医生收入主要来源于诊疗服务和手术服务，医生一定会走出医院，开办个体诊所。医院的门诊药房自然与医院脱离，实现医药分开。

三是改医院门诊为家庭医生门诊。所有经过规范化培训并取得行医执照的全科医生，由所在医疗机构列出名单，供周边居民选择，由居民以家庭为单位与医生签署服务合约，约定收费标准和服务内容。向签约医生支付诊疗费属基本医疗，纳入基本医保报销，非签约医生的诊疗费属于非基本医疗。需要转诊的，由家庭医生介绍转诊。要研究制订相关政策，鼓励医生到基层开办诊所。

四是提高医生准入门槛。全面落实全科医生培养与使用制度，抓紧建立专科医生规范化培训制度，逐步过渡到未经过规范化培训的医学生不能当医生，让患者在任何一家诊所和医院都能够得到可以信任的医疗服务。

五是改革医生职称评定制度。取消现有的主要靠发表论文评定医生技术职称的做法，改为由各专科医师协会根据医生技能评定职称。

六是对在边远地区执业的全科医生给予适当补助。医生在边远地区服务，生活条件艰苦，其收入水平应当高于大城市同等资历医生的收入，这样才能把医生留在边远地区的乡村，真正发挥居民健康"守门人"的作用。

参考文献

习近平：《高举中国特色社会主义伟大旗帜　为全面建设社会主义现代化国家而团结奋斗——在中国共产党第二十次全国代表大会上的报告》，《人民日报》2022年10月26日。

《中华人民共和国国民经济和社会发展第十四个五年规划和2035年远景目标纲要》，新华社，2021年3月13日。

《毕井泉：做好三方面工作　建设有韧性医卫服务体系》，新华社，2023年3月26日。

B.6
疫情后健康中国建设重点任务

张焕波*

摘　要： 随着实施新冠病毒感染乙类乙管，我国社会经济运行和人民群众生产生活回归正轨。回顾过去三年的疫情防控工作，我们看到，在党的领导下，充分发挥制度优势，依托强大的公立医院服务体系、完备的医药工业和医药管理体系、覆盖全民的医疗保障体系并大量应用数字信息技术，我国在疫情防控工作上取得了决定性胜利；但与此同时，我们也应该看到，我国卫生健康工作在应对重大公共卫生事件上仍存一些不足和短板，且面临全球化时代健康治理的新课题。为此，需全面完善我国卫生健康治理体系和提升治理能力，加强急救抢救能力建设，建立"平战结合"的医疗服务管理模式，推动医药产业创新，深化医药产品管理制度改革，建立医疗保障和公共卫生的制度衔接，积极推进构建人类卫生健康共同体。

关键词： 健康中国　医疗服务　公共卫生　健康治理

2019年末突发的新冠疫情，以其传播速度快、感染范围广、防控难度大而使中国的公共卫生事业面临巨大挑战。我国历时三年，在以习近平同志为核心的党中央的坚强领导下，各级政府在不同时期精准施策、科学防治，全国各族人民齐心协力，精诚团结，在克服了种种困难

* 张焕波，中国国际经济交流中心美欧研究部部长，研究员，博士，主要研究方向为国际经济、卫生政策和可持续发展。

和挑战后，取得疫情防控重大决定性胜利，创造了人类文明史上人口大国成功走出疫情大流行的奇迹。2023 年 1 月 8 日，国家卫生健康委员会宣布新型冠状病毒管理全面下调，执行传染病乙类乙管，标志着我国历经三年的疫情防控工作的重大转型。疫情后，我国社会的运转已基本恢复到疫情前的状态，人民群众的生产生活已回到正常轨道。和伴随人类社会存在了数千年的其他病毒一样，新冠病毒也不会完全消失，而很大可能会以某种形式与人类社会长期相伴。新冠疫情全球大流行再次给人类敲响警钟，需要高度重视突发性公共卫生事件给人民群众生命健康带来的威胁和风险，要提前做好系统性综合性全面性的准备。这些都对我国当前和下一阶段的卫生健康工作提出了新的要求，需要针对可能的疫情大流行风险做出有效的部署和安排。

2016 年，中共中央、国务院召开全国卫生与健康大会，印发实施《"健康中国 2030"规划纲要》，启动实施健康中国行动。《"健康中国 2030"规划纲要》明确了建成健康中国的总体目标、核心任务、具体内涵、行动计划和保障机制，为我国卫生健康工作奠定了发展总基调并指明了发展方向。从 2019 年底开始的三年新冠疫情是对我国卫生健康事业的一次重大考验，同时也是对建设健康中国战略正确性的充分检验。我国的疫情防控工作充分验证了党中央、国务院健康中国战略的正确性，证明了我国在应对重大公共卫生风险和挑战过程中独一无二的制度优势；同时也是我国改革开放 40 多年来综合国力显著提升、经济社会全面发展的集中体现，其中有很多的收获和经验值得总结。但与此同时，此次三年的疫情防控工作也暴露了我国目前在卫生健康事业建设中存在的短板和不足，长期存在的体制性、机制性问题以及目前发展阶段和健康中国建设目标的客观差距，为我国下一阶段在卫生健康工作领域进一步全面深化医保、医疗、医药改革协同发展，推进我国卫生健康领域治理体系和治理能力现代化提出了迫切的需求。

2022 年，党的二十大报告将健康中国作为我国 2035 年发展总体目标的一个重要方面进一步明确，要求"把保障人民健康放在优先发展的战略

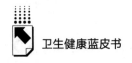

位置，完善人民健康促进政策"，这为我国未来一个阶段的卫生健康工作明确了总体方向；疫情后如何在制度建设、资源投入和治理提升等多个维度完善我国的卫生健康体系，结合健康中国建设这个大的战略目标和框架进一步明确并完成新的历史时期的工作任务，对我国疫情后进一步保障并服务人民的生命健康具有重要的意义和价值。要全面充分地回答这个问题，首先要对我国在过去这三年时间里的疫情防控工作进行充分的思考和总结。

一　新冠疫情防控工作中我国卫生健康工作的主要收获和经验

新冠疫情防控工作是在党中央的领导下，中央政府统筹全局，协调各方资源，各级政府层层落实，以卫生健康工作为主要内容，全社会共同参与的总体战，因此疫情防控的结果从根本上体现的是我国党和政府在涉及人民群众生命健康领域的治理能力和治理水平。在我国已经在新冠疫情防控工作中取得决定性胜利、向历史和全世界提交了一份满意答卷的同时，回顾过去三年的疫情防控工作，向我们展示的是一幅荡气回肠、慷慨激昂的历史画卷，可分析的内容非常之多，总体上看，可以总结为以下五点。

（一）党的领导和我国的制度优势在新冠疫情防控工作中发挥了决定性作用

坚持以人民为中心，人民至上、生命至上是由我党的性质和宗旨决定的。在过去三年新冠疫情防控工作中，以习近平同志为核心的党中央的坚强领导始终是我国疫情防控工作的定海神针。在以习近平同志为核心的党中央的坚强领导下，我国政府能够实现在疫情防控的不同阶段全面调动整合资源，开展疫情防控的总体战、歼灭战。无论是 2020 年初的全国驰援打赢"武汉保卫战"，还是在疫情防控不同阶段的工作中针对性的精准施策，党的领导都起着最为根本的作用。在党的领导下充分发挥我国从上到下"一盘棋"的体制优势，可以在较短时间内将科学的疫情防控管理政策迅速落实，为在短时间内控制疫情、最大程度减少人民群众生命健康损失创造了基础。

（二）医疗机构在疫情防控中发挥了核心支撑作用

医疗机构是疫情防控的重要力量，为疫情防控和患者救治做出了巨大的贡献。我国建立了以公立医院为核心的医疗服务体系，公立医院在我国的医疗卫生工作中发挥着主力军的作用。公益性是公立医院最根本的属性，全心全意为人民服务是公立医院的根本宗旨。正是这支公立医院队伍，使得我国在疫情防控最艰难的时期能够迅速调动资源在最需要的地区开展疫情防控和急救抢救工作，使得我国在特殊时期医疗资源高度短缺的局面下能有效应对疫情挑战，没有出现医疗系统崩溃的系统性风险事件。在此次疫情中，社区卫生服务中心也发挥了关键作用，及时发现病例并进行隔离，极大地减轻了大型医院的压力；还积极运用新技术和远程医疗技术，如远程会诊和远程监测，为疫情防控提供了有效的支持。

（三）我国完备的医药工业和医药管理体系为打赢疫情防控阻击战提供了强大的物质和管理保障

改革开放以来，我国建成了门类齐全、全方位覆盖的工业生产体系，在药品、疫苗和医疗器械的生产领域也形成了全产业链的工业生产能力。在过去三年的疫情防控工作中，工业和信息化部作为国务院统筹协调抗疫物资的负责部门，有效协调全国产能，协调产业链上下游的有序生产供应，在疫情形势最为严峻和关键的重要时期，有效确保了我国各地区抗击疫情工作的需要，为在疫情初期打赢关键的"阻击战"和"保卫战"创造了重要的物质基础。我国凭借强大的工业生产能力，不仅在重要的防疫物资，如防护服、口罩、诊断试剂、呼吸机、基础药物等方面充分保障了国内市场的需要，同时也积极援助了世界上其他国家，充分体现了我国作为负责任大国的担当，显著提升了我国的国际形象，也反映了我国对建立人类命运共同体的真实付出。与此同时，面对新冠疫情，国家、省、市三级药监部门针对疫情带来的临床治疗切实需要，根据《国家食品药品监督管理局药品特别审批程序》和《医疗器械应急审批程序》，在不同的层面对具有临床诊断治疗功能的关键药品、医疗器械和院内制剂开展了有针对性的紧急评估和审批，批准了一批临床诊疗急需、效果明确、风险可控的诊断试剂、化学药、疫苗、中药和院内制剂；同时结合国家卫生健康委出台并不断更新的诊疗方案，对部分已上市但没有新冠适应症的药物进行了评估并及时对这些药物的适用范围进行了调整，以满足临床的需要。

2019年底疫情突发，2020年1月26日国家药品监督管理局已批准新型冠状病毒核酸检测试剂盒，为疫情的监测提供了有力的工具和手段。截至2021年11月11日，国家药品监督管理局分别应急批准了67个新型冠状病毒核酸检测试剂盒、33个仪器设备、3个软件、3个敷料产品，共计106个医疗器械产品上市。与此同时，大量疗效确切的中药如透解祛瘟颗粒（肺炎1号）、清肺排毒汤、化湿败毒方等中药制剂被批准上市并大量应用于临床，取得了良好临床效果，对预防患者轻症转重症等发挥了重要的作用。

（四）我国覆盖全民的医疗保障体系为疫情防控搭建了完善的支撑

我国建立了覆盖全民的社会医疗保障网，构建了覆盖城镇职工、城乡居民，以基本医保为主体、社会救济为依托、商业保险为补充的多层次医疗保障体系。面临突如其来的新冠疫情，国家医疗保障局、财政部、国家卫生健康委针对人民群众的医疗健康需求，响应习近平总书记"人民至上，生命至上"的号召，经过研究迅速发布《关于做好新型冠状病毒感染的肺炎疫情医疗保障的通知》和《关于做好新型冠状病毒感染的肺炎疫情医疗保障工作的补充通知》，要求各级医保部门做好患者的医疗保障工作，以基本医保、大病保险、医疗救助等为新冠肺炎患者提供医疗保障，除了来自医保的支付，个人自付部分由财政部门兜底进行补助；同时将国家卫生健康委《新型冠状病毒感染的肺炎诊疗方案》覆盖的药品和医疗服务项目，全部临时纳入医保基金支付范围，彻底解决了患者的后顾之忧，充分体现了我国社会主义制度的优势及党和政府以人民为核心的执政宗旨。

（五）创新的数字信息技术为疫情防控提供了关键的支撑

《"健康中国2030"规划纲要》明确提出："加强健康医疗大数据应用体系建设，推进基于区域人口健康信息平台的医疗健康大数据开放共享、深度挖掘和广泛应用。"基于数字信息技术的大数据、人工智能技术对我国卫生健康工作的提质增效具有重要的推动作用。在此次疫情防控工作中，借助信息技术形成的各类数字化管理工具，对有效精准管控、及时响应发挥了巨大作用，也极大地助推了我国在疫情期间的有序复工复产以及人民群众恢复正常的生产生活秩序。

二　结合健康中国战略在应对重大公共卫生事件中我国卫生健康工作的不足和短板

此次疫情防控工作中也不可避免地暴露了一些问题。这些问题有一部分是我国医疗卫生体系中长期存在的体制性、机制性的问题，由于此次疫情极大地改变了外部环境，同时也给现有体系带来了前所未有的压力，让这些问题集中地表现出来。这些问题也是在建设健康中国的总体战略目标之下所明确需要解决的，而此次疫情对加快解决这些问题提出了更为迫切的要求。另一部分问题则是此次疫情下由国际和国内环境发生变化所产生的新问题，需要在以后进行考虑。

（一）优质医疗资源高度集中于大医院，分级诊疗的就医秩序尚未有效建立

优质医疗资源分布不均是我国医疗服务体系中长期存在的问题，这个

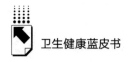

问题的根源在于我国发展中存在的区域差异和城乡差异，以及此前的医疗资源规划。同时，由于我国分级诊疗制度尚未完全建立，患者未能形成合理的诊疗流程，过分集中在大医院，而具有竞争性的医疗服务市场也加速了优质大医院对患者的虹吸效应。在这些效应的综合影响下，非中心城市小医院在医疗技术、设备和人员方面与中心城市大医院的差距日益加大，也造成了非中心城市小医院和基层医疗机构的硬件设备和诊疗能力的提升较为缓慢。这种结果在平时表现为大医院人满为患，一旦遇到疫情，由于中小型医院和基层医疗机构在设备和诊疗能力方面的缺失，对部分患者无法进行有效的救治，患者在很短时间内会聚集到大型的专科医院和综合医院，让这类医疗机构在短时间内的诊疗秩序受到极大影响，诊疗能力迅速透支。

（二）应对突发大型公共卫生事件对我国医疗服务体系提出更高的要求

慢病在我国的卫生健康工作中已成为最突出的挑战，除了2003年的非典型性肺炎疫情，传染性疾病对我国已不构成威胁。因此，我国医疗服务体系的建设也是按照人民群众最主要的医疗需求来开展的。但此次的新冠疫情作为突发大型公共卫生事件，在开始之初对我国的医疗服务体系带来了相当程度的冲击，具体而言，医疗机构在从日常诊疗活动向应对突发疫情所带来的疫情防控、急救抢救医疗工作的快速转变过程中存在着衔接不畅的情况。由于疫情后在局部仍然客观存在着这种突发公共卫生事件的风险，因此对医疗机构而言，这种快速的能力转化需要客观上将长期存在，也对我国医疗服务体系提出了更高的要求。

（三）医药技术和管理能力还存在一定程度的短板和改革空间

我国在整体的医药规模化生产能力上全球首屈一指，具有无可匹敌的生产保障能力。但此次疫情是人类面临的一个全新挑战，与产业规模相比，创新在应对这类挑战中发挥着更大的作用。从产业的具体角度来看，无论是在高端的医疗设备、器械，还是在创新的药物方面，我国医药产业在创新方面与世界顶级水平还有一定的差距。与此同时，我们也需要考虑在医药产品管理制度上做进一步的深化改革，以应对未来可能存在的突发公共卫生风险事件的挑战。

（四）全球化时代健康治理面临新的课题

全球化时代，我国与世界其他国家的联系更加紧密，加上我国深度参与全球化分工合作的同时本身也受到来自其他国家更大的影响。这一方面给我国的疾病防控和公共卫生工作带来新的挑战，另一方面疫情对于全球生产链供应链的影响也带来除卫生健康领域之外更多的影响，这些内容是我国所面临的新的课题和挑战。

三　疫情后应进一步突出健康
中国建设的重点任务

疫情后，我国所面临的公共卫生挑战依然严峻复杂：长期存在于我国医疗卫生体系中的体制性机制性问题依然需要解决；同时新的国内外环境变化给我国的健康治理工作也带来了新的挑战和课题。面对未来复杂的形势和局面，更应该在坚持建设健康中国的总体战略目标的方向不动摇的前提下，结合新时代的国内外环境，进一步明确在这个时期健康中国建设的重点任务、需要解决的主要矛盾，从而更好地推动健康中国的战略目标早日实现。综合来看，在当前这个阶段，首先必须明确，要实现健康中国的总体战略目标，必须坚持在党的领导下促进医保、医疗、医药协同发展和治理，全面完善我国卫生健康治理体系和提升治理能力。

在党的二十大报告中，习近平总书记将"推进健康中国建设"作为新时代"增进民生福祉，提高人民生活品质"的重要战略要求，健康中国战略顺应了人的全面发展的根本需求，响应了人民群众对美好生活的现实需要，适应了社会主义现代化建设的发展目标。而要实现健康中国的总体战略目标，从根本上要坚持以习近平同志为核心的党中央的领导。只有紧密团结在以习近平同志为核心的党中央的周围，我国的卫生健康工作才能始终坚定保持以人民为核心、人民至上的宗旨不动摇，而这也是我国卫生健康工作的根本出发点和立足点。也只有坚持党的领导，才能以人民的根本利益和长远利益为出发点，对我国医疗卫生体系中长期存在的体制性机制性问题进行深入改革，从全局的层面对我国医疗资源进行更加合理的布局优化，对我国医疗服务体系的现存短板进行填平补齐，从而从整体上提升我国医疗服务体系的服务能力和服务质量。

同时，要坚持医保、医疗、医药协同改革的方向毫不动摇。从系统协同的角度出发优化我国的医疗健康治理模式，整体推进我国医疗健康治理能力的提升；坚持高质量发展的理念，全面推进我国医疗服务体系、卫生健康产业和医疗保障体系实现高质量发展。

（一）进一步推进公立医院高质量发展

公立医疗服务体系在过去三年的疫情防控和急救抢救工作中发挥的决定性作用已经被充分证明，公立医院在疫情发生时按照疫情防控工作的要求无条件服从政府安排紧急驰援武汉，广大医务人员奋不顾身救死扶伤充分体现了公立医院的公益性，但与此同时，我们也要看到疫情期间公立医院以及广大公立医院医务人员在特殊情况下以透支为代价提供的超饱和工作和政府全面承担的医疗服务和医药费用并非我国医疗服务的常态，也是一种无法持续的运行模式。公立医院在做好应对可能的疫情挑战的同时，更为主要的是回到正常的医疗服务秩序，也就意味着公立医院的运行依然需要服从于目前的医疗服务市场机制，在政府财政无法全面承担公立医院运行成本的同时，公立医院依然需要在具有竞争性的医疗服务市场上通过提供医疗服务获得维持运行并实现发展的资源。因此，就需要公立医院在保持公益性的同时，通过为全社会提供多层次的医疗服务获得发展资源，实现高质量发展。

（二）切实加强我国医疗机构的急救抢救能力建设，建立"平战结合"的医疗服务管理模式

结合过去三年新冠疫情以来的经验教训，需要切实加强基层医疗机构和中小型医疗机构的急救抢救能力建设，让基层医疗机构充分发挥健康"守门人"职能，中小型医疗机构解决大多数治疗需求，从而避免发生过去疫情早期大型专科和大型综合医院患者医疗挤兑的现象；通过在硬件投资和能力提升方面为基层医疗机构和中小型医疗机构进行资源倾斜和资源投入，建立优质高效医疗卫生服务体系，科学配置医疗卫生资源，实现医疗卫生服务体系协调发展。针对来自突发性大型公共卫生事件的风险，需要建立"平战结合"的医院管理体制，在医院内部形成无缝连接的平时运营机制和战时应对机制。在硬件设施的投资建设上，需要考虑在平时和战时的多方面用途进行规划和布局，既保障资源的投入不会浪费，也考虑到在特殊时期不会短缺；在管理上形成既有日常诊疗工作需要的基于学科的专科治疗运行模式，也可以在特殊时期迅速转变为以疫情防控和急救抢救为核心的战时运行模式，从医院的管理和诊疗模式上实现平时和战时的迅速转换。

（三）推动以创新驱动的医药卫生产业发展，培育大健康产业茁壮成长

《"健康中国2030"规划纲要》指出，要以发展健康产业为重点，逐步建立体系完整、结构优化的健康产业体系。科学技术是第一生产力，也是实现健康中国战略目标的核心要素之一。在此次新冠疫情的防控工作中，无论是体外诊断检验试剂、抗病毒药物、疫苗的研发、急救抢救设备的使用，还是基于信息技术、大数据、互联网以及人工智能的疫情防控工具的广泛应用，都充分证明了科学技术在医疗健康领域应用所产生的重大影响。当前，全球产业新一轮科技革命加快推进，以人工智能技术的产业应用和生物医药技术为代表的科技创新将在未来改变目前的医疗健康格

局，同时也成为一个国家的综合竞争力的重要组成部分。因此，必须加强我国在战略性科技创新领域的资源投入和支持，通过培育重点的创新型医药健康领域的企业加强我国在这些领域的国际竞争力；要充分发挥政策杠杆作用，以市场机制为基础做好顶层设计；吸引更多的社会资本投入医药健康产业创新领域，通过全社会的力量推动我国医药健康产业的高质量发展。

（四）进一步完善我国医药产品应对公共卫生风险事件的管理制度

针对此次新冠疫情，我国药监部门结合 2003 年"非典"疫情和此后几年应对 H5N1 等疫情建立的工作机制，启动药品和医疗器械的特别审批和应急审批程序，在国家和省、市层面针对疫情的影响分别审批了针对新冠疫情预防、诊断和治疗的部分疫苗、器械和药品，为新冠疫情的防控和临床治疗提供了有力的武器和重要的工具。结合新冠疫情的重要经验，有必要对目前的药械审评、审批工作进行再次的审视和完善。需要考虑结合国际经验，对我国的药械应急审评、审批机制进一步改革，形成我国应对公共卫生风险事件的系统性管理办法。在这里可以参照 2007 年美国 FDA 公布的《医药产品紧急使用授权》（Emergency Use Authorization of Medical Products），建立中国特色的医药产品（涵盖药品、器械、疫苗）应急管理机制，不仅包括审评审批，同时涵盖生产、储备、流通、使用等一系列针对性政策和制度要求，为应对公共卫生风险做出系统性的制度安排。同时，除了目前药械常规的临床随机双盲实验的审评机制，还要重点关注并加强真实世界评估在药品审评、审批工作中的作用。

（五）建立医疗保障和公共卫生的制度衔接和政策协同机制

在此次新冠疫情突发后，医保部门和财政部门第一时间通过及时制定完善政策对新冠治疗的全部费用进行了兜底和支付，解决了患者的后顾之忧；此后医保部门又在疫苗采购、核酸检测等方面进行了支付，为整个疫情防控工作提供了强有力的保障支持。为进一步有效应对公共卫生风险事件的挑战，有必要在医疗保障制度和公共卫生管理之间建立有效的制度衔接和政策协同。要建立医保应对公共卫生风险事件的应急管理机制，进一步明确对新发生的传染性疾病所带来的治疗费用在什么情况下纳入医保的触发机制，明确针对这类新发传染性疾病治疗需要的药品、耗材的医保支付的准入机制；同时，应预先对可能的公共卫生风险事件在医保基金的管理中设置应急调拨和调剂机制，进一步明确公共卫生经费、基本医保基金、救助基金与各级财政重大公共卫生专项经费在疫情防控救治中的责任归属，同时建立财政在重大公共卫生风险事件中对医保基金的兜底机制，以保障参保患者正常的医疗需求不受影响。

（六）积极促进卫生健康领域的全球治理，建立并拓展国际卫生健康共同体

全球化时代，各个国家在经济贸易、人员交往、物资流动、产业分工、投资金融等多个方面建立了日益深化的联系，形成了国与国之间互相影响、密切合作的新型国际关系。而新冠疫情的发生和其全球范围内的迅速传播正是全球化时代应对公共卫生挑战的全球健康治理所面临的新课题。面对这个新问题，习近平总书记 2020 年提出构建人类卫生健康共同体倡议，表达了中国携手国际社会联合抗击新冠疫情的重要主张。加强国际合作、推动在卫生健康领域的全球治理、构建卫生健康共同体依然是我国卫生健康工作的重要任务；与此同时，在疫情后地缘政治和安全问题日趋紧张，全球产业链、供应链也受到较大的挑战。应依托包括世界卫生组织、全球疫苗免疫联盟、APEC 等国际组织，积极开展在公共卫生和医疗健康领域的国际交流合作，建立应对突发性大型公共卫生风险事件的国际协作机制和供应链保障机制，以有效应对可能出现的国际公共卫生风险事件。推动"一带一路"倡议在公共卫生领域合作，在数据共享、疫苗和药品保障、卫生管理体系等方面务实合作，共建"健康丝绸之路"。

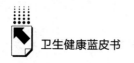

参考文献

《极不平凡的历程来之不易的成果——写在我国取得疫情防控重大决定性胜利之际》，新华社网站，http：//www. xinhuanet. com/politics/2023-02/28/c_ 1129403092. htm。

中华人民共和国国务院新闻办公室：《抗击新冠肺炎疫情的中国行动》，https：//www. gov. cn/zhengce/2020-06/07/content_ 5517737. htm。

《张文宏：新冠病毒逐渐进入稳定期，对人类的损害也在逐渐降低》，中青在线，http：//m. cyol. com/gb/articles/2022-11/19/content_ q8RRnspdJ. html。

中华人民共和国国家卫生健康委员会：《〈关于对新型冠状病毒感染实施"乙类乙管"的总体方案〉解读问答》，https：//www. gov. cn/zhengce/2022-12/27/content_ 5733743. htm。

崔珑严、陶红兵：《健康中国建设背景下公立医院高质量发展面临的挑战与对策》，《中国医院管理》2023 年第 1 期。

王秀峰：《"建成健康中国"的内涵与保障机制——基于对党的二十大精神的学习与思考》，《卫生经济研究》2023 年第 3 期。

仲宣惟、韩若斯、李波：《中美应对突发公共卫生事件医药产品应急政策分析与思考》，《中国药学杂志》2020 年第 23 期。

孙磊、邓刚、张世庆：《新冠肺炎疫情下医疗器械技术审评体系和能力建设思考》，《中国食品药品监管》2020 年第 6 期。

王雅男、蒋蓉、邵蓉：《突发公共卫生事件下我国医药产品应急审批制度研究》，《中国医药工业杂志》2022 年第 1 期。

刘钊晖、罗玉冰、方维、张雪梅、严振：《透解祛瘟颗粒（肺炎 1 号方）应急审批创新研究》，《中国食品药品监管》2020 年第 2 期。

许娴：《保险在全民医保制国家疫情应对中的作用分析》，《上海保险》2020 年第 9 期。

王月、葛龙、张南、齐新红：《从"非典"到新型冠状病毒肺炎——我国医保体系的应对策略及经验》，《中国医学伦理学》2020 年第 4 期。

林枫、杨扬：《关于医保推动公卫和医疗服务融合的几点建议》，《中国医疗保险》2020 年第 8 期。

县域医共体背景下慢病管理实践与成效

甘 戈 程 念 宋大平 崔雅茹*

摘 要： 典型地区积极探索协同联动的慢病管理组织体系，加强对慢病患者的筛查，提高服务系统连续性，通过家庭医生签约服务实现个性化管理，在慢病管理方面取得较好成效，慢病患者病情得到有效控制，规范管理人群控制效果明显优于总体人群，同时建立了慢病管理的有效路径。建议加强慢病健康治理体系建设。发挥信息化的助力作用，提高慢病管理的效率和质量。推动"三医"协同发展和治理，建立以健康为导向的绩效考核机制。

关键词： 慢病管理 县域医共体 健康治理

加强慢病的健康管理，是当前卫生健康工作中的重要任务之一。2019年，全国启动紧密型县域医共体建设试点工作，为慢病的全程健康管理提供了更加有力的平台。目前各地普遍积极探索慢病管理的有效模式，部分地区也取得了较好的实践与成效。本报告通过对浙江洞头、江苏大丰、山东崂山、河南郸城、河南息县、重庆忠县等6个地区的实地调研以及2018~2021年666万条慢病患者管理明细数据的分析，对其具体做法和初步成效进行了总结。

---

* 甘戈，国家卫生健康委卫生发展研究中心党委委员，副主任，研究员，博士，主要研究方向为卫生改革、卫生体系等；程念，国家卫生健康委卫生发展研究中心研究员，主要研究方向为卫生改革、基层治理等；宋大平，国家卫生健康委卫生发展研究中心研究员，主要研究方向为卫生改革、基层立法等；崔雅茹，国家卫生健康委卫生发展研究中心助理研究员，主要研究方向为卫生改革、基层立法等。

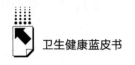

一 典型地区慢病管理具体做法

（一）构建规范协同的慢病管理体系

各地充分发挥紧密型县域医共体上下协同与联动的优势，建立医共体内规范协同的慢病管理体系，推动对慢病患者进行全程健康管理。如江苏大丰以医共体为平台，联合村（居）委会，建立四级慢病管理组织，医共体牵头医院内部成立慢病管理中心，乡镇卫生院或社区卫生服务中心内部成立慢病管理站，村卫生室成立慢病管理室，在村（居）委会内成立慢病自我管理小组。通过四级慢病管理组织，成立由牵头医院专家、乡镇卫生院或社区卫生服务中心骨干医生、村卫生室家庭医生等组成的慢病管理专家团队。牵头医院专家负责团队的组织管理与技术指导、慢病专病门诊坐诊与会诊等相关工作；骨干医生负责慢性病患者的筛查、分类分层管理、极高危患者的转诊等；家庭医生负责慢病患者的建档、随访、健康教育、生活方式指导等。自我管理小组在镇、村两级指导下开展自我管理工作，配合镇、村开展健康教育工作等。

（二）精准科学界定慢病管理人群

为了对慢病患者进行及时干预，各地通过健康体检、诊间筛查、专项筛查等多种方式，主动开展慢病筛查工作，摸清慢病患者底数，并逐步纳入规范管理。如江苏大丰自 2019 年起，财政按照人均 200 元的标准投入专项资金，针对 19~64 岁人群开展健康体检，通过量血压、测血糖、血脂、胸片、肝肾功能、心电图等常规体检项目，筛查新的高血压、糖尿病等慢病患者，并纳入管理。同时，在医共体内建设远程心电中心，覆盖区域内县、乡、村三级医疗卫生机构，实现村级检查、镇级诊断、区级会诊质控的服务路径，构建 15 分钟心电检查、15 分钟出具诊断结果的高效服务网络，将关口前移，加强对慢病患者心脏疾病并发症的筛查。

（三）提高服务的系统连续性

为了提高慢病患者在健康管理和诊疗服务方面的系统性和连续性，建立医防融合机制，浙江洞头、重庆忠县等地区均针对慢病患者进行了门诊流程的改造和优化，从服务空间、服务内容、服务流程上实现全程管理。如浙江洞头在社区卫生服务中心内建立包含预检分诊、诊疗、随访、签约等一体化慢病门诊，统筹考虑基本公卫、基本医疗、家庭医生签约服务的开展，重塑服务流程，为慢病患者提供诊前检查与信息管理、诊间健康处方、诊后随访或签约等一站式规范化服务。在诊前，由护理人员对慢病患者进行基本病情和生活方式问询、体格检查、建档、就诊信息管理等服务；在诊中，由临床医生查阅慢病患者诊前管理信息，为慢病患者提供健康处方，包括药物处方、饮食处方、运动处方等，为慢病患者预约下一次诊疗时间，对病情严重的患者，为其预约医共体内上级医院的号源并进行转诊；在诊后，由基本公卫团队对慢病患者进行随访，家庭医生团队对未签约的患者进行签约。

（四）家庭医生签约助推慢病分级管理

慢病患者是家庭医生签约服务的重点人群之一，为了提高对慢病患者签约服务的管理水平，各地积极探索分级分类管理措施。一是在服务人员上，依托县域医共体建设平台，成立由县、乡、村三级医疗卫生机构人员共同参与的家庭医生团队，明确分工，相互合作，分级分类提供服务。如重庆忠县在医共体内建立了"1+1+1+N"（1名县级专家，1名乡镇全科医生，1名村医及医师若干人）家庭医生团队，县级专家在慢病管理中发挥技术指导作用，乡镇医生对慢病患者进行诊疗，村级医生对慢病患者进行随访等。二是在服务内容上，根据慢病患者的疾病种类和严重程度，分类设立个性化服务包。比如，江苏大丰针对高血压患者，设计高血压A包和B包，A包针对高血压低危、部分中危对象，为患者提供基本公卫、健康评估、生活指导、眼底镜检查等服务。B包针对高血压中危、高危、极

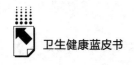

高危对象，为患者提供基本公卫、超声、CT 检查、胸片、眼底照相、专家远程会诊等服务。

（五）推动三医协同治理，引导慢病患者在基层就医

建立管用高效的协同治理机制是推动慢病患者全程健康管理和在基层就医等工作落地见效的重要环节。各地通过医保支付方式改革、为慢病患者提供免费药品、差异化医保报销政策、第三方免费配送药品等措施，引导慢病患者在基层就医，不仅减轻了慢病患者的就医负担，也节省了医保基金支出。如河南郸城实行基本医保和基本公卫资金双打包的付费方式，将城乡居民医保基金的 90% 和基本公卫资金的 70% 统一打包拨付给医共体，促进基本医保资金和基本公卫资金统筹使用，也推动医共体内将慢病患者下转到基层就诊。重庆忠县针对城乡居民医保高血压、糖尿病患者门诊就医报销，实行项目付费或人头付费两种保障方式，由患者自愿选择。对于项目付费的两慢病患者，不设起付线，在二级及以下医疗机构使用集采药品 100% 报销，使用非集采药品，按照管理对象的类别实行差异化报销政策，病情严重的慢病患者报销比例相对较高。对于选择人头付费的患者，由医保经办机构与定点机构之间按照事先确定的人头费标准进行结算。浙江洞头对基层无法提供的慢病治疗药品，实行由第三方配送公司按照医共体统一采购价格为慢病患者进行免费配送的政策，同时配送医保目录内的药品医保给予报销。

（六）强化慢病管理考核，提高积极性

各地通过将慢病管理纳入政府重点工作、将医疗机构干部任免与慢病患者健康管理水平衔接等多种措施，强化慢病管理绩效考核工作。如山东崂山将健全慢病管理体系等纳入政府实事进行考核，高位推动慢病管理工作落实。江苏大丰实行以健康为导向的考核机制，根据家庭医生团队对慢病患者的病情控制效果，进行分类补助。针对管理规范、病情控制良好的慢病患者，对其家庭医生团队的人均补助标准相对较高，针对病情控制不佳的慢病

患者，对其家庭医生团队的人均补助标准相对较低。重庆忠县将包括慢病管理在内的基本公卫服务项目考核结果与干部任免工作衔接，对在工作中突出的单位领导、职工、乡村医生，优先晋升职称、提拔使用，对年度考核排名居后的单位领导开展约谈甚至予以岗位调整。

二　典型地区慢病管理工作运行情况

（一）慢病管理人员配置情况

各地慢病管理人员普遍较为缺乏，6个地区每千人口慢病管理人员（含兼职）均不足2人。其中，河南郸城相对较高，2021年每千人口慢病管理人员为1.9人，江苏大丰相对较低，每千人口慢病管理人员为0.7人。与2018年相比，各地区慢病管理人员数量总体变化不大，个别地区有缓慢增长（见表1）。

表1　2018~2021年典型地区每千人口慢病管理人员数

单位：人

地区	2018年	2019年	2020年	2021年
江苏大丰	0.7	0.6	0.7	0.7
浙江洞头	0.9	0.9	1.0	1.0
山东崂山	0.8	0.8	0.8	0.9
河南息县	1.7	1.6	1.7	1.6
河南郸城	1.7	1.8	1.9	1.9
重庆忠县	1.2	1.1	1.1	1.1

从慢病管理人员在卫生人员总量中的配置比例来看，各地区之间存在一定差异，县域内慢病管理人员在卫生人员中的占比为9%~27%。2021年，江苏大丰慢病管理人员占比仅为9.3%，浙江洞头则达到26.9%，其他3个地区均在20%左右。与2018年相比，部分地区配置比例有所改善（见表2）。

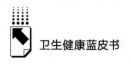

表 2 2018～2021 年典型地区县域内卫生人员中慢病管理人员占比

单位：%

地区	2018 年	2019 年	2020 年	2021 年
江苏大丰	10.5	10.2	9.4	9.3
浙江洞头	26.7	25.6	27.1	26.9
河南息县	22.9	22.3	21.9	21.0
河南郸城	18.7	19.5	19.9	19.8
重庆忠县	21.5	19.5	18.6	18.5

从慢病管理人员的构成来看，村级发挥主力作用。除浙江洞头外，其他
5 个地区的慢病管理人员均主要来自村级医疗卫生机构，其中 4 个地区村级
慢病管理人员占比超过 70%。浙江洞头与其他地区不同，慢病管理人员主
要来自乡级和县级医疗卫生机构（见表 3）。

表 3 2018～2021 年典型地区慢病管理人员中村级慢病管理人员占比

单位：%

地区	2018 年	2019 年	2020 年	2021 年
江苏大丰	78.3	77.5	77.2	76.8
浙江洞头	36.4	37.0	31.9	31.3
山东崂山	72.3	72.6	72.4	72.5
河南息县	63.6	60.7	58.1	57.6
河南郸城	75.0	75.1	74.8	74.6
重庆忠县	77.9	81.3	79.8	76.1

（二）慢病患者管理情况

1. 总体情况

高血压、糖尿病等主要慢病患者的规范管理率总体处于较高水平。2021
年，6 个地区高血压患者的规范管理率均在 60% 以上，其中，浙江洞头、河
南息县、河南郸城、重庆忠县等 4 个地区均在 75% 左右（见表 4）。糖尿病

患者的规范管理率总体略高于高血压患者，为63%～81%。但与2018年相比，受疫情防控等多种因素影响，多数地区高血压与糖尿病患者的规范管理率均有不同程度的下降，如河南息县糖尿病患者规范管理率由2018年的88.7%下降到2021年的72.6%，下降了16.1个百分点（见表5）。

表4　2018～2021年典型地区高血压患者规范管理率

单位：%

地区	2018年	2019年	2020年	2021年
江苏大丰	79.3	69.7	66.0	66.2
浙江洞头	79.6	79.9	74.3	75.9
山东崂山	74.9	82.3	78.2	62.6
河南息县	88.0	75.6	82.7	75.4
河南郸城	71.0	72.3	75.8	75.8
重庆忠县	73.8	76.6	76.8	74.5

表5　2018～2021年典型地区糖尿病患者规范管理率

单位：%

地区	2018年	2019年	2020年	2021年
江苏大丰	73.7	65.5	60.0	67.3
浙江洞头	80.5	80.7	76.8	76.9
山东崂山	68.1	82.4	78.3	63.2
河南息县	88.7	70.4	70.8	72.6
河南郸城	73.1	76.0	80.3	81.0
重庆忠县	75.8	76.3	79.3	74.0

2. 个性化管理情况

江苏大丰等地区根据慢病患者病情分类制定服务包，为慢病患者提供个性化健康管理服务，并且个性化管理人数不断增加。其中，高血压个性化管理人数由2018年的12006人增加到2021年的22700人；糖尿病个性化管理人数由2018年的4993人增加到2021年的8589人（见表6）。两慢病患者管理人群中，个性化管理人数占比不断增加，高血压个性化管理人数占比由

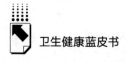

2018 年的 11.2%增加到 2021 年的 25.8%；糖尿病个性化管理人数占比由
2018 年的 16.5%增加到 2021 年的 31.2%（见表 7）。

表 6   2018~2021 年江苏大丰两慢病个性化管理人数

单位：人

定制服务包	2018 年	2019 年	2020 年	2021 年
高血压 A 包	12006	27918	6584	4632
高血压 B 包			20231	18068
糖尿病 A 包	4993	10721	1759	1349
糖尿病 B 包			7940	7240

表 7   2018~2021 年江苏大丰两慢病个性化管理人数占比

单位：%

定制服务包	2018 年	2019 年	2020 年	2021 年
高血压 A 包	11.2	24.8	5.5	5.3
高血压 B 包			16.8	20.5
糖尿病 A 包	16.5	33.0	4.9	4.9
糖尿病 B 包			22.0	26.3

三   典型地区慢病管理工作初步成效

（一）慢病患者病情得到有效控制

各地区慢病患者的血压控制率和血糖控制率都保持在较高水平。2021
年，河南息县、河南郸城、重庆忠县 3 个地区的血压控制率和血糖控制率均
在 70%以上。与 2018 年相比，浙江洞头、河南郸城、重庆忠县 3 个地区的
血压控制率和血糖控制率均有所提升，慢病患者疾病控制情况不断改善。总
体来看，各地区慢病管理工作对高血压、糖尿病患者的病情控制均起到较好
的效果（见表 8、表 9）。

表 8　2018~2021 年高血压管理人群血压控制率

单位：%

地区	2018 年	2019 年	2020 年	2021 年
江苏大丰	64.2	57.6	54.3	57.3
浙江洞头	59.6	59.1	68.0	69.7
山东崂山	72.7	79.1	78.4	
河南息县	82.7	75.1	82.6	71.2
河南郸城	52.7	52.7	70.2	70.2
重庆忠县	67.6	77.7	78.2	77.2

表 9　2018~2021 年糖尿病管理人群血糖控制率

单位：%

地区	2018 年	2019 年	2020 年	2021 年
江苏大丰	40.6	62.6	44.5	44.9
浙江洞头	67.0	60.0	63.1	68.2
山东崂山	55.2	69.0	70.5	
河南息县	84.2	76.7	74.1	70.5
河南郸城	53.9	56.0	75.7	75.0
重庆忠县	69.3	79.0	76.4	76.4

（二）规范管理人群病情控制情况优于总体人群

两慢病患者中，接受随访次数在 4 次及以上的管理人群，即规范管理人群的病情控制情况均较好，尤其是高血压患者。2021 年，5 个地区规范管理的高血压患者的血压控制率最低达到 87.4%（山东崂山），最高达到 97.3%（重庆忠县）。同时，5 个地区规范管理人群的血压和血糖控制率均明显高于同期两慢病总体管理人群，以江苏大丰和重庆忠县为例，2021 年江苏大丰高血压规范管理人群的血压控制率达到 91.2%，与总体管理人群相比高 34 个百分点（见表 10）。2021 年重庆忠县糖尿病规范管理人群的血糖控制率达到 95.7%，与同期糖尿病总体管理人群相比高 19 个百分点（见表 11）。

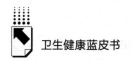

表 10 2018~2021 年随访 4 次及以上高血压患者血压控制率

单位：%

地区	2018 年	2019 年	2020 年	2021 年
江苏大丰	88.4	89.5	90.0	91.2
浙江洞头	97.0	95.9	94.1	89.2
山东崂山	78.3	79.1	82.7	87.4
河南息县	84.1	94.9	91.7	91.0
重庆忠县	82.5	82.2	84.0	97.3

表 11 2018~2021 年随访 4 次及以上糖尿病患者血糖控制率

单位：%

地区	2018 年	2019 年	2020 年	2021 年
江苏大丰	57.8	61.3	62.6	64.1
浙江洞头	85.0	83.4	77.0	61.3
河南息县	75.3	91.3	86.7	85.9
重庆忠县	96.5	96.0	96.2	95.7

（三）探索了慢病管理的有效路径

典型地区在慢病健康管理的治理体系、筛查、服务流程、服务内容、"三医"协同、绩效考核等方面均进行了积极探索，初步建立了慢病患者健康管理及医防融合的有效路径。在治理体系上，依托县域医共体平台，建立县、乡、村三级同步联动的组织管理架构，并充分发挥村（居）委会等基层自治组织在密切联系群众方面的天然优势。在筛查方面，持续巩固基本公卫服务健康体检、职工体检等在慢病筛查方面的坚实基础，同时充分发挥诊间筛查、专项筛查的互补作用，不断扩大筛查人群。在服务提供上，通过家庭医生签约创新服务内容和模式，实现慢病患者健康管理与诊疗服务在内容和流程上相衔接。在"三医"协同上，贯彻落实以人民健康为中心，统筹解决慢病患者的用药、诊疗和医保补偿等问题。在绩效考核上，建立以分级诊疗和健康结果为目标的考核机制，调动基层慢病管理人员的积极性。

四 政策建议

（一）加强慢病健康治理体系建设

从政府、专业机构、社会组织、个人等多主体角度同步推动慢病健康治理体系建设。在政府层面，坚持"将健康融入所有政策"的卫生与健康工作方针，健全法律法规，强化部门协同与政策融合，为慢病健康治理提供支持性环境。完善基层政府健康职能建设，建立乡镇健康管理机构。在专业机构方面，发挥县域内医疗卫生机构尤其是基层医疗卫生机构在慢病治理中的主阵地作用。充分利用县域医共体全面推进和千县工程慢病中心建设的双重机遇，在县域医共体内建立协同联动的慢病管理组织架构，推动县级、乡级、村级自上而下的慢病管理中心建设。加强慢病管理人员培养。在社会组织方面，发挥基金会、社区组织、居民健康管理小组等各类型社会组织在健康知识宣传、群众动员等方面的有益补充作用，落实村（居）公共卫生委员会专职人员与经费安排，织密慢病治理体系网底。在个人方面，践行个人是健康第一责任人的社会共识，提高个人健康素养水平，培养良好生活方式和行为。

（二）发挥信息化的助力作用

加强信息化建设，充分利用人工智能技术，实现慢病患者健康管理与诊疗信息采集智能化和精准化。通过大数据服务，实现慢病患者个性化管理，提高慢病管理的效率和质量。推动基本公卫、基本医疗、家庭医生签约、基本医保等信息系统之间的互联互通，建立信息共享机制，构建慢病患者全流程健康管理信息数据库和居民健康大数据平台，为慢病患者健康管理与诊疗服务衔接及医防融合提供信息联通基础。

（三）推动"三医"协同发展与治理

坚持以人民健康为中心，促进"三医"协同发展和治理，以慢病患者为切入点，结合家庭医生签约服务，推动基本公卫服务与基本医疗服务相衔接，探索基本公卫与基本医保资金统筹使用，实行慢病患者门诊人头付费，将基本公卫和基本医保中用于慢病患者健康管理和诊疗服务的资金同时打包给县域医共体内基层医疗卫生机构。由医保和卫生健康行政部门联合建立以健康为导向的绩效考核机制，实现以健康结果为绩效奖励，引导基层医疗卫生机构提高慢病管理质量。建立县域医共体内用药联动机制，落实用药目录统一政策，为慢病患者在基层就医提供用药保障。

参考文献

程念、宋大平、崔雅茹：《典型地区慢性病管理的主要做法和成效》，《中国卫生经济》2022年第11期。

宋大平、成晓：《信息化全程助力慢性病签约管理的实践与启示》，《卫生经济研究》2022年第4期。

徐程：《健康治理学导论》，西南财经大学出版社，2023。

张焕波、甘戈：《中国卫生健康发展评价报告（2022）》，社会科学文献出版社，2022。

《城乡居民、城镇职工高血压糖尿病门诊用药保障政策（按项目付费、按人头付费）》，http://ylbzj.cq.gov.cn/zwgk_535/zcjd/ytdd/202110/t20211011_9793459.html，最后检索时间：2023年7月26日。

田华、李沐、张相林：《慢病管理模式的国内外现状分析》，《中国药房》2016年第32期。

王日珍、吴群红、单凌寒等：《我国门诊慢病医保经办精细化管理服务典型模式——基于医保管理增效案例的分析》，《中国卫生政策研究》2022年第3期。

牛雨婷、赵允伍、王晓松、王珩：《基于老龄化导向的社区慢病管理实践现状及思考》，《南京医科大学学报》2023年第1期。

陈志鹏、杨金侠：《医保支付促进慢性病管理的国际经验及启示》，《卫生经济研究》2021年第2期。

吕兰婷、林筑、张延：《我国慢性病防控与管理研究的十年综述》，《中国卫生事业管理》2020年第1期。

B.8
推进以人为核心的新型城镇化
抓住稳定生育率的最后黄金期

毕成良*

摘　要： 生育率下降将成为我国未来发展中的重大难题。我国的城乡结构、家庭结构和结婚率已发生重要变化，生育率出现负增长趋势。充分认识人口发展规律与经济发展规律具有不同的逻辑。我国要避免走农村空心化的道路，必须充分认识中国内部的复杂性社会结构，通过合理安排产业布局与城乡结构，推进以人为核心的新型城镇化，防止生育率崩塌式下滑，抓住稳定人口问题黄金期。

关键词： 生育率　人口　逆城市化　城市郊区化　新型城镇化

生育率下降与人口负增长已经成为我国未来发展中面临的最大"灰犀牛"风险。近五年以来，我国的城乡结构、家庭结构和结婚率已发生重要变化，生育率已经出现显著的负增长趋势。要对"人口发展逻辑"和"经济发展逻辑"进行合理统筹，抓住稳定中国生育率黄金期。

一　城市化导致生育率下降

伴随现代化而来的城市化会造成婚姻率和生育率下降。所谓"城市

---

* 毕成良，中国国际经济交流中心世界经济研究部助理研究员、博士，主要研究方向为公共政策学、比较政治学、健康经济学。

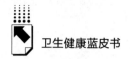

化"，是指政治、经济、文化、社会功能向城市聚集，并由集聚带来了一种社会关系的颠覆性变化与创新。随着工业革命和市场经济的发展，现代国家的社会保障制度的建立改变了传统社会中社会场域规则，塑造了城市社会里人口发展的新规律。

第一，从个体家庭讲，城市化必然导致家庭的生育意愿降低。因为城市化改变了家庭生育孩子的成本收益比，提高了生育成本，降低了生育的获益。

家庭是人类生育与抚养的最基本社会单位，决定家庭生育的众多因素都可以归结为两大类，即经济成本与生育观念。首先，在生育的经济成本上，在自然经济的农村社会中，养育孩子的收益都归于家庭，生育收益远远大于成本。因为多一个孩子就是多一个能立即变现的劳动力和未来养老的赡养人。而在城市中，养育成本大概率高于收益。住房、教育、医疗乃至父母陪伴时间，在市场经济体系中是一笔高额的费用。与此同时，家庭养育孩子的收益则具有更多的不确定性，下一代能否继续进入城市高收入阶层是一个未知数。其次，城市化改变了人的居住结构和社会交往模式，进而改变人们（特别是女性）的结婚与生育观念。传统社会的农村是一个熟人社会，家族观念与宗教观念都鼓励生育，因为家庭人口越多意味着社会关系网络越强大。城市是多个彼此独立的原子化小家庭组成的陌生人社会，传统的婚姻与生育观念逐渐淡薄。此外，伴随城市化的现代婚姻法律制度也严重影响了结婚率。城市化使得市民的财产分层更加丰富和复杂，财产层次的多样会使得婚姻配对更加困难。在欧洲国家广为流行各种松散型的婚姻形式，例如各自居住的婚姻以及承担较低婚姻义务的"民事互助协议"的同居协议。这是因为欧洲婚姻法律规定了严格的婚姻责任，一旦离婚，一方财产会遭受重大损失。

第二，从世代差异讲，城市居民的代际越高，即城市化程度越深，家庭结构越原子化，生育观念越淡薄，生育率就会越低。

城市化的程度可以用城市居民的代际来衡量。每个世代有 20~30 年的时间。城市化进程中每个世代的城市居民有着不同的生育观念。第一代城市居民是指成年后从农村社会进入城市定居的居民，他们的社会关系和思维习惯往往与原来农村乡土社会保持极高的联系，具有很强的家族观念，希望生养一个大家庭。第二代城市居民是指自己出生并成长于城市的核心小家庭的居民。他们往往是追求个人事业发展与财富增长的现实主义者。其生育观也是承前启后，有养育2~3个孩子组建个人小家庭的意愿。第三代城市居民是指从祖父母开始就出生在城市的居民，他们经历了三代的核心小家庭。典型的第三代城市化的生育观是后现代主义的，特点是追求个体自由与发展，与隔代亲属联系少，对家族宗族认同少，生育观念较淡薄。

一般而言，第一代城市居民的生育率与农村社会相当，第二代城市居民会生两个孩子，总和生育率在2.0左右，城市化三代之后，总和生育率会降到1.5左右，即"高度敏感警戒线"。历史表明，国家一旦进入第三代人的城市化，要解决人口问题，只能通过外部移民的方式。例如，韩国总和生育率已经跌到0.78，只能吸引全世界的朝鲜族移民。而德国和法国过去十年的生育率有小幅度回升的原因也是依靠外来中东移民。目前世界上还没有一个国家能够在不依靠移民的情况之下，把生育率再次提升上去。

第三，从城市系统看，城市人口规模具有经济自限性，一个城市中大多数居民的收入必然要低于其所期望支付的养育成本，很难依靠原住民群体来自我增长，只能依靠外部虹吸迁入。

城市人口的自限性基于两个事实，即资源有限规律和人的天性规律。所谓"资源有限"指任何资源的分配都遵循二八法则的幂律分布。而"人的天性"则希望自己的孩子按照较高标准来抚养成长，而绝大多数人又希望自己生活质量不要受到太大影响。所以，城市中的养育成本必然会超过大多数居民的家庭经济收入。

从国家角度讲，没有一个政府能够提供足够的经济补贴，让每个城市家庭生养孩子的收益大于成本。对生育进行经济奖励会促使原本有生育计划的妇女提前生育，缩短生育间隔。短期看，经济激励会增加低收入群体的生育率。长期看，社会整体的生育意愿并没有明显改变。

综观人类历史，无论是古罗马城、欧洲中世纪的商贸城市、中国古代的

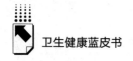

政治都城，还是工业化后的现代城市，没有史料能证明曾有一个城市的人口能够依靠原住民群体自我增长的。城市是一个汇聚各种资源的集合体，利用资源的"势差"去虹吸周边人力资本低的地区人口。

二　世界各国的城市化模式、居住模式与生育率

城市模式与居住模式对居民的生育成本有重大影响。一般认为，世界各国城市化进程中，日韩发展出了高度工业化的超级城市的模式，美国采取了城市郊区化与分散化的路线，欧洲采取以小城市与小城镇为主体的路线，拉美走上了城乡与贫富两极分化和遍布"非正式住区"的超大城市路线。

（一）日韩式的超级城市群与出生率

日本与韩国历史上都是典型的东亚农业文明，在几十年之内就迅速完成工业化现代化，人口彻底地从农村搬到了城市。日韩式城市化具有如下特点。

第一，在城市层面，日韩的城市化形成资源高度集中于一个城市的模式。日本全国人口97%集中在城市，城市中60%的人口集中在大城市，接近一半的人聚集在首都。日本只有1.2亿人口，有1/3的人口生活在东京都市圈（1.3万平方公里），截至2022年，包括神奈川县、千叶县和埼玉县在内的东京都市圈人口达到3561万人，占日本总人口的约28%。韩国5000万人口中更是有超过1/2的人口生活在包括首尔、京畿道、仁川在内的首尔都市圈（1.1万平方公里）。

第二，在农村层面，日韩农村形成了人口衰落的现代化农村。日本区域发展不平衡，农村与城市地区具有明显分野线。日本政府与农协建成了美丽乡村和生态农业，但同时也控制了农村所有产业机会，年轻人在农村没有出路，只能逃离农村。农村面临着严峻的人口危机，在国土面积一半的广大农村地区，农业人口不足200万，出现严重地方衰退现象。2022年度，日本全国1718个市町村中，有51.5%的地区符合日本"过疏地区"标准。超级

城市群加剧了城市对周边的"虹吸效应"。

第三，在居住模式层面，日韩城市居民都以日式社区为典型。主要特点是单体体积小的低层建筑、高密度的中小型街区、低绿化窄马路的密路网。东京与周边城市的郊区互相连成一体，城市建成面积巨大。这种社区特点一方面稳定了房价，另一方面提升了城市郊区吸纳人口的容量，加剧了人口的集聚程度，加快了对周边城市和农村的人口虹吸。2022年数据显示，日本90%以上的城市、乡村都在萎缩，只有东京都市圈的人口在增长。

日韩的高度城市化带来了高额日常消费和高度竞争压力。2022年日本的总和生育率为1.3，而韩国更是降到了0.78，在主要国家中排名倒数第一。日韩两国的移民政策都从极度保守变得积极吸收东亚国家移民。日韩式的超级城市发展模式在人口增长的维度上具有不可持续性。

（二）美国的城市郊区化与生育率

第一，在城市层面，美国全国人口总体分布均衡，超过千万人口的州有10个，均匀分布于美国东、南、西、北。大、中、小城市分布比较均匀。纽约是传统大城市的代表，属于20世纪的"集中性城市"，拥有巨大的繁华城市核心区。同时，美国城市的行政区域规划在设立程序上比较灵活，城市之间级别倾向扁平化。

第二，在农村层面，美国历史上没有定居小农的传统，城市郊区与农村互相融合。典型的美国城市是小核心和大郊区。美国在20世纪70年代之后走向了"逆城市化"，即不发展主城区的"郊区城市"模式。例如休斯敦、洛杉矶、达拉斯、亚特兰大、丹佛等城市，围绕着一个小的市中心，郊区都是连绵几十公里的低密度城区。这种城市模式在英文里被称为"metropolis"，词源意思是"母体城市"，中文翻译为"大都会"，充分说明中美文化对理想城市有不同的理解。

第三，在居住模式层面，美国人口主要居住在"城乡接合部"。发展郊区城市路线使得美国的典型中产阶级的独门独院小楼房成为可能。历史学家肯尼斯·杰克逊分析了美国人喜欢住在郊区的原因，拥有一幢独栋的房屋，

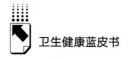

回归田园乡野是盎格鲁-萨克森美国人传统文化中的重要内容，也是现代社会"美国梦"的一部分。

美国的人口生育率具有巨大韧性和平稳性。中国人普遍认为美国白人的"低生育率"是相对于20世纪的尚未城市化的中国而言。美国作为一个高度城市化已经百年的国家，自身生育率并不低。即便是从二战后开始算，美国城市化已经经历了70多年，新出生人口一直稳定在300万~400万。在高度城市化下维持生育率是非常困难的。相比欧洲，美国的社会福利较低，美国总和生育率较高，大体维持在1.7左右。根据2020年人口普查最终报告，美国各个族裔2010年与2020年的总和生育率的十年对比值分别是白人1.79、1.55，非洲裔美国人，1.90、1.71，拉美裔2.35、1.88。拉丁裔的生育率已经回归正常水平，略高于其他主要族裔，总体人数没有迹象表明可能取代白人。这个数据也要考虑美国惯例对白人的认定标准是严格的，相当多的混血后代被划定为少数族裔。此外，美国在应对人口问题方面，可用的手段非常多，移民归化能力也最强。

美国人口问题不体现在人口数量上，主要体现为族群内部意识形态的纷争，即拉丁裔的天主教文化对基督教的占优，极端自由主义对美国传统盎撒价值观的侵蚀、黑人对白人的社会抗争。影响美国生育率的重要因素是传统宗教家庭观念的丧失、极端女权的政治化以及激进主义的婚姻法律制度。

三 中国人口结构已经发生了重大变化

第一，高速的城市化率与断崖式下降出生率形成鲜明对比。

中国城市化在2011年超过50%之后，在短短10年之内就发生了新生人口减半的现象。2000年中国的城市化率为36%。到2011年开始超过50%。2014年我国城镇化率为54.77%，到2021年时就达到了64.72%，7年里增加了10个百分点。我国的居住结构从分散居住在广大乡村，变成了较高度聚居在城市环线中。我国新出生人口断崖也同时发生，从2014年新出生人口为1897.3万人开始，以每年200万的速度下跌，到2022年跌至956万人。按照登记孕检的孕妇建档信息推算，在 2023 年出生人口将不超过 800 万人。

第二，随着城市化的代际加深，中国婚姻观与家庭模式都产生了巨大改变。城市中高额的生活、住房、养育费用使得社会初婚年龄大幅度提高，而且导致结婚率连续八年下降，到 2021 年结婚登记数量下降到 763.6 万对。中国的家庭模式从 2010 年到 2020 年，逐步转换到独居或夫妻二人为主的模式。第七次全国普查数据显示，这种"一代户"现象发生在全国所有省份，且比例均高于 40%。未来的中国家庭很可能会趋向于 1990 年的日本，老人生活观念转变，不再帮助子女照看孙辈。

第三，中国提高生育率大约还有十年黄金期。所谓十年是指中国城市居民总体上还处于第二代的城市化中，很多群体尚有较强生育意愿。目前影响中国人生育率的主要因素是经济上生活成本，而不是生育观念的转变。

中国距离西方国家的高城市化率标准（80%）还有十年，按照每年提高 0.5% 的增速计算，十年后中国的城镇化率将从 65.2% 增长到 77.7%。西方各国历史教训充分说明，一旦社会整体进入第三代人的城市化，无论实行什么样的高额生育补贴制度，都不能提高生育率。我们要抓住机遇期，提高城镇化质量，以人为核心，切实降低城市居民的医疗、住房和养育成本。

四　稳定生育率的可行措施

稳定生育率的核心是调动每个家庭的生育积极性，提高每个家庭生养孩子的成本收益比，降低家庭养育成本，提高家庭生育的收益。

第一，合理规划城市功能与区域布局，在超大城市、省会城市、地级市、中小城市、县级市、郊区小镇之间实现合理的人口分布。

做好大城市之间的宏观布局，在国家中心城市、城市群中心城市、省会城市、副省级城市之间做好产业人口的平衡。保持并更好促进西部与东北地区各个城市的均衡发展，缩小南北经济差距。控制大城市中心区的发展规

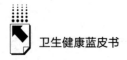
模，城市中心可以借鉴西方国家"郊区化"经验，适当增加城市土地指标，积极探索发展低密度社区住宅。

做好中小城市之间的平衡，在地级市、市辖区、城郊区、县级市之间平衡。更多规划多中心的分散式的"组团式城市"和小城市群落。强化三、四线城市与小城镇的服务功能吸引人口。

第二，推动以人为核心的新型城镇化，稳住现有的城市化率。

把第四代工业化和城市发展紧密结合起来，发展宜工宜农的小城市。要顺应新型工业化、信息化、新型城镇化、农业现代化发展大趋势，增强城乡间要素合理有序的双向自由流动，加快构建工农互促、城乡互补、协调发展、共同繁荣的新型城乡关系，走好人口规模巨大的现代化之路。在三、四线小城市与乡镇要探索一条城乡融合、产城结合的工业小镇新路。支持"专精特新"中小企业与小城镇融合发展。支持工业相关的科研院所建立在新型小城镇上，实现产学研一体化，留住当地的产业、技术和人口。

做好县域城市的平衡，在县城、城镇、工业小镇、村庄之间平衡。县域经济不搞房地产驱动，不人为制造中小城市的土地短缺，增加四、五线城市和县城的土地使用指标。在居住模式上，借鉴郊区城市的发展经验，中小城市不能发展大城市的高密度住宅模式，要发展低密度社区住宅和城乡两宜的郊区化住宅。

第三，加强社会保障，降低居民养育费用，增加居民收入，增强社会经济安全感。

建构新的供给与保障机制，把共同富裕与提高社会整体安全感结合起来，逐步解决住房、养育、医疗等核心民生问题。可以学习新加坡的组屋制度，保障每个适婚青年都能通过低息贷款拥有一套全产权房屋。解决住房、教育、医疗的新三座大山，减轻社会公众焦虑情绪。通过重建保障体制，切实解决民生问题，降低生育养育成本。

总之，人口问题是一个复杂的系统性难题，稳定生育率不能仅依靠生育补贴的经济手段，还需利用更综合的社会手段。中国社会的复杂性、辽阔的疆域、差异性的地域文化让我们有空间与时间来稳定人口生育率。做好全国区域经济发展与城乡社会比例的顶层设计，将城市化率控制在合理区间，探索新型乡镇化与乡村振兴的道路，切实降低每个家庭的养育成本，稳定生育率。

参考文献

习近平：《把乡村振兴战略作为新时代"三农"工作总抓手》，《求是》2019年第11期。

魏后凯、"国家新型城镇化规划研究"课题组：《新型城镇化重塑城乡格局》，社会科学文献出版社，2021。

易富贤：《大国空巢》，中国发展出版社，2013。

焦必方编《日本的农业、农民和农村——战后日本农业的发展与问题》，上海财经大学出版社，1997。

〔美〕刘易斯·芒福德：《城市发展史——起源、演变和前景》，宋俊岭、宋一然译，上海三联书店，2018。

〔美〕肯尼思·杰克逊：《马唐草边疆——美国城市的郊区化》，王旭译，商务印书馆，2017。

〔美〕简·雅各布斯：《美国大城市的死与生》，金衡山译，译林出版社，2020。

〔美〕威廉·克罗农：《自然的大都市：芝加哥与大西部》，黄焰结、程香、王家银译，江苏人民出版社，2020。

〔英〕查尔斯·古德哈特、马诺吉·普拉丹：《人口大逆转：老龄化、不平等与通胀》，廖岷、缪延亮译，中信出版集团，2021。

〔意〕马西姆·利维巴茨：《世界人口简史》，郭峰、庄瑾译，北京大学出版社，2005。

〔日〕三浦展：《孤独社会》，谢文博译，人民邮电出版社，2023。

〔韩〕朴振焕：《韩国新村运动：20世纪70年代韩国农村现代化之路》，潘伟光、〔韩〕郑靖吉、魏蔚等译，中国农业出版社，2005。

Thorsten Wiechmann, Karina M Pallagst, "Urban shrinkage in Germany and the USA-A comparison of transformation patterns and local strategies," *International Journal of Urban and Regional Research*, 2012.

CDC, Births: Provisional Data for 2022, 参见 https://www.cdc.gov/nchs/data/vsrr/vsrr028.pdf。

卫 生 篇
Reports of Hygiene

B.9
中国公立医院文化建设新进展

陈啸宏*

摘 要： 积极推进党建引领的"公立医院高质量发展"文化建设，强化患者需求导向，关心关爱医务人员，这是在建设健康中国过程中担当历史责任、发挥正能量的核心动力。在各级党委、政府的领导下，公立医院在主动承担新冠疫情防控、患者救治、日常医疗服务、积极落实医药卫生体制改革各项任务的同时，不断提升对医院文化建设重要性的认识，取得可喜成绩。如创建公立医院新文化资源库、开展公立医院新文化建设研究、编纂《医疗风险管理》《临床事故案例汇编》等。

关键词： 公立医院 健康中国 医院文化

---

* 陈啸宏，中国医药卫生文化协会首届会长，原卫生部副部长，原国家卫生计生委副主任，第十二届全国政协委员、人资环委员会委员。鸣谢：曹健、任龙喜、牟宝喜、路丹、吴兆雍、耿培亮为本报告撰写提供了帮助。

加强文化建设，坚定文化自信，是公立医院实现高质量发展，在建设健康中国过程中担当历史责任、发挥正能量的核心动力。在各级党委、政府的领导下，公立医院不断提升对文化建设重要性的认识，并取得了一些可喜的成绩。

例如，在国家卫生健康委党校与中国医药卫生文化协会共同主办的"2022公立医院新文化建设案例征集"活动中，涌现出一大批医院文化建设的鲜活案例和成功经验。在此基础上创立了"公立医院新文化资源库"。再如，在2022年疫情非常严峻的情况下，中国医药卫生文化协会人文医院分会组织召开了以"医院人文·温度医院"为主题的首届人文医院建设峰会。就医院新文化建设进行了深入讨论。又如，中国医药卫生文化协会与中汇国际保险股份有限公司联手编纂《医疗风险条例》《临床事故案例汇编》，进一步推动将风险管理及纠错机制作为医院新文化建设的重要内容，以助力医疗质量管理，保护患者权益。

一 公立医院新文化建设案例征集活动及创建公立医院新文化资源库

党的十八大以来，习近平总书记多次指出，文化自信，是更基础、更广泛、更深厚的自信，是更基本、更深沉、更持久的力量。文化自信，是一个国家、民族、政党对自身文化价值的充分肯定，对自身文化生命力的坚定信念。坚定文化自信，是事关国运兴衰、事关文化安全、事关民族精神独立的大问题。坚定文化自信，充分体现了中国共产党高度的文化自觉和文化担当，凸显出中国特色社会主义的文化根基、文化价值和文化理想。

《国务院办公厅关于推动公立医院高质量发展的意见》中提出，建设公立医院高质量发展新文化，要求强化患者需求导向，建设特色鲜明的医院文化，关心关爱医务人员。为积极推进党建引领公立医院高质量发展，挖掘公立医院党建与文化建设有效经验，促进公立医院高质量发展新文化建设，国家卫生健康委党校与中国医药卫生文化协会共同举办了"公立医院新文化建设案例征集"活动。该活动得到了全国各地各级公立医院的积极响应和参与。这些案例展示了公立医院文化建设的扎实成效、积极作用，探索了公立医院高质量发展新文化的丰富内涵、实现路径，形成了一批反映我国公立医院改革发展实际、体现公立医院文化建设时代要求、具有理论性实践性借鉴性的公立医院文化资源库。国家卫生健康委党校与中国医药卫生文化协会组织邀请国家卫生健康委直属机关党委、医院管理研究所、卫生发展中心以及清华大学医院管理研究院、北京大学医学人文学院、中国人民大学公共管理学院的相关领导和专家共同对遴选案例进行研究评审，普遍认为本次征集活动意义重大、成效显著，案例鲜活、思想深厚，体现了中华优秀传统文化根脉、体现了党领导卫生健康事业红色基因、体现了以人民健康为中心发展思想，为进一步推动公立医院高质量发展新文化建设提供了交流互鉴的良好平台。经工作组和评审专家研究，评选出"守正创新　文化强院"优秀案例3家、"踔厉奋发　文化兴院"优秀案例8家、"精进笃行　文化立院"优秀案例11家，入选国家卫生健康委党校、中国医药卫生文化协会优秀案例库34家。

为坚持和加强党对公立医院的全面领导，建设公立医院高质量发展新文化，充分发掘我国公立医院文化的内涵底蕴、精神特质，推动公立医院新文化建设经验交流、成果转化，促进以文化引领公立医院高质量发展，在案例征集评审的基础上，国家卫生健康委党校与中国医药卫生文化协会在"2023公立医院新文化建设交流会"上，启动成立了"公立医院新文化建设资源库"，以助力各级各类公立医院在新时代新征程上构筑高质量发展新文化建设新格局，形成新成效。围绕公立医院文化资源库建设，开展了以下几方面的工作。

一是开展我国公立医院文化体系特征研究。通过深入研究公立医院新文化建设案例，开展实地调研、访谈、查阅资料等方式，梳理归纳我国公立医院文化形成的历史基础、核心价值、精神内涵、外在体现、行业特点和时代特征等内容。结合文化发展规律和党的二十大关于建设社会主义文化强国的战略部署，提出我国公立医院新文化的体系特征、内容内涵和建设目标等。

二是搭建并完善公立医院新文化资源库建设框架。以应用为导向搭建公立医院新文化资源库的建设框架,逐步实现资源库的信息化呈现和实际应用,做好基础性工作。资源库包括医院文化案例库、数字化院史馆库、学术名家思想库、医院文化建设专家库、多媒体宣传平台、医院文化资源影像库等。

三是开展公立医院新文化评价体系研究。依据《国务院办公厅关于推动公立医院高质量发展的意见》等文件要求,以建立健全现代医院管理制度、推进公立医院文化自信自强为目标,挖掘公立医院高质量发展内涵,构建公立医院新文化评价指标体系,以期全面、准确、客观评价公立医院文化建设质量和水平。

公立医院新文化建设优秀案例举例如下。

案例一:给百年院名赋予时代的生命活力。北京协和医院对自1921年协和肇始,百多年来形成的协和精神理念、协和文化表象、协和文化制度性保障及协和文化内在核心等进行深入细致的梳理,归纳出"五协""五和",为百年院名赋能,把百年院名的牌子擦得更亮。"五协"即协作诊疗、协同质控、协律育人、协调管理、协应全局。"五和"即医德之和、医患之和、院风之和、党政之和、人心之和。把百年来的辉煌和新时代的担当融合起来,把中国特色和世界一流融合起来。

案例二:在院史中梳理民族奋进的血脉。中山大学附属第一医院,从发掘自1910年以来的医院发展史,梳理概括出"中山一院百多年的发展史,是随着民族苦难、民族奋起和民族振兴成长起来的"。从创立共和的孙中山,到抗战期间"历三迁更执宗旨,蒙千难而志不移",从中央特科出来的柯麟校长,到受毛主席三次接见的血吸虫防治专家陈心陶……以红色传统和科学家精神的生动榜样来阐发"救人救国救世,医病医身医心"的医训,坚持人民至上、生命至上的使命担当。把传承与创新有机整合,培养善于表达的文化人,承担起举旗帜、聚民心、育新人、兴文化、展形象的重任。强调新形式、新载体在医院文化建设中的应用。强调文化引领医院建设发展的方向,是软实力,是凝聚力,同时也是战斗力。

案例三:科普创新引领公立医院新文化建设。上海交通大学医学院附属仁济医院，1845年起成为上海开埠后最早的牛痘接种机构，1876年开创外科消毒法在中国的应用。与此同时，采用印发传单、刊登广告等形式做科普宣传，奠定了科普文化基础。该院结合中国特色社会主义新时代的责任使命，以习近平"科技创新，科学普及，是实现创新发展的两翼，要把科学普及放在与科技创新同等重要的位置"理论为指导，更加自觉地发挥历史上的以科普见长的优势，赋予其引领新文化建设的新功能，形成了以科普文化为导向的医院新文化建设思路，提出了"科普创新引领公立医院新文化建设的理念"。在中国特色社会主义新时代，实现全民健康、健康中国是鲜明的时代特征。每个人是自己健康的第一责任人。普及科学知识、提升健康素养是增进全民健康的前提。仁济医院提出"科普创新引领公立医院新文化建设"的命题，且在创新科普形式、搭建科普平台、培养科普人才等方面都做了深入探索，既符合历史逻辑，也契合时代特色。

二　医院新文化建设的研究与实践

公立医院新文化建设的重点在于以习近平新时代中国特色社会主义思想为指导，坚持以人民健康为中心，以公益性为主导，通过塑造公立医院新文化，促进公立医院发展方式从规模扩张转向提质增效，运行模式从粗放管理转向精细化管理，资源配置从注重物质转向更加注重人才技术要素。一批热衷于医院新文化建设的理论工作者和医院管理者在深入学习、认真研究、积极实践等方面取得了一些成绩。

例如曹健同志的"何谓公立医院新文化"，从革命与建设时期、社会主义建设时期、中国特色社会主义新时代梳理了公立医院发展主导思想的演变。2016年8月，党中央、国务院召开全国卫生与健康大会，并发布《"健康中国2030"规划纲要》，明确提出要促进"以治病为中心"向"以人民健康为中心"转变。健康是人民最关心、最现实、最直接、最基本的利益所在，"人民健康是民族昌盛和国家富强的重要标志。要完善国民健康政策，为人民群众提供全方位全周期健康服务"。实现以人民健康为中心，是践行生命至上理念的重要体现，是提升人民群众健康获得感、幸福感和生活质量的根本性要求。医疗卫生服务体系能否做到以健康为导向，为人民群众提供优质高效的医疗卫生服务，是践行"以人民健康为中心"的关键。

该文以习近平总书记在"全国抗击新冠肺炎疫情表彰大会"上总结出的生命至上、举国同心、舍生忘死、尊重科学、命运与共的伟大抗疫精神，和《中国共产党章程》中强调的，中国共产党领导人民发展社会主义先进文化，提高全民族的科学文化素质，建设社会主义文化强国，加强社会主义核心价值体系建设，弘扬以爱国主义为核心的民族精神和以改革创新为核心的时代精神，培育和践行社会主义核心价值观，推动中华优秀传统文化创造性转化、创新性发展，继承革命文化，发展社会主义先进文化，提高国家文化软实力等论述为指导，对如何科学、准确定义公立医院新文化的概念与内涵进行探索。从生命至上、以人民为中心的思想、坚持实事求是、仁爱思想、公益性主导五个方面梳理公立医院新文化的内涵，从核心理念趋同性和相关特色差异性两方面梳理公立医院新文化建设特征。

再如，《中国式现代化下的公立医院文化基本特征》一文，以党的二十大报告指出的"从现在起，中国共产党的中心任务就是团结带领全国各族人民全面建成社会主义现代化强国、实现第二个百年奋斗目标，以中国式现代化全面推进中华民族伟大复兴"为指导理论，从优秀传统文化是中国式现代化的文化底色、革命文化和社会主义先进文化是中国式现代化的文化本质、充分吸收一切人类文明优秀成果体现了中国式现代化的文化包容性三个方面揭示了中国式现代化的文化内涵。从以下五个方面——坚持和加强党的全民领导，弘扬党的精神谱系，是医院文化建设的旗帜；坚持以人民为中心的发展思想，坚持公益性主导，是医院文化建设凝聚人心的核心思想；坚持精神生产与物质生产共同富裕；坚持弘扬社会主义核心价值观和优秀传统文化；坚持伟大抗疫精神和崇高职业精神——论述了中国式现代化下的公立医院文化特征。

又如，中国医药卫生文化协会人文医院分会于 2022 年 12 月召开的以"医学人文·温度医院"为主题的"首届全国人文医院建设峰会"，有来自各地二级、三级公立医院的书记院长 100 余人出席，对新形势下人文医院建设、助力公立医院高质量发展、促进全民健康等话题，结合医院管理实际，进行了深入探讨。任龙喜等 5 位同志做了主旨报告，汪义雄等 9 位同志做了论文交流。（1）人文医院建设是医院发展的一种模式。以人文精神为指导，坚持患者利益至上的核心价值观，强化关注双主体（患者与员工），达到患者满意、员工幸福、医院发展的目的。（2）人文医院建设的意义，在于以下五个方面：人文医院建设是医院进入新阶段的重要标志；体现医学与医院组织的人文本质基本特征；彰显公立医院公益性和人文性质的重要改革创新；医院文化建设的深入发展（高级阶段）和创新探索，使柔性的医院文化和刚性的发展模式相融合，将文化建设落到实处，展现医院的人文品位；人文医院建设主要内涵与医院新文化建设一脉相承。（3）中国医药卫生文化协会人文医院分会科研课题"高质量发展背景下公立医院医生人文管理评价与路径优化研究"，旨在就公立医院对医生的人文关怀现状进行调查，从而构建一套科学的、符合我国国情和医院发展实际的评价指标体系，同时建立高质量发展背景下公立医院医生人文管理路径优化的发展策略。（4）创建《医学参考医院人文专刊》，将其作为中国医药卫生文化协会人文医院分会工作传媒平台。

三　编纂《医疗风险管理》《临床事故案例汇编》

风险管理、保险等范畴，既与社会管理有关，又与经济活动有关，也与每个人的利益保障有关，还是特定时代的文化现象。

中国医药卫生文化协会与中汇国际保险经纪股份有限公司联合编纂了《医疗风险管理》《临床事故案例汇编》，以《中华人民共和国保险法》为依据，推动医疗风险管理，力求避免或减少医疗事故的发生，维护患者、医院的合法权益。

《医疗风险管理》从什么是医疗责任险讲起，对患者投诉、医院投诉处理流程及规范制作医院事故报告，都做了详尽的说明。

《临床事故案例汇编》为具体临床事故实例的汇编。每个案例都有"事故简报"，包括案情概述、责任分析、鉴定结果、调解过程、调解结果等细目。还有"临床风险与患者安全信息"，包括关键术语定义及问题思考等细目。

在中华文化中关于风险防范有着丰富的思想，文化习俗与风险防范也有着千丝万缕、错综复杂的联系；关于纠正错误，无论从思想理论上，还是从具体实践中都有迹可循。比如，清代医著《医林改错》即是一例。

编纂出版《医疗风险管理》《临床事故案例汇编》，从医院新文化建设的角度看，具有重要的现实意义。

综上，本报告从创建公立医院新文化资源库，到公立医院新文化建设研究，再到编纂《医疗风险管理》《临床事故案例汇编》促进医疗风险管理，保障患者、医院合法权益，概述了疫情后医院文化建设所取得的成绩，是中国卫生健康发展历史过程中的一个侧影。

参考文献

习近平：《在全国抗击新冠肺炎疫情表彰大会上的讲话》，2020 年 9 月 8 日。
习近平：《在中央政治局第三十九次集体学习时的讲话》，2022 年 5 月 27 日。
《党的二十大报告》，2022 年 10 月 16 日。
《中国共产党章程》，2022 年 10 月 22 日。
中办发：《关于加强公立医院党的建设工作的意见》，2018 年 6 月 25 日。
中共中央、国务院：《"健康中国 2030"规划纲要》，2016 年 10 月 25 日。
《国务院办公厅关于推动公立医院高质量发展的意见》，2021 年 6 月 4 日。
曹健：《中国式现代化下的公立医院文化基本特征》，《中国卫生》2023 年 8 月。
任龙喜：《时代召唤：加强医院人文理论和实践探索》，《医学参考医院人文专刊》2023 年 8 月。

B.10
中国基层公共卫生服务存在的
短板及建议

王 婧*

摘 要： 社区和乡村基层公共卫生服务水平的提升是推动健康中国建设的重中之重。党的十八大以来，我国社区和乡村基层公共卫生服务事业取得长足进步，如基层有序就医格局基本形成、基层公共卫生服务能力逐年提高、基层医保基金使用效能普遍提升、基层群众医疗服务满意度不断提高。但相比国外发达国家，我国基层公共卫生服务领域仍存在短板，如基层公共卫生服务资源布局仍待优化、服务水平发展不平衡性仍较显著、基层医护人才依然短缺、基层医疗资源信息化水平仍亟待提升等。因此，应紧密结合基层医疗实际需求，进一步理顺基层公共卫生服务体制机制；加快推进城乡融合发展，优化基层医护资源均衡配置；千方百计吸引、留住基层医护人才，提升基层医护人才的全方位保障水平；加强信息化等高科技手段在基层公共卫生服务中的运用，全面提升服务质效。

关键词： 基层医疗卫生 社区公共卫生服务 县域医共体 基层医疗保障

我国历来重视基层公共卫生服务工作，把人民健康放在优先发展的战略地位。2016年全国卫生与健康大会提出新时代卫生与健康工作方针，将

---

* 王婧，中国国际经济交流中心世界经济研究部助理研究员，博士，主要研究方向为公共卫生政策、三医协调改革。

"以基层为重点"放在首要位置。党的二十大报告中也强调,"促进优质医疗资源扩容和区域均衡布局,提高基层防病治病和健康管理能力;发展壮大医疗卫生队伍,要把工作重点放在农村和社区"。基层公共卫生服务工作是保障亿万群众身心健康的"第一道防线",与人民群众的获得感、幸福感、安全感紧密相连,在我国"建设健康中国"、"实施乡村振兴"和"积极应对人口老龄化"等重大国家战略中均有基础性作用。

一 引言

近年来,国家对提高基层诊疗能力保持高度关注,"让群众看得上病、看得起病、看得好病"不仅是各届各级政府的重要工作,也是学者们研究的主要方向。目前,对社区和乡村基层公共卫生服务领域的研究主要集中在以下三个方面。

一是研究如何推进紧密型县域医共体建设。杨金坤等通过资料收集、访谈及专家研讨等方式对贵州省各地县域医共体建设开展调研,从体制机制建设、服务能力等方面分析当前贵州省各地县域医共体存在的主要问题和困难,并提出相应政策建议。[1] 马超等通过 DEA-Malmquist 指数模型测算广东省 34 个紧密型县域医共体建设的综合效率,得出试点县医疗机构整体卫生资源配置效率有待提升,技术因素是影响医疗机构效率变动的主要原因。[2] 许越等采用模糊集定性比较分析方法识别县域医共体服务能力提升的多元实现路径,并在县域医共体组织架构、医保支付改革等方面提出政策建议。[3] 二是对社区和乡村基层公共卫生服务现状进行评估。蒋露等采用分层抽样方法对东莞市某社区卫生服务中心的慢病健康管理效果进行评估,得出社区医

---

[1] 杨金坤、王蕾、王士然、杨文:《贵州省以县域医疗次中心推进紧密型县域医共体建设路径研究》,《中国医院》2023 年第 6 期,第 11~14 页。

[2] 马超、邹俐爱、张远妮等:《紧密型县域医共体建设试点县卫生资源配置效率评价研究——以广东省为例》,《现代预防医学》2023 年第 10 期,第 1824~1830 页。

[3] 许越、胡琳琳、刘远立:《县域医共体服务能力提升的多元实现路径研究:基于模糊集定性比较分析》,《中国全科医学》2023 年第 26 期,第 3140~3146 页。

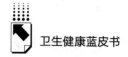
疗服务体系管理效率不高、服务质量有待提升。[1] 张佳伟等对北京市三城一区（未来科学城、怀柔科学城、中关村科学城、北京经济开发区）基层卫生服务空间的可及性进行评估，得出三城一区基层卫生服务可及性平均值为2.34人，其中有50个社区的基层卫生服务空间可及性高于9.936，有217个社区可及性在1.613以下。[2] 三是探讨提升社区和乡村基层公共卫生服务水平的政策建议。张浩对甘肃省如何实现公共卫生服务全覆盖的问题，提出搭架构、建机制、创模式、强内涵、实锤炼的政策建议。[3] 郭擎以新乡市牧野镇卫生院为研究对象，提出应完善乡村医疗服务中的信息化建设、加强公共卫生服务队伍培训、提升健康档案使用率等建议。[4] 柯思思等在测算武汉市13个地区基本公共卫生服务的效率后，建议各地基层医疗卫生机构加强老年人健康管理水平，提高其对慢性病的认知和服药惯性。[5]

本报告在以上研究基础上，首先通过对指导我国基层公共卫生服务实践的重要政策进行回顾，分析我国社区和乡村基层公共卫生服务的现状；其次总结归纳目前社区和乡村基层公共卫生服务中存在的问题；最后对补齐社区和乡村基层公共卫生服务的短板提出相应对策建议。本报告边际贡献在于：第一，研究视野更宽泛，不拘于一地一域，从更宏大的视角分析了我国基层公共卫生服务的地区差距问题；第二，采用资料分析、专家研讨、问卷调查等方式归纳整理目前影响我国基层公共卫生服务效率提升的因素，精准找出我国社区和乡村基层公共卫生服务的短板，再提出相应的政策建议；第三，注重挖掘大数据、云计算、物联网等数字技术对我国基层公共卫生服务的提升改造作用。

① 蒋露、雷光和：《基于公共卫生服务的慢性病健康管理效果评估研究》，《广东医科大学学报》2023年第2期，第164~168页。
② 张佳伟、韩沛恩、杨莉：《北京市三城一区基层卫生服务空间可及性评估》，《中国卫生信息管理杂志》2023年第1期，第47~52页。
③ 张浩：《村社基本全覆盖是怎么实现的》，《中国卫生》2022年第5期，第48~49页。
④ 郭擎：《基层公共卫生服务问题研究——以新乡市牧野镇卫生院为例》，硕士学位论文，新疆农业大学，2021。
⑤ 柯思思、张刚、朱朝阳、严亚琼：《基本公共卫生服务效率及其影响因素》，《中国卫生资源》2021年第1期，第75~78页。

二 指导基层公共卫生服务实践的重要政策

站在历史的门槛回望，基层卫生健康事业的每一步发展都离不开国家政策的战略引领，离不开相互衔接的任务部署与一体推进的贯彻落实。基层卫生健康发展的规划、意见是一定时期内国家发展基层卫生健康事业的指导思想、方针、战略和宏观政策的集中表述，是提高中国基层公共卫生服务质效的重要法宝。接下来，归纳整理党的十八大以来我国在促进基层卫生健康事业方面发展的重要战略规划，以期了解我国基层卫生健康事业的发展脉络（见表1）。

表1　国家基层卫生健康发展战略规划（2013年至今）

文件名称	发文部门	发文时间	内容概述
《关于做好2013年国家基本公共卫生服务项目工作的通知》	国家卫计委、财政部、国家中医药管理局	2013年6月	布置2013年国家基本公共卫生服务项目的11项基本工作任务
《中医药健康管理服务规范》	国家卫计委、国家中医药管理局	2013年7月	为推动基层规范开展中医药健康管理服务，制定实施细则
《村卫生室管理办法(试行)》	国家卫健委基层卫生健康司	2014年6月	从机构设置、人员配备、业务管理、财务管理、保障措施等方面规范村卫生室管理
《关于做好新型农村合作医疗几项重点工作的通知》	国家卫健委基层卫生健康司	2014年7月	从提高筹资和保障水平、加快推进大病保险和新农合重大疾病保障工作、加强新农合基金监管等方面布置2014年新农合工作
《关于做好2014年国家基本公共卫生服务项目工作的通知》	国家卫健委基层卫生健康司	2014年10月	从加强项目管理、提高经费标准等方面明确2014年国家基本公共卫生服务项目工作
《关于做好2015年新型农村合作医疗工作的通知》	国家卫健委基层卫生健康司	2015年1月	从实施大病保险制度、完善支付方式改革、规范基金监管角度布置2015年的新农合工作

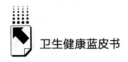

续表

文件名称	发文部门	发文时间	内容概述
《关于进一步加强乡村医生队伍建设的实施意见》	国务院办公厅	2015 年 3 月	从优化乡村医生学历结构、提高乡村医生岗位吸引力、转变乡村医生服务模式等方面开展工作
《关于进一步规范社区卫生服务管理和提升服务质量的指导意见》	国家卫健委基层卫生健康司	2015 年 11 月	从规范社区卫生服务机构设置与管理、加强社区基本医疗和公共卫生服务能力建设、转变服务模式角度规范社区卫生服务管理,提升服务质量
《关于做好国家谈判药品与新型农村合作医疗报销政策衔接的通知》	国家卫健委基层卫生健康司	2016 年 10 月	为做好国家谈判药品与新型农村合作医疗报销政策衔接,制定有关工作指导意见
《关于做实做好 2017 年家庭医生签约服务工作的通知》	国家卫健委基层卫生健康司	2017 年 5 月	从明确家庭医生签约服务内容、加强家庭医生团队服务能力、完善家庭医生签约的激励机制、强化签约服务信息化支撑等方面落实家庭医生签约服务工作
《关于印发建档立卡贫困人口慢病家庭医生签约服务工作方案的通知》	国家卫健委	2018 年 8 月	从工作目标、工作机制、工作重点、保障措施四方面探索贫困人口、慢病人口建档立卡签约家庭医生服务工作
《关于开展社区医院建设试点工作的通知》	国家卫健委基层卫生健康司	2019 年 3 月	从健全临床科室设置和设备配置、提升基本医疗服务能力、提高辖区综合服务水平三方面开展社区医院建设试点工作
《关于推进紧密型县域医疗卫生共同体建设的通知》	国家卫健委基层卫生健康司	2019 年 5 月	从完善县域医疗卫生服务体系、深化体制机制改革、提升服务能力、建立健全保障机制等方面开展紧密型县域医疗卫生共同体建设试点工作
《关于全面推进社区医院建设工作的通知》	国家卫健委基层卫生健康司	2020 年 7 月	从加强资源配备和信息化建设、医疗服务能力提升、强化传染病防控能力等方面提出全面推进社区医院建设工作的政策措施
《关于开展基层卫生健康综合试验区建设的通知》	国家卫健委基层卫生健康司	2021 年 8 月	从投入保障、管理体制、运行机制、服务模式等方面指导基层卫生健康综合试验区建设

续表

文件名称	发文部门	发文时间	内容概述
《关于推进家庭医生签约服务高质量发展的指导意见》	国家卫健委、财政部、国家人社部、国家医保局、国家中医药局和国家疾控局	2022年3月	以社区为基本范畴,对家庭医生签约服务整体发展和下一阶段目标、签约队伍建设、签约服务内涵、完善签约保障机制等方面作出要求
《卫生健康系统贯彻落实以基层为重点的新时代党的卫生与健康工作方针若干要求》	国家卫健委基层卫生健康司	2022年7月	从加强联系基层、加强资金投入倾斜、加强县域统筹、加强分级诊疗、加强对口帮扶等方面落实新时代党的卫生与健康工作"以基层为重点"的方针
《关于做好县域巡回医疗和派驻服务工作的指导意见》	国家卫健委、国家中医药管理局、国家疾控局	2023年3月	从因地制宜发展村级巡诊服务、面向乡村两级做好派驻服务等方面为做好县域巡回医疗和派驻服务工作提出意见

资料来源:作者根据国家卫健委网站内容整理。

从政策工具视角对以上战略规划进行归类分析可以看出,政策制定者主要从体制机制创新、基础物资保障、专业人才支持、医保支持、高科技大数据运用、公共服务规范、标准评估设计、奖惩机制等角度对基层公共卫生服务工作进行指导规范。目前,我国基层公共卫生服务工作已进入攻坚克难阶段,对今后政策制定提出更高要求。单一、强制性、短期性的政策举措恐收获甚微,需要打政策组合拳,精准找出薄弱点,多方面政策措施共同发力,才能推进我国基层公共卫生服务工作迈上新台阶。

三 社区和乡村基层公共卫生服务现状

党的十八大以来,我国社区和乡村基层公共卫生服务事业取得长足进步。基层医疗保障体制机制不断完善,基本公共卫生资源配置不断优化,资源保障力度不断增强,基本公共卫生服务质量稳步提升,重点人群家庭医生签约率逐年提高,人民群众就医满意度不断上升。

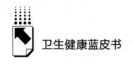

（一）基层有序就医格局基本形成

2017年，国务院正式提出推进医共体建设，全面启动县域医共体试点工作，推进优势医疗资源下沉，提高基层医疗机构的技术水平和服务能力，引导患者在本县域内医疗卫生机构得到有效救治，避免小病大医导致的医疗资源浪费。据国家卫健委统计数据，"十三五"期间，全国共有567个县推行医共体改革，共建4028个县域医共体，基层民众县域就诊率达到94%，基层医疗卫生机构门急诊占比、慢病患者管理率显著提升。[①] 2022年末，全国医疗卫生机构共计103.3万个，其中基层医疗卫生机构98.0万个；全国全年总诊疗人次84.0亿人次，出院人数2.5亿人，基层医疗卫生机构诊疗人次超50%，[②] 就医格局更趋合理。

（二）基层公共卫生服务能力逐年提高

近年来，基层医疗卫生机构不断加强基础设施建设、引进先进医疗设备、应用新技术新药物，更好满足基层民众医疗需求，优化就医环境，改善就医体验；还通过开展健康教育、健康检查、疫苗接种等工作，提高居民健康意识。据国家卫健委统计数据，2021年，在基层医疗卫生机构获得健康管理的65岁及以上老人11941.2万人，高血压病患者10912.1万人；2型糖尿病患者3573.2万人；3岁以下儿童系统管理率达92.8%，孕产妇系统管理率达92.9%。[③]

（三）基层医保基金使用效能逐年提升

随着基层医保制度逐步完善，基层医保机构通过不断优化医保支付方式、加强医保基金监管，提高了医保支付的效率、规范性和透明度。据国家医保局统计数据，截至2021年底，全国基层医疗卫生机构参加基本医疗保

---

① 资料来源：2021年11月国家卫健委例行新闻发布会发布数据。
② 资料来源：《中华人民共和国2022年国民经济和社会发展统计公报》。
③ 资料来源：国家卫健委《2021年我国卫生健康事业发展统计公报》。

险比例达 95% 以上，其中农村贫困人口参加基本医保比例达 99.9%，基本实现全覆盖。2021 年，全国农村贫困人口经基本医保、大病保险与医疗救助三重保障梯次减负后住院费用实际报销比例平均稳定在 80% 以上，[①] 个人负担明显减轻。

（四）基层群众医疗服务满意度不断提高

患者满意度是基层医疗卫生机构社会效益的重要体现。近年来，基本公共卫生服务项目在群众中的知晓程度越来越高，满意度逐年提升。各省份在国家卫健委指导下，纷纷制订本省基层医疗卫生机构规范化建设达标率和评估标准。通过狠抓落实提升基层医疗质量的各个环节，在疫苗接种、门诊服务、就医环境、药品质量与价格、家庭医生签约等多方面，患者就医体验均有所改善，特别是儿童家长、慢性病患者及老年人等重点群体，对基层医疗机构提供的健康管理服务整体满意度提升明显。

四　社区和乡村基层公共卫生服务存在的问题

随着城镇化、人口老龄化等社会经济转型进程的加快，居民基本健康需求增长迅速，呈现多元化、分层化等新特点，基层公共卫生服务事业发展面临新挑战。

（一）基层公共卫生服务体制机制仍待理顺

一是管理协同性尚需加强。基层公共卫生机构需与发改、医保、财政、教育等多部门协同配合，才能完成日趋纷杂的基层公共卫生服务工作。但目前不少地区基层公共卫生机构与其他利益相关部门的信息共享平台尚未建立，合作机制也不完善，各部门的职责目标存在交叉、冲突现象。二是基层医护人员编制、考核机制尚不规范。目前不少从事基层公共卫生人员是兼职

---

① 资料来源：国家医保局《2021 年全国医疗保障事业发展统计公报》。

人员,专职医师不足。基层医护人员招聘工作受编制总量限制,定职定岗难、职称评聘难,导致人才引进难。三是基层医护人员薪酬制度尚不健全。随着基层公共卫生服务内容不断增加,工作日益繁重,而不少地区基层医护工作者(尤其是老少边穷地区)的薪酬制度未及时调整,绩效考核不科学、薪酬增长机制和奖励制度不规范,严重伤害基层医护人员积极性。

(二)基层公共卫生服务资源布局仍待优化

一是服务资源统筹规划不足。各基层公共卫生服务机构的医疗服务项目多有重叠,一些基层医疗机构借"联合建立医共体"之名,行"竞争"之实,"医疗资源下沉"效果尚不理想。不少地区基层群众就医仍不得不"舍近求远",而村卫生院(所)医疗资源多闲置。二是服务资源信息共享平台建设仍待加强。不少县域医共体内部医疗机构间的药品物资、医疗诊断器材、患者诊疗、后勤管理等信息尚未完全实现共享,更未统一调配,医疗保障的产供链体系尚未打通。三是服务资源动态调整机制不完善。随着经济发展水平提升,一些相对富裕乡村的疾病谱、患病率渐与城市趋同,常见"富贵病"发病率增长较快,而本村医疗资源与城市相比差距较大,无法满足需求。还有一些农村地区随着城镇化建设进程加快,人口大量外迁,基层网点医疗服务需求大幅萎缩,又出现较严重的资源浪费。

(三)基层公共卫生服务能力仍待提高

一是医护人员业务水平尚需提高。部分乡村医生、社区医生在疾病诊断和健康管理等方面知识欠缺,经验不足,对民众的健康指导缺乏针对性,更有甚者会延误病情。二是服务质量管理尚需加强。基层公共卫生服务的重点内容尚存薄弱环节,如预防接种工作在乡、村两级和社区卫生服务站的衔接配合尚不紧密,少数农村贫困地区对罕见病、慢性病的管理体系很不健全,向上转诊渠道也不畅。三是家庭医生签约服务尚待完善。部分家庭医生对辖区内慢性病人建档、妇幼保健、老年人保健等方面并未进行入户调查和一对一问诊,甚至编造信息,导致基层公共服务内容未真正落实。

（四）基层公共卫生服务保障体系仍待完善

一是信息化建设尚待加强。目前不少基层医疗卫生机构和上级临床医疗服务采用独立的信息系统，部分转诊患者的信息重复录用，医疗检查结果无法及时反馈，导致医疗资源大量浪费。二是基层医疗财政投入保障不足。部分基层卫生机构基础设施建设滞后、医疗设备简陋，在疫情防控和疾病监测方面无法有效开展工作。三是基层医保政策亟待优化。部分基层卫生机构的医保支付方式不甚合理、医保药品目录尚不健全、医保监管机制和筹资机制有待改善。

五　对策建议

面对基层公共卫生服务工作中出现的新挑战、新问题，应精准施策、大胆探索、积极创新。

（一）深化基层公共卫生服务体制机制改革

一是推进管理体制改革。应以县域医共体为基本单元，建立完善由县党委、政府牵头，联合各利益相关部门及医共体成员单位参与的县域医共体管委会，统筹协调县域的公共卫生服务工作，统筹基础设施建设、医疗药品资源、人员编制和考核监管等事项。管委会日常工作章程和权责清单由县党委、政府牵头各成员单位协商制订，接受全县人民监督。二是推进人事制度改革。医共体牵头单位应统筹协调基层医疗卫生机构岗位编制，统一岗位设置，加强聘用管理。注意优先保障基层医疗卫生机构用人需要，中、高级专业技术岗位竞聘向基层医疗卫生机构倾斜。三是推进激励制度改革。基层医务人员收入应由医共体自主分配，打破单位层级限制，实施以岗位为基础，以绩效为核心，与职称、专业能力挂钩，多劳多得、优绩优酬的内部分配机制，同时注意与当地经济发展水平相协调，定期上浮调整。此外，还应建立乡医荣誉表彰制度，发挥树标评优导向作用，在全社会形成尊重乡医的良好氛围。

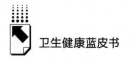
（二）整合优化基层公共卫生服务资源配置

一是有序整合县乡医疗卫生资源。基层医疗机构应严格按照国家推进县域医共体建设的相关要求，扎实做好县域医疗资源统筹协调工作，定期通过本省域内县域医共体建设考核测评，县域内的民办医疗机构、康养院等护理机构亦鼓励加入医共体。二是完善医疗卫生资源集约配置。县域医共体应实行药品供给、医疗器械、后勤服务等统一运作，建立开放共享的基层诊疗诊断和医学检验中心，推动检验结果互认，这样，双向转诊将更便捷高效。同时，医共体间也应贯通供应链、服务链，实现医疗资源共享。三是加强医疗卫生资源动态调整。基层医疗资源应根据乡村、社区形态变化和人口迁移流动情况，因地制宜及时调整。宜乡则乡、宜村则村，既要最大限度满足基层群众的医疗服务需求，也要杜绝医疗资源闲置浪费，提高基层医疗资源利用率。

（三）提高基层公共卫生服务质量

一是加大优质医疗资源下沉。上级医疗机构专家应定期参加下乡帮扶活动，计入个人绩效考评。通过查房、看诊、授课等方式与基层联动，培训基层医护人员，提高基层医疗服务质量；同时，要加强基层医疗卫生设备的配备和升级，建立远程医疗问诊系统，增强基层医疗的技术支持力度。二是加强医疗质量管理。可通过制订各基层医疗机构的临床路径规范，明确各类常见病、慢性病、重点人群医护的诊疗方案和护理流程，促进基层医疗服务标准化和规范化；同时，要建立完善的基层医疗质量监督机制，定期对医疗工作进行测评、检查，及时纠正问题，确保医疗质量。三是做实做细家庭医生签约服务。家庭医生为基层民众提供连续的基本医疗服务和健康管理，在基层公共卫生服务建设中发挥着举足轻重的作用，应严格按照国家卫健委要求，不折不扣地履行家庭医生责任，这是提升基层医疗服务质量的重要一环。

（四）建立健全基层公共卫生服务保障体系

一是加强基础信息设施建设。应完善基层医疗卫生信息系统建设，实现对基层医疗服务、公共卫生服务、财务管理、人事管理和薪酬管理的技术支撑。同时，建立完善区域全民健康信息平台，推进基层医疗卫生信息共享，完善远程医疗信息系统建设，提升医疗卫生机构服务协同水平。二是加强基层医疗财政投入保障。落实财政投入是衡量基层党委、政府是否真正承担乡村医疗卫生体系建设主体责任的"试金石"。基层各级政府应严格按照国家基层医疗机构补助的相关要求，确保基本公共卫生服务经费及时、足额发放。三是深化乡镇和农村老年人口医保支付方式改革。可考虑通过降低门诊和住院起付线、提高封顶线等方法适当提高农村老人实际报销比例；定期依据农村老人常发疾病的需要进行医保目录调整，持续扩大拓宽医保目录范围。

参考文献

杨金坤、王蕾、王士然、杨文：《贵州省以县域医疗次中心推进紧密型县域医共体建设路径研究》，《中国医院》2023 年第 6 期。

马超、邹俐爱、张远妮、姚奕婷、林璜、潘宏伟、李尧天、黄书玮、朱宏：《紧密型县域医共体建设试点县卫生资源配置效率评价研究——以广东省为例》，《现代预防医学》2023 年第 10 期。

许越、胡琳琳、刘远立：《县域医共体服务能力提升的多元实现路径研究：基于模糊集定性比较分析》，《中国全科医学》2023 年第 26 期。

蒋露、雷光和：《基于公共卫生服务的慢性病健康管理效果评估研究》，《广东医科大学学报》2023 年第 2 期。

张佳伟、韩沛恩、杨莉：《北京市三城一区基层卫生服务空间可及性评估》，《中国卫生信息管理杂志》2023 年第 1 期。

张浩：《村社基本全覆盖是怎么实现的》，《中国卫生》2022 年第 5 期。

郭擎：《基层公共卫生服务问题研究——以新乡市牧野镇卫生院为例》，新疆农业大学硕士学位论文，2021。

柯思聪、张刚、朱朝阳、严亚琼：《基本公共卫生服务效率及其影响因素》，《中国卫生资源》2021 年第 1 期。

B.11
中国创新药审评审批进展、问题与建议

颜少君*

摘 要： 新药审评审批制度事关百姓用药安全、医药企业创新动力和我国整个医药行业的健康持续发展。自 2015 年以来，随着国家药品注册监管制度改革举措陆续推出，以创新为鲜明导向的新药研发生态制度环境逐步建立，我国创新药批准上市的速度、质量和数量都得到大幅度提高。与此同时，我国新药审评审批过程中依然存在体制机制有待进一步理顺、审评审批效率有待进一步提升、ICH 指南需进一步落地、沟通交流机制和专家咨询委员会制度有待进一步健全、审评审批资源短缺等诸多问题，需通过持续深化审评审批制度改革，进一步理顺药品审评审批体制机制，健全完善沟通交流和专家咨询委员会制度等，强化药品审评审批力量配置，推动创新药审评审批能力现代化和国际化，进一步提高研发和药品审评审批效率。

关键词： 创新药 药品审评审批制度 新药研发

深化药品审评审批制度改革，进一步提高创新药审评审批能力和效率，既有利于鼓励药品创新、增加药品有效供给、保障广大人民群众用药安全，也有利于推动我国从制药大国向制药强国跨越。近年来，国家药品

---

* 颜少君，中国国际经济交流中心世界经济研究部处长，研究员。

监管领域实施了一系列改革，创新药审评审批速度加快，注册和监管体系不断完善，大力驱动了医药产业创新发展。当然，也应看到一些制约我国创新药发展的体制机制难题仍有待破解，迫切需要继续坚持改革创新和科学发展，加快推动创新药审评审批能力和效率的提升，以更好保护和促进公众健康，为医药产业快速健康发展提供支撑。

一　以鼓励创新为改革核心的药品审评审批能力和效率取得重大进展

新药审评审批制度事关百姓用药安全、医药企业创新动力和我国整个医药行业的健康持续发展。2015 年 8 月，国务院印发《关于改革药品医疗器械审评审批制度的意见》（以下简称《意见》），此后密集的药品注册监管制度改革举措陆续推出，逐步建立了以创新为鲜明导向的新药研发生态制度环境，我国创新药批准上市的速度、质量和数量都得到大幅度提高。

（一）创新药申请和通过审评审批数量增加

近年来，随着审评审批制度改革不断深入，改革红利逐渐显现，新药临床研究审批（IND）和新药上市审批（NDA）的申请受理、批准上市数量大幅增加，更好惠及患者急需，保障人民生命安全（见表 1、图 1～图 4）。2021 年受理创新药注册申请 1886 件（998 个品种），同比增长 76.10%。以药品类型统计，创新中药 54 件（51 个品种），同比增长 134.78%；创新化学药 1166 件（508 个品种），同比增长 55.05%；创新生物制品 666 件（439 个品种），同比增长 125.00%。2021 年批准/建议批准创新药注册申请 1628 件（878 个品种），同比增长 67.32%。以药品类型统计，创新中药 39 件（39 个品种），同比增长 39.29%；创新化学药 1029 件（463 个品种），同比增长 44.32%；创新生物制品 560 件（376 个品种），同比增长 141.38%。创新药上市申请审评通过数量创历史新高，2020 年按时限完成审评审批率为

94.48%，2021年按时限完成审评审批率达到98.93%，实现历史性突破。2020年共有20款创新药获批上市，包括1款首创新药（first in class）索凡替尼胶囊。2021年45款创新药获批上市，包括5款首创新药。我国首次批准2款CAR-T药物上市，在细胞治疗领域实现"零"的突破，在数量上实现了新跨越，与发达国家监管机构批准创新药数量相近。①

表1　2021年创新中药、化学药、生物制品注册申请受理量

注册申请类别	创新中药		创新化学药		创新生物制品		总计	
	注册申请（件）	品种（个）	注册申请（件）	品种（个）	注册申请（件）	品种（个）	注册申请（件）	品种（个）
IND	44	43	1134	487	643	423	1821	953
NDA	10	8	32	21	23	16	65	45
总计	54	51	1166	508	666	439	1886	998

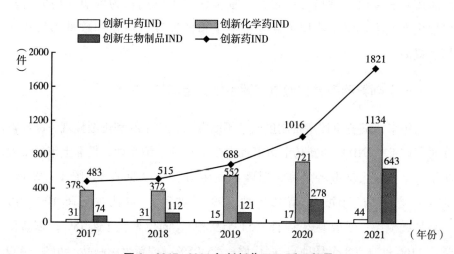

图1　2017~2021年创新药IND受理数量

资料来源：2021年度药品审评报告。

---

① 孔繁圃：《持续深化药品审评审批制度改革以优异成绩迎接党的二十大胜利召开》，《中国新药杂志》2022年第18期。

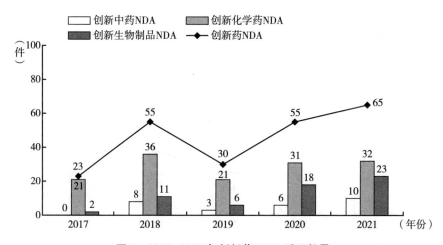

图2　2017~2021年创新药NDA受理数量

资料来源：2021年度药品审评报告。

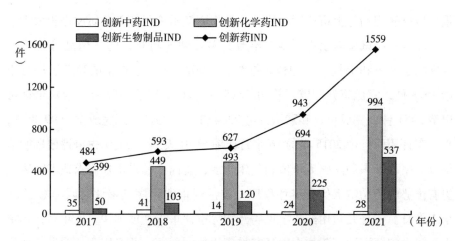

图3　2017~2021年创新药IND批准量

资料来源：2021年度药品审评报告。

（二）创新药审评审批效率大幅度提升

坚持以临床价值为导向，在确保安全性、有效性和质量可控性的前提下，临床默示许可更加高效，临床急需境外新药、罕见病用药、儿童用药、

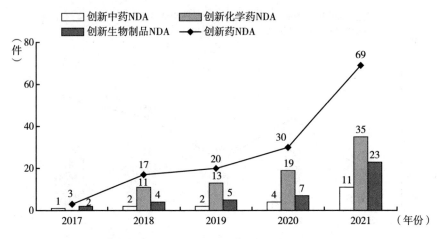

图4 2017~2021年创新药NDA建议批准量

资料来源：2021年度药品审评报告。

重大传染病用药等上市速度加快。一是临床默示许可使新药研发进程大大加速。随着临床试验默示许可制度出台完善并纳入新修订的《药品管理法》，临床默示许可和审批大大加快。据统计，2020年承办临床试验默示许可申请1618件，完成审评和默示许可1625件。2021年承办临床试验默示许可申请2451件，完成审评和默示许可2304件。年均按时限完成率为99.86%，平均审评用时已由2015年的16个月压缩至50天。① 二是优先审评效率明显提升。坚持聚焦药品临床价值和临床急需，将尚未满足治疗需求或者临床上更有优势的药品纳入优先审评程序，较常规审评程序其审评时限缩短了70个工作日。三是儿童用药、罕见病药物等审评审批速度加快。近年来，药审中心优先审评资源逐年加大向具有临床优势的新药、儿童用药、罕见病药物注册申请倾斜力度。公开数据显示，儿童用药批准数量自2019年以来一直呈现明显上升趋势，2022年有66个儿童用药品种获批上市，为肺动脉高压、白血病、癫痫等多个疾病领域的儿童患者提供了更多治疗选择，其中包括21个优先审评审批品种。2023年上半年，已经有46个儿童用药品种完

---

① 孔繁圃：《持续深化药品审评审批制度改革以优异成绩迎接党的二十大胜利召开》，《中国新药杂志》2022年第18期。

成了审评，数量与 2021 年全年批准数量（47 个）相似，儿童用药行业研发热情高涨。罕见病新药方面，据国家药品监督管理局副局长黄果介绍，2018 年以来，我国批准上市的进口和国产罕见病用药已经达到 68 个，其中有 23 个罕见病新药是通过专门通道获批进口上市。

（三）激励药品创新的法律法规和政策体系加速完善

审评审批制度改革对创新药研发和上市具有重要意义。首先，加快审评流程可以缩短创新药的研发时间，让适用患者尽早获得需要的药物治疗。其次，以创新为核心要义的审评审批制度改革可以激励创新药研发机构加大投入并提高创新能力。此外，加强审评工作规范也可以提高审评的科学性和规范性，确保创新药的安全性和有效性得到充分评估。

近年来，我国药品审评审批制度改革不断深入并被纳入《药品管理法》固化为法律成果，《药品注册管理办法》设立突破性治疗药物、附条件批准、优先审评审批、特别审批四个加快通道以鼓励新药研发上市，随后《突破性治疗药物审评工作程序（试行）》《药审中心加快创新药上市申请审评工作程序（试行）》等技术指导原则和规范性文件相继发布，指导新药研发申报、药品监管制度和标准体系的"四梁八柱"基本确立（见表 2、表 3）。2023 年 3 月 31 日，国家药监局发布《药审中心加快创新药上市许可申请审评工作规范（试行）》，可见，随着药品审评审批制度改革持续深化，激励药品创新的政策红利不断释放，我国药品研发创新活力将不断得到提升。

表 2　2020～2021 年根据现行《药品注册管理办法》纳入优先审评审批程序的注册申请量

单位：件，%

《药品注册管理办法》发布后纳入范围	2020 年		2021 年	
	注册申请量	占比	注册申请量	占比
临床急需的短缺药品、防治重大传染病和罕见病等疾病的创新药和改良型新药	14	18.67	5	4.35

续表

《药品注册管理办法》发布 后纳入范围	2020 年		2021 年	
	注册申请量	占比	注册申请量	占比
符合儿童生理特征的儿童用药品新品种、剂型和规格	7	9.33	34	29.57
疾病预防、控制急需的疫苗和创新疫苗	4	5.33	3	2.61
纳入突破性治疗药物程序的药品	—	—	11	9.57
符合附条件批准的药品	27	36.00	41	35.65
国家药品监督管理局规定其他优先审评审批的情形	23	30.67	21	18.26
总计	75	100	115	100

表3 通过优先审评建议批准的注册申请量

单位：件，%

《药品注册管理办法》 发布后纳入范围	注册 申请量	占比	《药品注册管理办法》 发布前纳入范围	注册 申请量	占比
临床急需的短缺药品、防治重大传染病和罕见病等疾病的创新药和改良型新药	9	10.11	具有明显临床价值的新药	22	16.92
符合儿童生理特征的儿童用药品新品种、剂型和规格	9	10.11	同步申报	56	43.08
疾病预防、控制急需的疫苗和创新疫苗	2	2.25	罕见病	13	10.00
纳入突破性治疗药物程序的药品	5	5.62	儿童用药	9	6.92
符合附条件批准的药品	31	34.83	按与原研药质量和疗效一致的标准完善后重新申报	16	12.31
			重大专项	3	2.31
国家药品监督管理局规定其他优先审评审批的情形	33	37.08	专利到期	8	6.15
			临床急需、市场短缺	3	2.31
总计	89	100.00	总计	130	100.00

（四）中药新药评审标准体系和速度取得积极进展

认真落实《中共中央 国务院关于促进中医药传承创新发展的意见》和习近平总书记关于改革完善中药审评审批机制指示精神，结合中药特点和研发实际情况，积极主动研究中药注册分类调整意见，加快构建"三结合"注册审评证据体系。一方面，针对新的中药注册分类，主动研究专业审评技术要求的体系框架，梳理有关申报资料要求、技术指导原则、审评要点的制订需求；另一方面，充分调动业界和学术界专家的积极性，通过专题研讨、书面征求意见等多种形式最大程度凝聚行业共识，并将研究成果及时转化到指导原则和审评要点的制订当中，为各类中药申报审评提供指导。新法规体系下，围绕"三结合"审评证据体系构建，已发布施行25项中药审评技术要求、指导原则及相关工作方案，中药新药上市申请呈现连年增长态势。2021年审结的中药IND中，批准34件，不批准9件。审结的中药NDA中，建议批准14件，建议不批准3件。批准中药IND 34件，同比增长21.43%，包括创新中药IND 28件（28个品种），同比增长16.67%；建议批准中药NDA 14件，同比增长250.00%，创五年来新高，包括创新中药NDA 11件（11个品种），同比增长175.00%。2017~2021年中药IND、创新中药IND批准量，2017~2021年中药NDA、创新中药NDA建议批准量如图5、图6所示。

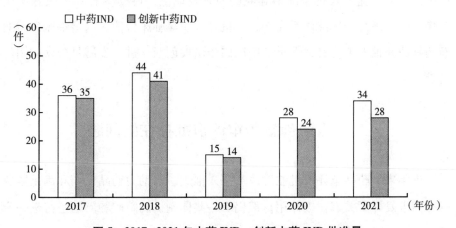

图5 2017~2021年中药IND、创新中药IND批准量

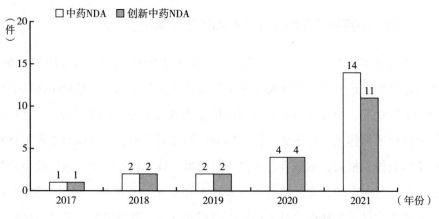

图6 2017~2021年中药NDA、创新中药NDA建议批准量

（五）对标国际以规则标准为核心审评审批能力大幅提升

近年来，对标国际先进监管理念和思路，开展以技术指导原则为核心的审评规则和标准体系建设成为药监改革的重点。2017年原国家食品药品监督管理总局加入ICH（国际人用药品注册技术协调会），开始全面引入国际通行的药品研发与注册技术要求，推动中国药品审评改革创新和评审能力提升。2018年中国当选为ICH管委会成员，2021年顺利连任。据统计，目前中国已充分实施了ICH全部指导原则的80%以上，持续参与ICH议题协调工作，随着规则和标准体系完善，一批具有明显临床价值、满足临床急需的新药好药获批上市，有力促进了中国同步研发创新，进一步满足公众的用药需求。

二 当前创新药审评审批存在的问题

近年来，药品审评审批制度改革深入推进，对助力药品创新和满足紧急医疗需求发挥了关键积极作用，但仍有一些体制机制障碍和问题亟待进一步破解。

（一）药品审评审批体制机制有待进一步理顺

该问题突出表现为跨部委政府职能部门及药监部门内部协同优化问题。新药研发、注册和审评审批上市的全过程中涉及包括科技部、知识产权局、卫健委、医保局等在内的多个政府部门，由于缺乏对全球同步研发和注册审批上市全链条的整体考虑，各部门间存在衔接不顺畅、信息传递不透明、责权分配不清晰、程序和要求设立不协调的情况。在药监部门内部，创新药上市审评审批需要通过药监局行政事项受理服务和投诉举报中心、药品审评中心、中国食品药品检定研究院、食品药品审核查验中心、国家药典委员会、药品化妆品注册管理司等机构，但各机构之间相互独立，容易产生程序和时间上的冲突和牵制，制约了审评审批能力和效率的提升。

（二）药品审评审批效率有待进一步提升

按照现行规定，药品上市注册审评时限为 200 个工作日，获准进入优先审评程序的审评时限为 120 个工作日。但实际上，即使在优先审评条件下，平均每个创新药的获批时间为 234 天，发补情况下为 314 天。临床试验审评期限规定为 60 个工作日，但实际获得许可的时间通常延至 6 个月。企业还需在每个开展临床试验的研究中心进行伦理审批，用时约 6 个月。此外，审评审批和证照管理数字化、网络化水平有待进一步提升。

（三）ICH 指南需要进一步落地

与国际惯例相比，中国额外要求的技术资料及证明性文件准备时间长，要求复杂，制约了临床试验申请及上市注册申请的速度。如临床实验申请中行政文件和药品信息相关资料的要求多，要求在临床试验申请阶段递交批生产记录，临床研究期间要求提交研发期间安全性更新报告的资料，上市注册申请要求递交药学资料（M1 与 M3）中的区域性资料等。注册检验方面，中国不同于其他 ICH 国家的流程要求，虽然新修订的《药品注册管理办法》允许药品注册检验前置，但申请人完成支持药品上市的药

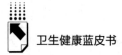

学相关研究、确定质量标准并完成商业规模生产工艺验证后，才可以提出
药品注册检验，这会影响注册检验前置的实操。① 此外，对ICH指南的遵
循性有待进一步加强，特别是Q（质量）系列的执行，中国药典与ICH要
求有待进一步协调。

（四）沟通交流机制有待进一步健全

高效的沟通交流机制是药品注册期间到上市后的关键环节。2015年药
品审评审批制度深化改革以来，药审中心建立了双向多形式沟通交流渠道，
基本覆盖了药品研发及注册申请的各阶段，接收和办理沟通交流会议申请的
数量增长显著。但在创新药物沟通交流中存在提出与研发决策相关的关键问
题的申请较少、沟通交流不是基于问题讨论而是要求给出答案以及有需求却
不沟通的情况。此外，根据《药品审评中心补充资料工作程序（试行）》，
药审中心通过发补前的专业审评问询和发补后的补充资料问询程序，请申请
人进行解释说明或提供相关证明性材料。但在审评过程中，申请人收到上述
补充资料的通知后，会出现未能及时回复或提交证明性资料、提交资料不
全、未按照要求提交相应资料等，导致沟通不畅，未能及时解决问题和提高
补充资料的质量和效率。

（五）专家咨询委员会制度等社会力量参与新药审评的体制机制有
待进一步完善

药品审评中心在对药品进行技术审评时比较重视利用社会资源进行
药品审评社会共治体系建设。目前，我国的专家咨询委员会在药品审评
工作中取得积极进展，但仍需加强专家咨询委员会建设，以符合广泛性、
代表性及权威性原则，组成结构应保证科学性；需进一步细化明确专家
咨询委员会的职责和义务，妥善解决专家和产业界的利益冲突问题等；

---

① 中国医药创新促进会、中国外商投资企业协会药品研制和开发行业委员会：《推进创新药
同步研发、注册与审评，构建中国医药创新生态系统——注册监管科学性及监管能力建
设》，《中国食品药品监管》2022年第8期。

加强对专家的管理，对专家进行动态评估，更新专家库等，强化各类专家咨询制度的计划性、透明性等，探索和建立符合我国国情的专家咨询委员会制度，并适应不断发展、不断进步的先进药品监管理念，提高科学监管能力。

（六）药品审评审批资源短缺，审评能力不足

尽管国家药监局和药品评审中心在提高审评质量和效率方面采取了很多措施，但与药品注册申请申报数量和我国医药产业发展的增速相比，与国外药品审评体系相比，我国药品审评资源短缺严重。药品监管力量尤其是药品审评人员不能充分满足不断增长的申请需求，药品审评等候时间长，尤其是生物药审评专家、临床审评专家供不应求；药品审评中心编制受限，审评工作之外的行政工作（如协调质量处和合规处、起草注册证等）也在一定程度上增加了对工作量的要求，加剧了审评员的缺口。按照美国的审评队伍全时工作量来测算，中国药监实际需要审评人员规模在3000人左右，但实际仅有约700人[①]，严重制约了创新药审评审批能力和效率的提升。此外，在美国，审评机构除了承担审评职能，还承担研究职能，反观中国，药品审评机构超负荷应对繁重的审评日常工作，无法紧跟药物创新前沿，开发新工具、新标准、新方法，现有人力资源和经费的匮乏，与构建科学可持续的审评体系和加强审评员队伍建设、能力建设的需求不匹配。

三　进一步提高创新药审评审批能力和效率的重点举措

在医药产业创新发展之路上，审评审批工作至关重要。药品审评审批制

[①] 中国医药创新促进会、中国外商投资企业协会药品研制和开发行业委员会：《推进创新药同步研发、注册与审评，构建中国医药创新生态系统——注册监管科学性及监管能力建设》，《中国食品药品监管》2022年第8期。

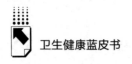

度是一项系统化工程，各个流程之间环环相扣，需从顶层设计层面入手，解决制约审评审批质量和效率提升的深层次问题。建议如下。

（一）持续深化审评审批制度改革，加强创新产品审评能力

《"十四五"国家药品安全及促进高质量发展规划》明确提出"持续深化审评审批制度改革"。建议加快建设以临床价值为导向的新药研发和审评审批制度，把为患者带来更多获益作为新药研发和批准上市的基本原则。创新药研发企业和药品监管部门要始终把满足临床需求作为基本出发点，努力为患者带来更有效、更安全和更便利的治疗手段。无论是单臂临床试验，还是与安慰剂或标准治疗药物做对照试验，都要体现这样的考量。严格控制非劣效性临床试验的药物和不能优于现有治疗手段的药物上市。应鼓励原创性新药研发，为突破性疗法、同类最优的药品上市提供更多的便利。应着力加强创新产品审评审批能力，能够同步审评审批全球创新药物，支持境外新药在境内同步上市，让人民群众逐步实现同步享受全球医药创新成果。

（二）进一步理顺药品审评审批监管体制

在跨部门协同方面，建议建立跨部门和机构的联席工作机制等，加强沟通，形成对新药全球同步研发和注册上市比较一致的理解和认知，由药监部门牵头，跨部委合作简化和统一流程，提升监管效率和效能。在临床实验申请环节，要推动临床机构流程的统一规范和协同，优化伦理审批流程，推进区域伦理委员会建设，提升临床实验机构对区域伦理委员会的认可度，推动形成伦理审批质量的认证标准。在药监部门内部药品审评的全过程中，直属单位和部门之间的沟通和衔接不畅，建议可考虑借鉴美国集中管理的经验，提高药品审评中心的行政级别或将药品评审中心作为牵头单位，使受理、审评、检验和核查机构都处于药品审评中心的管理之下，形成以药品审评为核心的集中管理模式。此外，还需要明确各单位的权力边界、跨单位工作流程和沟通协调机制，改善单位之间的协调和衔接，这样才能提高审评效率，保证药品全生命周期监管的有序开展。

（三）借鉴国际经验，推动创新药审评审批能力现代化、国际化

新药审评审批和监管是全球面临的共同挑战，应参考国际审评审批和监管能力提升的经验教训，建立科学、透明的药品审评审批体系和监管体系，优化管理效能，建立实施良好审评管理规范，提高审评过程的可预测性、一致性和透明度。药品监管部门应在借鉴发达国家审评审批相关制度和政策的基础上，结合自身国情，逐步构建形成具有中国特色的优先审评审批机制。应进一步按照工作规范优化审评相关流程，并鼓励以临床价值为导向的审评，明确临床价值标准，鼓励原始创新药的审批激励机制，如突破性治疗药物。应进一步推动ICH等国际相关指南落地实施，加快更新完善我国现有的技术指南并细化配套的技术要求，提高审评审批的科学性，促进监管信赖和互认。同时，要进一步加强国家新发布的指南的培训力度，使药监部门和企业达成共识，提升审评审批效率，实现双赢。推动药品审评结论和安全性有效性数据公开透明，公开论证与公众利益密切相关的重大决策，进一步提高药品审评审批的透明度。

（四）进一步提高研发和审评审批效率

药物研发是全球性竞争。时间的节约和效率的提高，就意味着成本的节约和成功率的提高。应加快流程导向科学管理体系建设工作，从临床试验、伦理审查、遗传物质审查、审评审批各环节对标国际标准，全面系统地解决药品注册过程中的问题，有效提高科学监管和智慧审评能力，为科学家和企业提供更加高效、更可预见的服务。对临床伦理审查，要尽量随到随审，减少企业等候时间；对于多中心临床试验，组长单位审查后，其他医院不要再重复审查。临床试验前审评中心沟通后的等候时间可以缩短为30天。遗传物质审查至少等候两个月，也应该研究优化，提高效率。同时，应推动国家药品监督管理局药品审评信息系统现代化、智能化，加大软件、硬件及人员等投入，适应行业的快速发展，加快推进e-CTD及电子化说明书，实施药品注册审评信息以产品为单位系统化展示，建立药品审评智能化系统，促进药品技术审评、现场核查、注册检验、安全性监测的效率提升。

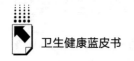

（五）进一步健全完善沟通交流制度

建议进一步推进"规范指导在前、沟通交流在中、审评决策在后"的审评管理模式，持续加强法规、部门规章和技术指导文件体系建设，进一步明确技术要求。做好"规范指导在前"，提升技术指导原则体系的全面性和系统性，以减少不必要的沟通；进一步完善沟通交流机制，优化沟通交流程序，缩短沟通交流反馈时限，进一步提高沟通交流的质量和效率；进一步优化沟通交流方式和渠道，增加创新药品会议沟通频次，强化对申请人的技术指导和服务。应充分利用沟通交流渠道，促进新药研发，如药审中心通过发补前的专业审评问询和发补后的补充资料问询程序，主动与申请人进行沟通交流，提高补充资料的质量和效率。申请人应根据研发具体情况和研发阶段，选择有效的沟通方式。对新药研发过程中关键阶段遇到的重大问题，申请人应充分重视沟通交流会议机会，明确会议目的，聚焦关键问题，围绕问题提供相关的背景信息、翔实的研究资料（和/或文献资料）及初步解决方案等，做好充足的会议准备，通过双方有准备且充分的讨论交流，为后续研发提供有效的指导。

（六）探索建立符合我国国情的专家咨询委员会制度

《国务院办公厅关于全面加强药品监管能力建设的实施意见》明确提出，充分发挥专家咨询委员会在审评决策中的作用，依法公开专家意见、审评结果和审评报告。应进一步强化各类专家咨询制度的公开性和透明性等，建议在保证申请人商业秘密的前提下，依法公开专家意见、审评结果和审评报告，提高信息公开的及时性。同时，为强化药品科学监管体系建设，提升科学监管能力，应进一步完善现有专家咨询制度，可考虑细化专家咨询类别：一是针对专业审评阶段遇到的专业疑难问题和科学前沿问题，提供专业咨询意见；二是在评审决策方面，对涉及医药领域尖端新科技的新产品、新疗法，以及涉及重大公共卫生问题及存在重大争议的品种开展专家论证，提供综合决策意见与建议。

（七）强化创新药品审评力量配置

大力加强人力资源配置，加快高端人才引进，切实实施激励人才、留住人才、鼓励人才成长政策，不断提升审评审批能力和水平，提高审评审批质量和效率。应全面推进专业化职业化的审评队伍建设，应健全完善人才考核评价机制和激励机制，吸引和留住药品审评关键岗位人才。可借鉴美国PDUFA法案模式，根据产业发展水平调整新药审评收费标准，建立新药审评收费机制。应着力提高药品评审人员待遇，探索更加灵活的人才流动机制，破解编制约束。同时，加强审评队伍能力培养，提升审评审批专业能力和水平。

参考文献

国家药品监督管理局：《〈药品注册管理办法〉政策解读》，https：//www. nmpa. gov. cn/zhuanti/ypzhcglbf/ypzhcglbfzhc jd/20200331144901137. html。

《国务院关于改革药品医疗器械审评审批制度的意见》（国发〔2015〕44 号），http：//www. gov. cn/zhengce/content/2015-08/18/content_ 10101. htm。

《国务院办公厅关于全面加强药品监管能力建设的实施意见》（国办发〔2021〕16号），https：//www. gov. cn/zhengce/content/2021-05/10/content_ 5605628. htm。

中国药品监督管理研究会、中国外商投资企业协会药品研制和开发工作委员会（RDPAC）、清华大学药学院药品监管科学研究院：《PDUFA 法案对药品监管机构能力提升的借鉴研究》，2021 年 11 月。

孔繁圃：《持续深化药品审评审批制度改革以优异成绩迎接党的二十大胜利召开》，《中国新药杂志》2022 年第 18 期。

李培：《国内药品注册沟通交流制度介绍与思考》，《中国药事》2021 年第 12 期。

袁林：《美国药品审评制度研究》，中国医药科技出版社，2017。

B.12
中国商业医疗保险发展的现状、问题和对策研究

马晓玲*

摘　要： 我国已经实现了基本医疗保险全覆盖，大大增加了人民群众的获得感。但是人民群众包括中等收入群体仍然存在较为普遍的健康焦虑，报销额度不能满足重大疾病治疗需要是健康焦虑普遍存在的原因。商业医疗保险是我国多层次医疗保障体系的重要一环，被赋予弥补基本医疗保险缺口的期望。但是，目前商业医保的保障范围、保障对象、保障时间等都未与基本医保形成互补。商业医保发展的"基础设施"不健全、法律地位不明确、与基本医保的边界尚未厘清等均为商业医保发展的制约因素。对此，提出以下五条建议：一是划清基本医疗保险和商业医疗保险的边界；二是立法保障商业医疗保险的重要战略地位；三是公开必要的医疗相关数据助力商业保险进行产品创新；四是引入风险共担机制；五是基本医疗保险与非基本医疗保险统一由医保主管部门管理监督。

关键词： 商业医疗保险　灾难性医疗支出　多层次医疗保障体系

---

* 马晓玲，中国国际经济交流中心创新发展研究部，助理研究员，博士，主要研究方向为创新政策、创新战略。

一 对商业医疗保险的认识

（一）商业医保在国家基本医保的基础上发展

理解和认识商业医保发挥的作用，需深入了解各国基本医保制度。日本、英国、德国、新加坡都拥有国家基本医保制度，其商业医疗保险的作用主要是补充，极少数情况下是替代。而美国没有全民基本医保制度，以商业医保为主，其根据"老年人生病是大概率的，年轻人生病是小概率的"科学规律，服务老年人生病的"必然性"由国家医保来保障，而服务年轻人生病的"偶然性"则由商业医保提供保障。

1. 日本实行全民医保制度，分类保障

核心优势价值是个人有支出上限，国家兜底。商业医疗保险份额较小。2019 年，日本卫生总支出占 GDP 的 11%，政府卫生支出占政府支出的 56%。人均医疗支出 4379 美元，高于 OECD 的 3984 美元，自付费占医疗支出的16%。个人自费占医疗支出的 13%。2019 年，商业医疗保险在医疗总支出中占比为 2.3%。[①] 具体制度安排：一是职工实行"健康保险"，保费是工资的10%，一般企业和职工各出一半；报销则是自付 30%，医保支付 70%。二是灵活就业人员实行"国民健康保险"，保费是收入的 10%，由个人全数承担，报销则是自付 30%，医保支付 70%。三是针对老年人（70 岁以上），不交保费，从"健康保险"和"国民健康保险"中划拨 40%，政府补贴50%，自费 10%，并且具有大病上限，超过上限后的部分自费 1%。四是针对 6 岁以内的儿童，自费 20%，医保支出 80%。五是共济，主要针对公务员、教师、船员等，独立运行，不享受政府补贴。[②] 日本的商业医疗保险不提供私人医院服务，主要为参保者提供额外的现金补偿。

---

① https：//stats. oecd. org/Index. aspx? DataSetCode＝HEALTH_ STAT#.
② 平安证券研究所：《海外主流医保模式研究》，2022 年 6 月 26 日。

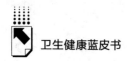

2. 英国实行全民免费医疗，称为国民卫生服务体系（NHS），实行分级诊疗制度

商业医疗保险覆盖率为11%，主要是改善医疗服务。2019年，英国卫生总支出占GDP的比重为10%，政府卫生支出占政府支出的20%，人均医疗支出是4265美元，自付费占医疗支出的16%。[①] 在这种制度下，居民可以享受到几乎免费的医疗服务，但是效率极其低下，排队时间常常需要2~3个月。社会医疗救助主要保障老人、儿童、精神病人。卫生经费通过税收来筹集，包括普通税和国民保险费。其中普通税的主要来源为收入所得税、增值税、公司所得税、消费税，是国家卫生服务资金的主要来源，占比75%左右；国民保险费则是基于个人劳动收入，对雇主、雇员和自雇者实行强制缴费，占国家卫生服务资金总额的1/5左右，目前个人须缴纳应税工资12%的税金，同时雇主按雇员应税工资总额的13.8%缴纳税金。NHS体系覆盖全部居民，因此英国商业医疗保险发展空间较小，但由于NHS等待时间较长、私人医疗服务更加优质，近年来商业医疗保险覆盖率已经提升，2019年商业医疗保险覆盖率已提升至11.0%，其中公司购买占80%，个人占20%。商业医疗保险占医疗总支出的比例升至2.8%。[②] 商业医疗保险不覆盖既往症，主要用来减少等待时间、升级病房等，覆盖牙科、眼科等国保不覆盖范围的病，再就是替代型的，覆盖私立医院，针对高净值人群。

3. 德国实行法定健康险（SHI）

2019年，德国卫生总支出占GDP的比重是12%，人均医疗支出是5478美元，自付费占医疗支出的13%。德国商保占医疗总支出的比例为8.3%。[③] SHI覆盖全国88%的人口，医疗需求方面涵盖绝大部分场景（如门诊、住院、处方药、创新药等费用），在赔付上也提供完善的保障，设置了零免赔额、家庭收入2%的年度自付上限和低于10%的自付比例。2016年以来，德

① https：//stats. oecd. org/Index. aspx？DataSetCode＝HEALTH_ STAT#.
② 平安证券研究所：《海外主流医保模式研究》，2022年6月26日。
③ https：//stats. oecd. org/Index. aspx？DataSetCode＝HEALTH_ STAT#.

国法定统一费率为总工资的 14.6%，雇主和雇员均分。还要根据工资水平进行补缴，2021 年平均补充缴费率约为 1.3%。政府为长期失业者代缴保费，免除儿童和残障人士的自费部分，为特殊人群兜底。德国商业医疗保险有两类情况。一是补充型商业健康险（Supplementary PHI），覆盖 22% 的人口，主要对医保报销目录外的部分进行补充，涵盖消费医疗项目（如牙医、长护等）的报销及服务升级（如单人病房）。二是替代型商业健康险（Full PHI），作为对 SHI 的完全替代，政府对其购买权限设置了要求，仅允许公职人员、个体经营者、收入超过标准而自愿脱离医保的人群购买，覆盖约 11% 的人口，并采用基于风险的定价方法，对低风险群体提供更优惠的价格，带来更灵活定制化的选择。[①]

4. 新加坡实行全民医保，但医保保障范围有限

主要体现在四个方面：（1）设置 1500~2000 新加坡元的免赔额；（2）设置 15 万新加坡元的年度报销上限；（3）设置自付比例，普通病房医疗自付比例在 3%~10%，而高级病房及私立医院的自付比例通常大于 50%；（4）规定报销范围，不包括救护车费用、疫苗及消费医疗（如牙医、医美、生殖健康）等项目。[②] 针对缺口，在高昂医疗费用下，衍生出三类嫁接在医保体系上的商保产品。一是综合健保计划（Integrated MediShield Plan）：最常见的商业健康险类型，可以提高高级病房赔付比例与报销上限，并增加医保目录外的报销项目（如住院前后的治疗、器官移植等），约 70% 的居民购买这一产品。二是附加险（Rider）：需在购买综合健保计划的基础上叠加购买，主要目的是进一步降低免赔额和自付比例，同时增加医保目录外的医疗服务（如中医、长期护理等），约 35% 的居民购买这一产品。三是 5% 的居民购买独立于医保系统的纯商业健康险产品，主要针对非新加坡公民或有高端或特殊医疗需求的人士。

5. 美国是唯一一个没有全民医保制度的发达国家

对职工实行商业医疗保险。大多数（59.3%）65 岁以下的美国人通过

---

① 麦肯锡：《奋楫正当时：中国商业健康险的挑战与破局》，2022 年 6 月。
② 麦肯锡：《奋楫正当时：中国商业健康险的挑战与破局》，2022 年 6 月。

雇主（包括私营和公共部门）安排的团体保险而获得医疗保险。私人保险负担美国医疗总支出的35%，是迄今为止在OECD国家中最高的比例。[①] 虽然保险公司可以自由制定健康保险产品，但为了降低投保人的道德风险、自身运营风险和管理成本，纵使待遇标准不同，但一般都采取共付额、免赔额和最高限额等措施。患者需要支出免赔额以下的所有费用以及免赔额以上的部分费用（比例约为20%），但为了降低患者因大病带来的高费用负担所引发的家庭财务危机，一般情况下，保险公司还设定了个人负担封顶额，当个人自付费用超过一定金额时，不再需要个人支付。免赔额和共付额的设定降低了患者的道德风险，而个人自付额封顶也化解了患者由大病造成的财务风险。因此，这种医疗保险制度设计，既加强了参保人对自身健康负责的意识，又凸显了健康保险互助共济的作用。即便参保人群不幸罹患重大疾病，也仅承担有限的医疗费用，因病致贫问题并不突出。美国针对老年人、儿童、残疾人、低收入人群和军队退伍人员等无力完全承担自己独立购买商业保险的人群，进行了一定程度的公费医疗和商业医疗保险的覆盖，分为联邦医疗保险Medicare、联邦医疗补助Medicaid、儿童健康保险CHIP、军人医疗保险Military等。2020年公共健康保险覆盖率为34.8%。

（二）"灾难性医疗支出"主要依赖国家基本医保

根据世界卫生组织关于家庭"灾难性医疗支出"的定义，一个家庭强制性医疗支出，大于或者超过家庭一般消费的40%，就认为出现了灾难性医疗支出。因此，最核心的是建立一个老百姓应对灾难性医疗费用的止损机制，从而提高医疗保障制度的保障功能。从以上几个代表性国家的实践来看，大都利用基本医保来应对灾难性医疗支出，可以说是国家财政兜底。创新药在医保的占比也都在48%以上，2012~2021年期间460款上市新药纳入医保报销比例，美国为85%，德国为61%，日本和英国均为48%（见图1）。图2为处

---

① 平安证券研究所：《海外主流医保模式研究》，2022年6月26日。

方药支出中创新药的占比。以日本为例，为解决大病患者的医疗费用风险，政府出台了高额医疗费用报销制度。对于年龄小于70岁的人群，当医疗费用高于一定额度时（日本政府将人群划分为高、中、低收入组，不同收入组的高额医疗费用起付线不同），患者只需承担高出部分的1%。将青壮年劳动力群体的医保基金管理风险广泛地向企业和社会组织转移，但政府仍然保留财政兜底的责任。通过支付端建立统一、集中、高效的中心化模式，政府强势地以支付方的身份介入并干预医疗市场。以美国针对老年人群和弱势群体的公共医保为例，Medicare PartD计划主要提供处方药报销（见图3），个人自付有上限，超过一定数额，由保险计划、药厂共同支付。德国的法定健康险则是设置了家庭收入2%的年度自付上线和低于10%的自付比例。因此，这些国家保大病基本上都是利用公共医保，而非商业医保。

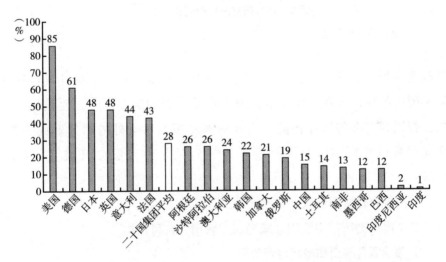

图1 2012~2021年460款上市新药在二十国集团成员国的医保报销比例

资料来源：PhRMA。

（三）商业医疗保险可提供的服务

1.覆盖社保服务缺口

商业医保主要对社保服务缺口进行了覆盖。例如，英国的商保主要

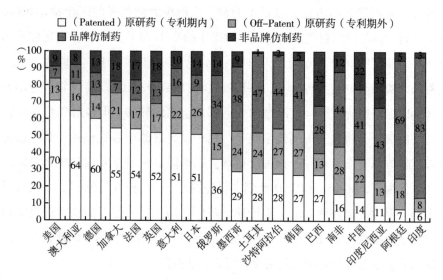

图2　处方药支出中创新药的占比

资料来源：PhRMA。

是补充性的，目的是减少等待时间、升级病房等，覆盖牙科、眼科等国保不覆盖的病，或者为高净值人群提供替代型的医疗保险，覆盖私立医院。德国补充型的医疗保险，主要对医保报销目录外的部分形成补充，涵盖消费医疗项目（如牙医、长护等）的报销及服务升级（如单人病房）。

2.减轻自付费用负担

日本商业健康险主要用来减轻医疗费用的自付负担。

3.覆盖服务缺口和减轻自费负担

法国的商业健康保险可以用来支付社会医疗保险的几乎全部自付部分，还可以用来支付基本医疗保险没有涵盖的一些服务项目，如专家诊疗、检查费用、药物目录之外的费用。新加坡商业保险主要是可以提高高级病房赔付比例与报销上限，并增加医保目录外的报销项目（如住院前后的治疗、器官移植等），进一步降低免赔额和自付比例，同时增加医保目录外的医疗服务（如中医、长期护理等）。

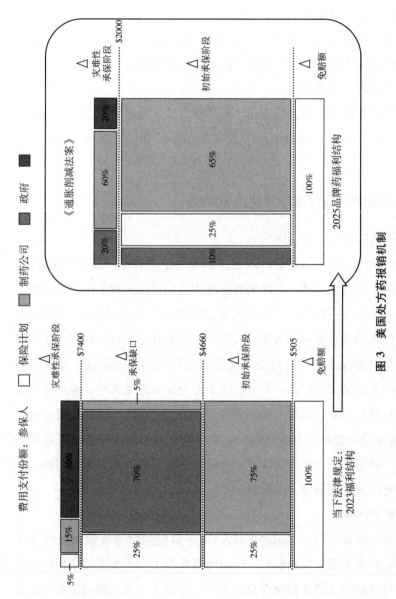

图 3 美国处方药报销机制

资料来源：Foley Hoag，*Summary of Inflation Reduction Act of 2022: Key Drug Pricing Provisions and Implementation Timeline*，2022. 8. 16。

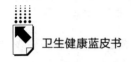

4. 替代社会医保

德国替代型的商业医保是作为法定健康险的完全替代，政府对其购买权限设置了要求，仅允许公职人员、个体经营者、收入超过标准而自愿脱离医保的人群购买，覆盖约 11% 的人口，并采用基于风险的定价方法，对于低风险群体提供更优惠的价格，带来更灵活定制化的选择。

5. 承担社会医保经办服务

商业医保经办国家医保，效率高，更科学，植入健康管理，降低医疗支出。例如，美国商业保险公司经常作为第三方为 Medicare 和 Medicaid 提供保险计划。

（四）促进商业医疗保险发展的国际经验

1. 新加坡的做法

在医保财政压力下，新加坡政府通过积极与企业合作，鼓励商保发展，以拓宽医疗需求覆盖面：其一，新加坡政府为商保产品开放了医保个账的支付方式，居民可以使用医保账户为个人及家庭购买综合健保计划。据统计，约 80% 的商保保费来自医保个人账户；其二，政府在卫生部官网列出了 7 家授权销售"综合健保计划"的商业保险公司及其产品，依托官方渠道宣传指导居民购买商业健康险产品；其三，为了避免民众过度医疗，减少商保公司亏损，政府颁布政策规定附加险不再提供 100% 的报销，用户需要自付至少 5%，为商保公司提供了利益保障。尽管保险公司与政府合作的普惠型产品利润有限，但由此获得了大量客户，为险企带来了额外交叉销售寿险、产险和向上销售商业附加险等产品的机会。

2. 澳大利亚的做法

政府通过医疗保障税（Medicare levy）、年龄附加费等政策来鼓励澳大利亚人在年轻时购买私人医疗保险。通过降低年轻人购买商业健康保险的保费、国家终身补贴购买商业健康保险的费用、对老年人加大购买商业健康保险的补贴力度等手段，使澳大利亚商业健康保险的参保率获得了大幅度的增加，并使参保人群的年龄比例更加合理化，从而为保险公司的正常运营打下了良好的基础。对高收入人群不买商业健康保险的征收 1% 的医疗附加税。如果在 31 岁开始就买私立医疗保险，政府每年可以帮助支出 30% 的保费，到 65 岁还可以享受 35% 的折扣，到 70 岁更可以享受 40% 的折扣。可是，如果 41 岁才开始买，那没有买的年数，就需要按照每年 2% 付额外的保费。[①]

3. 美国的做法

法律规定商业保险公司必须将所筹集保费的 70% 以上（通常为 70% ~ 80%）用于支付病人及其他利民需求，也规定了必须包含的福利内容。明确的法律条款极大地促进了保民的购买动力和商业医疗保险深度及广度的发展。[②]

二 我国基本医保和商业医保对大病医疗支出发挥的作用

（一）大病支出的制度安排

1. 基本医保制度延伸的大病医保制度

大病医疗保险的保障范围是基本医保参保人在基本医保基金报销后，需个人自付的合规医疗费用。各地的合规范围、起付线和封顶线由地方政府确定。（1）城乡居民大病保险的资金来源主要是从城乡居民基本医保基金中划出一定比例或额度。（2）当前，我国并未统一规定城镇职工大病保险的形式。北京市 2020 年开始建立城镇职工大病医疗保障机制，南京市 2020 年起统一城镇职工和城乡居民大病保险，上海市城镇职工基本医保的保障范围涵盖门诊大病报销。上海城乡居民基本医保取消封顶线，大病医保规定的大病范围内，个人自付费用可报销 60%。2023 年 1 月 1 日起，北京城镇职工和城乡居民在基本医保保障基础上，个人自付超过 30404 万元的，可享受大病医保报销，上不封顶（见表 1 ~ 表 3）。

---

① 孔静霞：《全民医疗保障体系下商业健康保险的发展策略分析——国际经验及启示》，《浙江金融》2014 年第 5 期。

② 宣维伟、余悦、黄雨诗、李弯：《美国医保药品目录管理模式分析及借鉴》，《中国医疗保险》2021 年第 8 期。

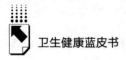

表1 北京、上海、南京三地城乡居民大病保险基本信息对比

项目	北京	南京	上海
报销范围	城乡居民基本医保定点医疗机构发生的、符合本市基本医保报销范围的费用，且在基本医保报销后、在基本医保政策范围内个人自付超过起付标准的部分	参保人员在一个自然年度内发生的基本医保支付范围内的城乡居民医保住院和门诊大病的医疗费用，在享受基本医保待遇基础上，个人自付费用超过大病保险起付标准以上部分	参保居民患规定大病，在本市基本医保定点医疗机构门急诊（含家庭病床）和住院（含急诊留院观察）所发生的、符合本市基本医保规定的个人自付部分
起付标准	30404元（2021年规定）	20000元（2019年规定）	—
报销比例	起付金额至5万元（含），报销60%；超过5万元，报销70%	2万~8万元（含），报销比例60%；8万~10万元（含），报销比例65%；10万元以上，报销比例70%	个人自付费用报销60%
困难人员政策倾斜	符合条件的困难人员，起付标准降低50%，各费用段支付比例在原规定基础上分别提高5pct		本市低保、低收入家庭成员报销65%
资金来源	按一定比例从当年城乡居民医保基金筹资总额进行划拨（上海为2%左右，分期划拨）		

资料来源：平安证券研究所。

表2 北京、南京城镇职工大病保险基本信息对比

项目	北京	南京
报销范围	参保人员享受上一年度城镇职工基本医保待遇后，基本医保政策范围内个人自付医疗费用，扣除单位补充医保和社会救助金额后，超过起付标准以上的部分	参保人员在一个自然年度内发生的基本医保支付范围内的职工医保住院和门诊特定项目的医疗费用，在享受基本医保待遇基础上，个人自付费用超过大病保险起付标准以上的部分
起付标准	30404元	20000元
报销比例	起付标准至5万元（含），城镇职工大额医疗互助资金支付比例60%；5万元以上，支付比例70%	起付标准至4万元（含），报销比例60%；4万~6万元（含），报销比例65%；6万~8万元（含），报销比例70%；8万~10万元（含），报销比例75%；10万元以上，报销比例80%
困难人员政策倾斜	符合条件的困难人员，起付标准降低50%，各费用段支付比例在原规定基础上分别提高5pct	

资料来源：平安证券研究所。

表3　上海市城镇职工医保费用报销比例（2022年）

项目			在职			退休		
			44岁以下	44岁至退休	原"中1人"*	①类	②类	2000年12月31日以前退休
门急诊	自付段标准（起付线）		1500元			700元		300元
	共付段（起付线以上）报销比例	一级医院(%)	65	75	75	80	85	90
		二级医院(%)	60	70	70	75	80	85
		三级医院(%)	50	60	70	70	75	80
住院+留观	统筹基金起付标准		1500元			1200元		700元
	统筹基金最高支付限额		59万元					
	支付比例	起付标准以下	由个人医疗账户历年结余资金支付(不足部分自付)					
		起付线至最高限额	报销比例85%～92%，剩余部分医疗费用，由个人医疗账户资金结余支付，不足部分自付					
		支付限额以上	附加基金支付80%+个人自付20%					

＊指1955年12月31日前出生，2000年12月31日前参加工作的人员。

资料来源：上海市医保局、平安证券研究所。

2. 商业医疗保险

目前我国商业医疗保险主要有百万医疗险（中端医疗险）、高端医疗险、特药险、专病险、社保补充医疗险等（见表4、图4）。补充医疗险可以减轻一些医疗支出负担，但是只能报销医保目录内药品和服务，对医保外的支出没有作用。高端医疗险主要针对高净值人群，百万医疗险的发展也是个险模式，由于保障范围、覆盖人群等限制，也无法分担大部分人的大病支出。重疾险不属于医疗险，属于收入损失险，主要针对中青年人群，既可用于医疗和康复费用，又可弥补收入损失。特药险和专病险只能保障部分医保外药品，保障范围是非带病体及年轻人，保障时间通常是短期，因此市场规模很小。2020年，商业医疗保险赔付支出在医疗费用中的占比仍维持在5%左右（见图5），依然只占据医疗保障体系中较小的一个部分。据麦肯锡研究，2020年2.2万亿元人民币的非医保支出中，商保赔付支出占比仅10%（约2200亿元），且集中在中青年人群的重疾类赔付（见图6）。商业医疗保险对轻疾、慢病及老年人群的保障明显不足，其赔付支出仅占非医保支出的7%左右（以补充型医疗保险及高端医疗险为主），疾病覆盖存在巨大的市场空白。

表4　商业医疗保险基本情况

项目	小额医疗险	中端医疗险	高端医疗险
保费	较低	几百元至几千元	几千元至几万元
保额	1万~5万元	100万~600万元	千万元左右
免赔额	一般零免赔额	大部分为1万元免赔额	免赔额可自选
保障范围	住院	住院、特殊门诊、住院前后门急诊	门诊、住院、孕产、牙科、体检等
报销范围	限社保用药	不限社保用药	不限社保用药
医院范围	公立医院普通部	公立医院普通部	公立医院(普通部、特需部、国际部)、私立医院、外资医院等
医疗服务	一般	较好	豪华
保障地区	中国大陆	中国大陆	全球
保障目的	应对日常疾病	应对有住院需求的重大疾病	应对有住院需求的重大疾病，并享受顶级医疗服务

资料来源：财新智库。

3. 惠民保

惠民保主要是由地方政府相关部门指导或主导、商业保险公司承保、第三方服务商参与运营、消费者自愿参保的普惠型医疗保险产品。它可看作基本医疗保险的一种补充，也是多层次医疗保障体系中的一环。惠民保的主要突破是覆盖带病体，但带病体的赔付比例低于对健康体赔付的比例。当前惠民保的渗透率仅为4.6%，在现有惠民保用户中，有54.4%的用户购买的第一份商业保险就是惠民保[①]，惠民保乃至商业医疗保险在人群中的渗透率都远远不足。

---

① 水滴保险：《惠民保用户洞察报告》，2022。

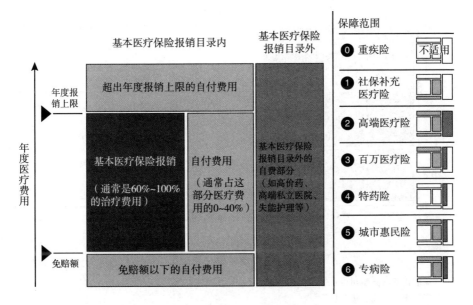

图 4 我国医疗保障体系

资料来源：麦肯锡分析。

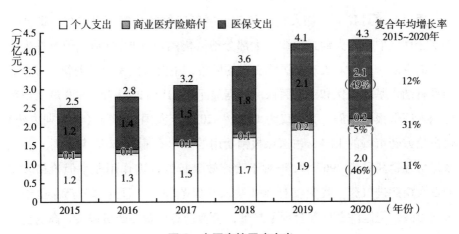

图 5 中国直接医疗支出

资料来源：麦肯锡分析。

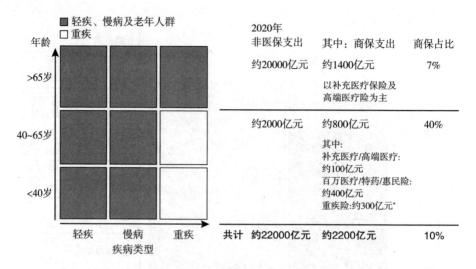

图 6　中国非医保支出

* 假设重疾险给付中近30%用于医疗支出。
资料来源：麦肯锡分析。

（二）我国基本医保和商业医保对个人医疗支出没有兜底

通过前述对我国"保大病"的医保制度安排的分析可以看出，即便我国部分地区取消了大病封顶线（大部分地区仍然设置封顶线），但是并未实质性减少老百姓面对灾难性医疗支出的风险，主要原因是很多创新药等救命药没有纳入基本医保和商业医保。数据显示，2012~2021年，460款上市新药纳入医保报销比例，我国仅为15%。[①] 2021年我国创新药（专利期内药）仅占处方药市场的14%，占医保报销费用的5%。[②] 截至2023年3月，我国医保可报销药品为2967种，[③] 对于治疗效果较好、副作用较小但价格较贵的重大疾病进口药，我国仅有20%纳入医保范围。并且这部分药品虽纳入医保目录，但医院药房断货现象严重，患者仍需自费在药房购买。高药价给

[①] PhRMA.

[②] 《从产业角度看"药谈"｜遇见宋瑞霖》，https：//www.imeta.com.cn/portal/article/index/id/1485.html。

[③] https：//www.gov.cn/fuwu/2023-02-27/content_5743455.htm.

患者带来较大负担。重大疾病高昂的治疗费用和有限的药品报销目录，导致基本医保在重大疾病治疗上实际报销比例相对有限。因此，我国对个人医疗支出没有设置事实上的兜底政策。老百姓常说"能报销的不管用，管用的不报销"。与此同时，我国癌症患者五年生存率大约为40%，与发达国家接近70%的水平仍有差距。[1] 老百姓包括中等收入群体普遍存在生大病焦虑，因病致贫现象时有发生。

目前商业医保还没有对基本医保起到补充作用。首先，对于保障范围，商业医疗保险对医保目录外的创新药覆盖十分有限，除极少部分人群自行购买的高端医疗保险可以囊括全部创新药，百万医疗险、惠民保、特药险、专病险可覆盖小部分外，全靠自费。其次，对于保障对象，目前市面上商业医疗保险产品的目标客群是无既往病史且65岁以下的健康人群，保险行业协会注册的各类医疗险有数千款，但支持65岁以上老年人投保的产品占比微乎其微，不到5%。最需要健康险产品的非标体或老年人口无法适配。当前城市普惠险运行时间尚短，存在数据积累不足、逆向选择导致赔付压力大等问题，是否作为有效降低群众自付费用负担的制度安排，还有待进一步观察。再次，对于保障时间，我国健康险产品以一年期的短期健康险为主，且不保障续保。保险公司医疗保险产品供给的短期性与消费者健康保障需求的长期性存在矛盾。最后，我国商保公司本身能力建设尚有不足。商业健康险整体赔付率低与赔付率超100%共存。据不完全统计，56家财险公司中，赔付率超过100%的有8家，赔付率在70%~100%的有5家，赔付率在50%~70%的有11家，赔付率在20%~50%的有23家，其余公司赔付率低于20%。同时，81家寿险公司中，赔付率超过100%的有1家，赔付率在70%~100%的有8家，赔付率在50%~70%的有5家，赔付率在20%~50%的有44家，其余公司赔付率低于20%。[2]

---

[1] 中国外商投资企业协会药品研制和开发工作委员会（RDPAC），https://www.rdpac.org/index.php?r=site%2Fnews&id=188。

[2] http://finance.china.com.cn/money/insurance/20230315/5955740.shtml。

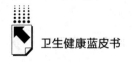
（三）原因分析

一是，我国保险公司健康险经营时间短、经验数据积累不足，同时受制于中国医疗服务供给端体系问题，缺乏系统性、可信赖的医疗健康数据。缺乏基本医保网络衔接，作为医疗服务支付方，险企无法与医疗服务提供方建立有效的合作机制，缺少对医疗服务标准及流程的掌握，难以对患者就医行为的必要性及费用支出规模进行评估，导致医疗费用管控难、效率低。其次，险企目前主要以拒绝高风险人群投保来规避风险，尚未建立深度的数据挖掘和整理能力，对既有数据也难以有效利用，挖掘潜在价值。两大因素叠加，险企在产品设计定价和核保核赔方面缺乏科学性和精准性。

二是，商业医保需嫁接到基本医保上进行发展，但相关政策支持不够。商业医保的销售无法单纯依靠商业营销推动，需要政府将其看作社会保障重要的一部分，给予扶持。美国看似以商保为主，但商保相当大部分的体量是社会医保（Medicare 和 Medicaid）的支付托管，同时在商保参保方面，不论对个人还是企业都设置了有力的税收激励支持政策。澳大利亚政府通过医疗保障税（Medicare levy）、年龄附加费等政策，鼓励澳大利亚人在年轻时购买商业医保，同时加大对老年人购买商业医保的补贴力度，使澳大利亚商保的参保率获得了大幅度的增加，并使参保人群的年龄比例更加合理化，从而为保险公司的正常运营打下了良好的基础。新加坡政府为商保产品开放了医保个账的支付方式，居民可以使用医保账户为个人及家庭购买"综合健保计划"（一种商保），约80%的商保保费来自医保个人账户；新加坡政府还在卫生部官网列出了7家授权销售"综合健保计划"的商业保险公司及其产品，依托官方渠道宣传指导居民购买商业健康险产品。

三是，目前的制度安排下，商业医保难以承担保大病支出任务。我国60岁及以上人群占比不到19%，其医疗费用占总体的比例接近70%，[1] 大

---

[1] 中国银行保险报：《【政策解读】积极拓展老年保险市场》，http：//www.cbimc.cn/content/2022-04/11/content_ 459631. html。

概率生病的都是老人。以美国为例，基于老年人的生病概率高于年轻人的基本判断，美国政府主要保障老年人。年轻人的患病概率小，通过商业保险来完成年轻人的医疗支出需求。美国政府要求商保公司不得以既往症等原因拒保，且需承诺续保，报销不封顶。保险公司还可以通过植入一些健康管理服务，降低发病率，进而减少支出。总之，商业保险公司也是可以赢利的。针对老年人和弱势群体，设置了社会医保（Medicare 和 Medicaid），美国政府主要依靠政府补贴和个人保费，保费根据年收入的变化而不同。目前，面对财政支出压力，美国政府计划把负担转嫁给保险公司、药企，其分别承担60%和20%，[1] 由此逼迫药企降低药费，减少通胀和国家财政负担。我国目前市面上商业医保产品的目标客群是无既往病史且 65 岁以下的健康人群，保险行业协会注册的各类医疗险有数千款，但支持 65 岁以上老年人投保的产品占比微乎其微，不到 5%。[2] 最需要健康险产品的非标体或老年人口无法适配。险企目前主要以拒绝高风险人群投保来规避风险，而不是满足这些人群的需求。

四是，老百姓对商业医保认知不够，购买商业医保的能动性不足。首先，很多人认为有了基本医保就不需要商业医保，并不清楚基本医保报销范围有很大的限制，以及当前许多疾病的用药和治疗项目基本医保并不予以报销。其次，基于观念的原因，大多数患者宁愿最后时刻个人现金支付，甚至倾家荡产，提前买商业保险的动力不足。最后，还存在"理赔难"的问题，也打消了购买商业医保的积极性。从理论上讲健康体通常不愿意购买保险。相反，带病体需求却非常迫切，从慢病、严重的慢病再到重疾各个阶段，不仅有着支付压力，还有优质医和药的需求以及面对医疗服务提供方信息不对称的医疗决策帮助等多方面需求。若生病后才去买保险，也违背了保险的精神，所以需要出台切实政策鼓励大家都提前购买商业医疗保险，做大共济池。

---

① Foley Hoag, *Summary of Inflation Reduction Act of 2022: Key Drug Pricing Provisions and Implementation Timeline*, 2022. 8. 16.

② 中国银行保险报：《【政策解读】积极拓展老年保险市场》，http://www.cbimc.cn/content/2022-04/11/content_ 459631. html。

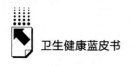

三　建议

（一）划清基本医疗保险和商业医疗保险的边界

在目前我国医保体系的框架下，基本医疗保险和商业医疗保险的边界应该为：基本医疗保险保障普通门诊、仿制药、标准治疗药物、普通病房。超出基本医疗保险的部分，即"看专家、吃好药、住单间"的额外花费，可以交由商业医疗保险或者自费。推动商业医疗保险嫁接到基本医疗保险，形成合力。商业保险与医保共同支持创新药支出，提高创新药可及性。医保是战略性支付，可根据其资金承受能力灵活制订支付标准，不受固定报销比例限制，其余价格可以用市场调节，充分发挥市场调节作用。

（二）立法保障商业医疗保险的重要战略地位

起草"商业医疗保险法"，明确"即收即付、当年平衡、限制回报、鼓励竞争"的基本原则和相关减免税的政策，鼓励商业医疗保险的发展。明确投保人和承保人的权利义务，促进市场竞争，提高理赔效率，给投保人提供优质的医疗保险服务。可在官网列出授权销售特定商业医保的公司及其产品，依托官方渠道宣传指导居民购买商业健康险产品；为了避免民众过度医疗，用户需要自付一定比例，为商保公司提供利益保障。考虑设置年龄附加费，鼓励大家在年轻时就购买商业医疗保险。开放基本医疗保险个人账户的使用权限，允许使用个人账户为本人或家属购买商业健康保险。出台切实政策鼓励企事业单位和员工购买商业医保，大幅提升参保率，并使参保人群的年龄比例更加合理化，从而为保险公司的正常运营打下良好基础。

（三）公开必要医疗相关数据助力商业保险进行产品创新

加强基本医保与商业医保数据互联互通，支持产品开发和精算定价。建议在保证数据安全、客户隐私的前提下，可向商业保险机构开放基本医保数据，前期主要向社会公开分地区、分年龄、分病种的疾病发生率及医疗费用等数据，用于系统对接、数据交互、产品开发、精准定价和有效核保等。同时，支持商保将相关客户数据也回传到基本医保，实现数据双向共享。

（四）引入风险共担机制

可参照国际经验，针对创新药品在疗效和经济性方面的不确定性，引入风险分担协议，由支付方与创新药企业达成协议，共同承担患者使用创新药可能面临的风险。风险分担可以基于治疗效果，也可以基于对医保基金预算的冲击（即基于财务）。基于疗效的风险分担可以要求药企对治疗效果做出保证，对未达到目标结果的部分由药企承担相应的费用。基于财务的风险分担则通过约定费用上限，要求药企对超过上限部分的费用予以承担或给予折扣。

（五）基本医疗保险与非基本医疗保险统一由医保主管部门管理监督

解除投保人的后顾之忧，并依法规范商业医疗保险的行为。在发挥行业监管作用和高度自治上，比如德国联邦金融监管局下设联邦保险监督局，对商业健康保险进行严格监管，主要目标有两个：一是确保被保险人利益；二是确保由保险合同约定的义务在任何时候均能履行。

参考文献

《毕井泉：做好三方面工作　建设有韧性医卫服务体系》，经济参考报，2023年3月26日，http：//www.jjckb.cn/2023-03/26/c_1310705659.htm，最后检索日期：2023年7月31日。

麦肯锡：《奋楫正当时：中国商业健康险的挑战与破局》，2022年6月。

平安证券：《我国医保体系研究——支付方为核心》，https：//pdf.dfcfw.com/pdf/

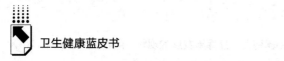

H3_ AP202207281576653276_ 1. pdf？1659044978000. pdf，最后检索日期：2023 年 7 月 31 日。

《从产业角度看"药谈" | 遇见宋瑞霖》，https：//www. imeta. com. cn/portal/article/index/id/1485. html，最后检索日期：2023 年 7 月 31 日。

王喆：《中等收入群体之健康焦虑》，《财新智库》2019 年 1 月。

孙冬悦、孙纽云、房珊杉等：《大病医疗保障制度的国际经验及启示》，《中国卫生政策研究》2013 年第 1 期。

孔静霞：《全民医疗保障体系下商业健康保险的发展策略分析——国际经验及启示》，《浙江金融》2014 年第 5 期。

《走进法国医疗保险》，《天津社会保险》2016 年第 2 期。

B.13
推进中国仿制药产业高质量
发展的对策探讨

徐长春 毕成良*

摘 要: 仿制药是我国药品市场的基本盘,一直保持着我国药品市场主力军的地位,90%以上的药品生产企业是仿制药企业。目前主要存在药品质量低疗效差、一致性评价工作进展缓慢等六大问题,需要采取建设高质量药企、加大一致性评价力度、完善仿制药集中采购制度、抑制恶性竞争、保证中标药品质量和供应等五方面措施,推进我国仿制药产业高质量发展。

关键词: 仿制药产业 高质量发展 医疗卫生服务体系

为建立优质高效的医疗卫生服务体系,着力解决民众"看病难、看病贵"问题,国家实施了综合性"三医"改革措施,有力地推动了我国医疗卫生事业的发展。在医药领域,国家推出的仿制药一致性评价和集中带量采购措施,有力地促进了仿制药行业的发展和竞争力的提高。当前,立足现实,我们还要在跟踪评估仿制药市场的基础上找出限制仿制药行业进一步发展的新瓶颈,推动我国仿制药产业高质量发展。

一 仿制药是我国药品市场的基本盘

随着近年生物科技的进步和对外开放的深入发展,我国创新药产业取得

---

* 徐长春,中国国际经济交流中心世界经济研究部研究员,博士;毕成良,中国国际经济交流中心世界经济研究部助理研究员,博士。

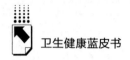
了长足进步，与仿制药一起共同构成了我国药品市场的重要组成部分。但是，从基本医疗保障的角度看，仿制药仍扮演着我国药品市场主力军的角色。

我国药品市场的基本盘仍然是仿制药。随着我国经济社会的发展和疾病谱的演进，从产业规模上看，仿制药一直保持着我国医药市场主力军的地位。从国家药品监督管理总局发布的统计数据看，目前我国 7800 多家药品生产企业，90%以上是仿制药生产企业。[①] 早在 2013 年，我国企业生产的药品约有 97%为仿制药。[②] 受发展阶段的限制，作为仿制药生产大国及使用大国，我国在国际仿制药市场扮演着重要角色，我国仿制药在全球医药市场中的占比高于全球平均水平。可见，我国医药市场的基本格局就是仿制药占据主导地位，创新药所占比例低，仿制药是我国药品市场的基本盘。

在未来较长的一段时间内，我国药品市场以仿制药为基本盘的格局不会有大的改变。首先，仿制药市场规模发展趋势表明，未来我国药品市场的基本盘仍是仿制药。如图 1 所示，根据华经产业研究院的研究，2021 年中国仿制药市场规模为 1344 亿美元，2017~2021 年复合年均增长率为 0.45%。[③] 随着仿制药一致性评价的持续推进以及国家药品集中带量采购的深入实施，我国仿制药市场格局正在逐步重塑，劣质仿制药将被淘汰，预计仿制药市场未来增幅将放缓，但也动摇不了仿制药的主力地位。整体来看，全球仿制药市场规模呈现上涨态势。2021 年全球仿制药规模为 4146 亿美元，2017~2021 年复合年均增长率为 5.01%（见图 2）。[④] 首先，我国仿制药市场虽有

① 《国家药品监督管理总局·药品生产企业》，2019 年 5 月 13 日，http://samr.cfda.gov.cn/WS01/CL0412/。
② 许明哲、牛剑钊、陈华等：《浅谈仿制药质量一致性评价过程管理的原则及政策依托》，《中国新药杂志》2013 年第 21 期，第 2475~2478 页。
③ 华经产业研究院：《2023 年中国仿制药市场规模、剂型占比及重点企业分析》，https://baijiahao.baidu.com/s? id=1764316044659998777&wfr=spider&for=pc。
④ 华经产业研究院：《2023 年中国仿制药市场规模、剂型占比及重点企业分析》，https://baijiahao.baidu.com/s? id=1764316044659998777&wfr=spider&for=pc。

下行压力,但因受到国际市场的拉抬作用而会保持相对平稳运行状态,即继续保持基本盘地位。其次,从用药实践效果看,创新药很难担起保基本的重任。创新药代表了人民健康水平的想象空间,标志着人们对健康的更高追求;仿制药代表了人民健康的基础,是提高药品可及性和解决"看病难、看病贵"问题的重要途径。从世界卫生组织的统计看,医生开具的处方中仿制药占85.5%,却只消耗12%的医药费用支出。[①] 除少数高等级治疗需求外,我国绝大多数疾病使用的药品仍是仿制药。因此,从用药实践看,仿制药是我国医药市场的基本盘。最后,医疗经费的限制,决定了仿制药的基本盘地位短期难以改变。受国家财力的限制,我国医保可用资金有限,支撑不起全民使用价格昂贵的药物。创新药一般价格不菲,无法承担起我国医疗保障主力军的重任。这使得廉价等效甚至超效的仿制药更符合我国基本医疗保障的需要。因此,我国药品供给只能以仿制药为基本盘,以创新药为辅助,共同完成医疗保障任务。仿制药在我国药品市场的主力军角色,短期内难以改变。

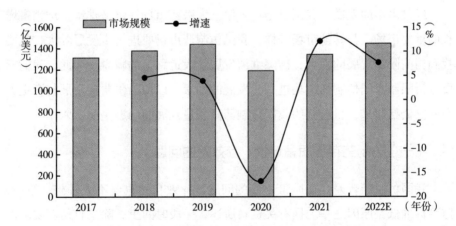

图1 2017~2022年中国仿制药市场规模变化情况

资料来源:公开资料,华经产业研究院整理。

---

① 牛正乾:《因"廉价"被"抛弃",仿制药的出路在哪里?》,2021年11月5日,https://new.qq.com/rain/a/20211105A019WS00。

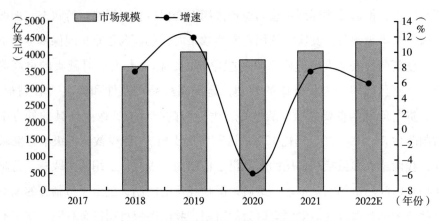

图 2　2017~2022 年全球仿制药市场规模变化情况

资料来源：公开资料，华经产业研究院整理。

二　我国仿制药发展面临的发展瓶颈

经过多年的发展，我国已是世界第三大医药市场，也是推动全球销售增长的重要市场。与其他市场一样，我国仿制药市场要进一步发展壮大，就要找到当前限制发展的因素，破除继续发展壮大道路上的障碍。为此，我们就要分析限制我国仿制药市场进一步发展的因素，以便为仿制药发展打开更大空间。概括起来，目前制约我国仿制药高质量发展的问题主要有六个。

（一）仿制药存在质量堪忧、疗效差的问题

我国仿制药普遍存在质量不高的问题，疗效自然也就不太理想。第一，监管标准低是原因之一。据有关资料所述，一段时间里，除了首仿药要求以相应的创新药为参照标准进行仿制，一般二仿、三仿等阶段的仿制药就不是必须以原研药为参照对象了，而是可以以市面上任一款合格的药为参照基准。一般而言，首仿只能做到原研药质量和疗效的 80%，二仿只能做到首仿药质量和疗效的 80%。所以，经过多次仿制之后，仿制药的质量和疗效就会逐代下降，一代不如一代。这是我国仿制药质量和疗效不好的重要原因

之一。当前，我国在一致性评价方面还是存在一定程度的要求严而实际执行有些不到位的问题。第二，仿制药制剂工艺落后。经过几十年的努力，我国药企总体基本过了原料药生产关，而且我国还因此成了全球原料药出口大国。但是，制剂工艺一直是制约我国仿制药企业发展的短板。这直接导致我国仿制药企业长期处于低仿状态的尴尬局面。许多仿制药，我国药企虽然能生产出有效成分，但因制剂工艺落后而无法生产出与原研药药效类似的仿制药。第三，我国仿制药辅料生产管理不严格，质量不过关。我国药厂的辅料生产质量控制标准不严格，导致甚至同一药厂不同批次的辅料质量都可能存在较大差异。这导致使用不同批次辅料生产的药品都可能存在质量差异；不同企业在仿制原研药时采用不同来源的辅料而导致仿制药物理和化学性质、药理学活性、稳定性和安全性等与原研药存在较大差异，进一步影响到仿制药的疗效。第四，除药品原料差异之外，参比制剂也是一项影响仿制药质量和药效的重要因素。在仿制药研发过程中，药企需要对参比制剂进行深入研究，以便全面、系统地了解其质量特性。然而一些仿制药研发企业只是为了满足审评要求而将一些质量指标进行简单对比，并未清楚认识关键的质量属性，因此仿制药从研发源头失去了质量基础。[1] 第五，政策投机也是仿制药质量不高、疗效堪忧的原因之一。有专家调研发现，集采政策下，存在医药企业减少药品的有效成分的现象，以降低药品质量来控制成本。即使有仿制药一致性评价保证药品基本质量，但仿制药质量与印度相比仍存在差距。同时，集采低价中标的机制会导致高品质仿制药落选，造成"劣币驱逐良币"的现象。[2] 我国实施国家集中带量采购的初衷之一，就是以市场份额换仿制药虚高的价格。但由于政策还在完善过程中，集中带量采购的仿制药就出现了质量难以保证的现象。其中的原因主要是，集采中标企业在低价中标后为谋取更高利润，多采取各种手段降低成本，导致其药物质量降低。

---

[1] 戴国琳等：《我国仿制药发展现状及对策研究》，《中国医药科学》2022年第2期，第186页。
[2] 崔秀娟等：《集采常态化背景下重构我国仿制药新格局——基于印度的5点启示》，《卫生软科学》2022年第10期，第66页。

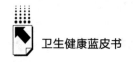
（二）我国仿制药企业国际化水平不高的问题

由于仿制药生产能力落后，我国仿制药企业国际化程度也很低。医药企业的产品要进入国际市场就要通过国际上公认的专业机构认证，取得进入国际市场的相应资格，才能将相应药品销往海外。在国际化方面，我国仿制药企业远不及印度的药企。印度企业无论是原料药出口时期还是仿制药发展时期都积极争取国际认证。原料药的认证方面，2008 年印度在美国 FDA 获得的 DMF 占总量的 32%，位居世界第一，而同期中国的 DMF 认证仅为印度的 1/3。① 以进入美国市场的简化新药申请（ANDAs）为例，我国审批通过的申请数量远不及印度，产品和企业的国际认证工作也未能迅速展开，导致中国仿制药在国际竞争中和印度仿制药相差甚远。② 很明显，我国药企的国际化之路还很长。

（三）仿制药质量一致性评价工作进展缓慢问题

在政策制订方面，我国仿制药质量一致性评价政策体系完善较快。早在 2012 年，我国就提出了仿制药质量一致性评价问题，2017 年也完成了首批仿制药的一致性评价工作。2020 年，我国发布了《全国药品集中采购文件》。该文件明确要求，仿制药产品必须通过国家药品监管局的仿制药一致性评价，在质量和疗效上与原研药一致。仿制药在上市前要经过质量一致性评价，以保证仿制药质量。

但在实际推进过程中，我国仿制药一致性评价工作进展并不理想。按照规定，我国仿制药质量一致性评价的对象主要是 2007 年《药品注册管理办法》出台之前已经上市的药品，涉及面很宽，评价工作量很大。而且，仿制药一致性评价是一项复杂工作，涉及药品生产整个过程，如处方、工艺、

---

① 李明珍：《印度医药制造业发展路径、特点及其启示》，《科技管理研究》2011 年第 17 期，第 34~37 页。
② 崔秀娟等：《集采常态化背景下重构我国仿制药新格局——基于印度的 5 点启示》，《卫生软科学》2022 年第 10 期，第 66 页。

原辅料、储存和包装等，而且不同剂型的仿制药评价方法也会存在不同的选择。所以，仿制药一致性评价客观上存在较大的困难。另外，在仿制药质量一致性评价过程中，各药品生产企业技术人员对《药品生产质量管理规范》相关规定的理解不同、评价水平差异等因素，也会引发药品生产原料之间的差异。这些复杂因素的综合作用会导致仿制药参比制剂的质量不同，严重阻碍仿制药质量一致性评价工作进展。这些主观和客观因素叠加在一起，就导致我国仿制药一致性评价工作进展缓慢。

（四）集采价格过低导致仿制药行业发展风险问题

在集采的市场环境下，国家集中采购对仿制药企业生存发展来讲是关键性影响要素。因此，各药企都极尽所能争取集采订单。在这个过程中，各企业参与集采报价活动都会把药品报价压到极致，以最大可能地争取获得集采订单。虽然企业在参与投标报价时，均进行了严密的成本测算，但在静态固定的中标价格下，成本是动态变化的。居高不下的原料、环保、注册以及申报成本，巨大的药品价格降幅，加上疫情的冲击，诸多不确定因素都可能使得企业测算的"最低价"失效，导致药企违约断供。[①] 我们大家都熟悉的案例就是华北制药违约断供集采中标药布洛芬缓释胶囊。目前这种事件虽然并不多，但也说明集采违约导致的仿制药断供的风险还是存在的。只要现有的集采竞价机制不进一步完善，这种风险和威胁就一直存在，影响区域常用仿制药供应的稳定性；而且集采价格压得过低，也影响了药企的研发投入，药企转型升级就会变得艰难，对仿制药行业发展造成战略性负面影响。

（五）仿制药企业自主研发投入不足的问题

企业仿制药生产的主要支柱是制剂工艺，制剂工艺又涉及生产设备等诸多方面。其水平提高需要长期的研发和积累，需要长期努力。这就要求药企

---

① 崔秀娟等：《集采常态化背景下重构我国仿制药新格局——基于印度的5点启示》，《卫生软科学》2022年第10期，第66页。

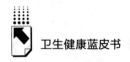

不断增加研发投入，升级生产设备，淘汰落后设备。另外，仿制药企业还需大力推进仿制药反向工程，以破解原研药的关键辅料（如缓释材料、崩解剂、表面活性剂、润滑剂等）的种类和用量等技术信息。要完成诸如此类的工作，无疑需要巨大的人力、物力和资金投入。但是，现实恰恰是，我国仿制药行业缺乏专利、研发、管理等领域的高端人才，药品企业的经营能力不足。也就是说，我国制药企业缺乏独立研究和开发药品的能力。所以，我国很多企业在研发药品时只能简单模仿；仿制生产出的仿制药质量水平低、重复现象严重。由此，仿制水平的落后导致企业盈利能力的不足，盈利能力的不足又会导致研发投入的不足；反过来，研发投入不足又进一步制约了仿制药企业的发展进步。拥有自主知识产权、真正可以引领和带动仿制药行业发展的头部企业难以产生，实际限制了我国整个仿制药行业的发展。

（六）仿制药法律法规体系不健全的问题

与药品领域的发达国家相比，我国仿制药相关法律法规体系建设还很落后。目前，我国仿制药领域尚缺乏完整的制度体系。这从一些现象上就可以看出。目前，我国医药产业仍面临企业核心专利少、药品重复申报且水平低等问题。表面上看，这是企业生产经营问题，实际上是相关法律制度和机制不健全不完善的直接产物。虽然我国颁布并实施了《药品管理法》《药品管理法实施条例》《药品注册管理办法》等药品产业的法律，也明确了药品注册审批的条件、程序、专利申请、药品专利纠纷解决途径等。但是，这就如我国《药品注册管理办法》为药品专利链接制度的实施提供了法律依据，而我国现有的药品专利链接机制实施仍缺乏可操作性一样，实际上很难保证上市仿制药的安全性和有效性。所以，从这个意义上讲，我国仿制药领域法律法规体系建设还任重而道远。

三 促进我国仿制药高质量发展的政策建议

当前，我国仿制药产业发展已经取得了不小的成绩，具备了向更高层次发展的坚实基础。针对当前我国仿制药行业存在的问题，建议我国仿制药行业在以下几个方面做出努力，以更好更快地促进仿制药行业高质量发展。

（一）推进仿制药企业加大研发投入，打造高质量药企，为进军国际市场奠定坚实基础

一是国家制订财政税收和进入等方面的政策，鼓励仿制药企业在研发方面投入，推动药品生产企业和药品生产技术人员重视对药品研发、生产、存储等知识的储备，鼓励企业从药物的合成方法、辅助原料的选择和控制、参比制剂的开发等诸多维度推进仿制药的创新和研发。二是制订有利于仿制药企业国际化的跨境政策，鼓励我国仿制药企业关注国际仿制药市场的发展，推进其与国际知名药企合作，学习其先进的技术和管理经验，发挥优势，联合开拓国际国内市场。三是鼓励国内仿制药企业进行国际认证，将国内有实力的仿制药企业推向国际，增强我国仿制药企业在国际药品市场上的国际竞争力。

（二）夯实一致性评价基础设施，继续鼓励企业开展仿制药质量疗效一致性评价，落实有关奖励政策

我国已经在仿制药一致性评价方面取得了很大成绩，但仍需夯实一致性评价基础设施。当前，我国通过仿制药质量疗效一致性评价或视同通过一致性评价的仿制药已经覆盖940多个品种。但是这还不够，我们应汲取国外先进经验，实施药品质量再造工程，持续不断地把药品质量抓上来。美国药品质量监管水平得到全世界广泛认可，医药技术也被全球公认为最为先进。为促进企业对仿制药生产工艺的深入研究，大幅度提高仿制药质量，日本制定了《医疗用医药品品质情报集》，并启动了"药品品质再评价工程"。我国要借鉴美日提升药品质量的做法，加强政府监管，制订和完善仿制药一致性评价的相关政策法规，细化相关指导原则和评价方法，有效推进仿制药一致性评价工作，大幅提升仿制药整体质量。建立健全企业处方、工艺及溶出曲线等一致性评价基础数据库，建立科学合理的溶出度方法，利用溶出

曲线等技术手段，提升一致性评价质量，避免"一次性评价"，加强对过评品种的监管，加强上市后监管，提升我国仿制药质量整体水平。在药物一致性评价过程中，以已经发布的相关指导文件或目录为基础，建立像美国橙皮书数据库以及生物等效性的相关研究方法数据库等，方便药品研发者及申请人进行药品相关信息的查询。借鉴国外先进做法，建立一个更加全面的数据库系统，对仿制药的参比制剂目录及时更新，规范药品辅料的使用信息，并建立相应的体外、体内溶出方法数据库，为研发企业及时获取更新信息提供便利，推动仿制药一致性评价工作有效实施。在一致性评价的执行环节，在已有奖励措施的基础上，推出更多鼓励企业进行一致性评价的措施，加大奖励力度，兑现奖励政策，调动企业开展仿制药质量疗效一致性评价工作的积极性，切实把仿制药质量疗效一致性评价工作落到实处。

（三）继续完善仿制药集中带量采购政策，确保中标产品销售有利润、经营可持续。抑制恶性竞争，保证中标药品质量和供应

国家集中带量采购政策旨在解决药品价格虚高问题，为患者提供高质量药品，在设计之初也将医药企业健康发展纳入考量。国家集中带量采购政策以"招采合一、量价挂钩"为基本原则，"带量"意味着企业将提前对用量有预期，减少了企业运营的不确定性。集采通过公开透明、公平公正的竞争方式，意在逐步完善医药领域以市场为主导的价格形成机制，引导企业加强质量和成本控制，积极开展产品研发和一致性评价，推动医药行业高质量发展。但在执行过程中，却出现了部分药企为进入国家集采名单而超承受能力压低价格的行为，并进一步引发了药品供应难以保障的违约案件，也出现了供给药品质量下降的情况。所以，面向未来，要完善国家集中带量采购政策，加强集采药品成本核算，在降低药价的前提下，切实遏制药企在药品价格上的恶性竞争，确保中标药企销售有利润、经营可持续。与此同时，还要保证采购药品质量，加强对中标企业的全过程检查监督，切实保证药品供应安全。

（四）研究明确未通过一致性评价药品文号的退出政策，迫使多年不生产的僵尸文号退出市场，减轻监管压力

我国药品有近一半在质量和疗效上无法保证。目前通过一致性评价和按新标准批准上市的仿制药已经有 5238 个品规，覆盖约 900 个品种，但仅相当于医疗机构经常使用药品的一半。这意味着，医疗机构经常使用药品的另一半是未通过一致性评价和未按新标准上市的仿制药。如何让这部分未通过一致性评价、质量低药效差的药品文号退出市场，是提高我国药品质量和疗效的关键。目前，按照现有的药品监管法律法规，药监部门对没有通过一致性评价的药品采用不再批准注册的政策，相关批文也就退出医药市场。在一致性评价等政策的综合作用下，大批药品正逐渐被清出市场。但是，从上面医疗机构经常使用药品的数据看，很显然，一些未通过一致性评价的药品还在生产并进入了流通市场，而且量还不小。所以，研究如何让这些低质量低疗效的药品退出市场，即如何让这类批文退出政策有效性，就成为药监工作的重中之重。问题解决既要考虑经济效益也要考虑社会效益。如果在激进的行政"一刀切"和和缓的市场手段之间进行选择的话，建议通过市场手段，比如对药品批文收取监管费。因为，对药企来讲，药品批文代表了经济利益，在附加了监管费之后，批文的存在就不是最低收益为零的问题，有些时候可能就是负值了。如果批文带来的收益是负值，就会迫使多年不生产的僵尸文号退出市场，同时也减轻了监管压力。

（五）进一步加强质量监督，确保仿制药与原研药质量和生物利用度一致、临床疗效一致

当前，通过与未通过一致性评价的药品在市场共同流通，我国药品行业正处于由没执行过一致性评价的市场向通过一致性评价的市场转变的过程中，药品市场参差不齐。因此，加强质量监督，是确保仿制药与原研药质量和生物利用度一致、疗效一致的有效手段。因此，药监部门要进一步加大质量监督力度，加快推进我国药品市场的现代化，增进人民的健康福祉。对部

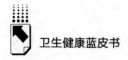

分临床人员反映的个别通过一致性评价的药品临床疗效与原研药有差距的问题，应当引起高度重视，研究制订有效评价和监督处理的措施。

参考文献

崔秀娟等：《集采常态化背景下重构我国仿制药新格局——基于印度的5点启示》，《卫生软科学》2022年第10期。

戴国琳等：《我国仿制药发展现状及对策研究》，《中国医药科学》2022年第2期。

创 新 篇
Innovation Reports

B.14
中国药品知识产权保护的
政策进展与未来展望

杨悦 康韦 杜鑫 罗兴献 姜晓萌*

摘 要： "十三五"期间，中国生物医药创新已经由跟仿和抢仿（V1.0）
向快跟和并跑（V2.0）转变，未来将向原始创新阶段（V3.0）
迈进。中国的药品知识产权保护强度随着中国医药产业发展逐渐
升级，正在由 IP V2.0 向 IP V3.0 迈进。药品审评审批改革推动
中国药物创新与产业国际化进程提速，国内创新药上市申请和获
批数量持续增加。中国药品专利申请和授权量已经进入国际前
列，国内创新型药企的研发创新初露锋芒，但与跨国药企仍然存
在较大差距。IP V3.0 将为制药强国战略提供向自主创新跨越的

---

* 杨悦，清华大学药学院研究员、博士生导师，国家药品监督管理局创新药物研究与评价重点
实验室主任，主要从事药品监管科学与法律政策研究；康韦，中国外商投资企业协会药品研
制和开发工作委员会（简称 RDPAC）执行总裁；杜鑫，清华大学万科公共卫生与健康学院
博士研究生，主要从事药品监管科学研究；罗兴献，清华大学药学院博士后，主要从事抗肿
瘤创新药临床试验的优化设计和知识产权保护研究；姜晓萌，清华大学药学院科研助理，主
要从事药品监管科学与法律政策研究。

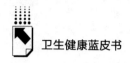
原动力。本报告提出以下建议：完善中国 IP V3.0 保护体系，创建创仿利益动态博弈良性机制；利用 IP V3.0 明确新药范围，重构创改仿市场秩序；完善并落实数据保护和市场独占期制度，引导药物研发创新的方向；完善药品专利纠纷早期解决机制、药品专利期补偿制度，解决关键问题；完善 IP V3.0 的配套相关政策。

关键词：　知识产权　医药创新　专利期补偿　数据保护

2006 年，国务院发布《国家中长期科学和技术发展规划纲要（2006～2020 年）》，设定进入创新型国家行列的战略目标，"重大新药创制专项"启动，中国医药创新起步。[①] 2008 年《国家知识产权战略纲要》设定到 2020 年将我国建设成为知识产权保护水平较高的国家的目标。党的十八大提出要实施创新驱动发展战略，实施知识产权战略，加强知识产权保护。[②] 2021 年《知识产权强国建设纲要（2021～2035 年）》战略目标再升级，推动我国从知识产权大国走向知识产权强国。[③]

"十三五"期间，中国生物医药创新已经由跟仿和抢仿（V1.0）向快跟和并跑（V2.0）转变，未来将向原始创新阶段（V3.0）迈进。知识产权保护水平代表中国制药产业的核心竞争力，坚持"创新驱动发展"是知识产权强国和制药强国的共同指南。

① 《国家中长期科学和技术发展规划纲要（2006～2020 年）》，中国政府网，https://www.gov.cn/jrzg/2006-02/09/content_ 183787.htm，最后访问日期：2023 年 8 月 9 日。
② 《国务院关于印发国家知识产权战略纲要的通知》，中国政府网，https://www.gov.cn/zwgk/2008-06/10/content_ 1012269.htm，最后访问日期：2023 年 8 月 9 日。
③ 《中共中央　国务院印发〈知识产权强国建设纲要（2021～2035 年）〉》，中国政府网，https://www.gov.cn/zhengce/2021-09/22/content_ 5638714.htm，最后访问日期：2023 年 8 月 9 日。

一　中国迈向 IP V3.0 时代，即将开启
"强"保护模式

随着 1984 年《专利法》的颁布和 1992 年、2000 年、2008 年的三次修正，药品知识产权保护力度由"弱"逐渐转"强"，IP V1.0 版升级为 V2.0 版。2020 年《专利法》第四次修改，[①] 与审评审批制度改革同步前瞻性布局，中国的药品知识产权（IP）保护水平随着中国医药产业发展逐渐升级，正在由 IP V2.0 向 IP V3.0 迈进（见图 1）。药品知识产权保护水平与美国等发达国家正在缩小差距。

中国 IP V3.0 阶段最显著的标志是知识产权保护措施的综合运用，引入药品专利期延长、药品专利纠纷早期解决机制，完善药品试验数据保护制度和市场独占期保护制度，全面加强药品知识产权保护。

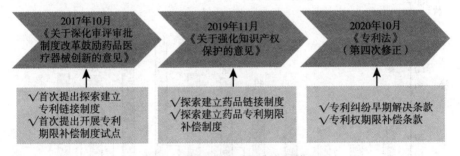

图 1　我国药品专利制度发展情况

二　鼓励创新政策成效显现，中国药物
研发创新蓬勃发展

2015 年是我国药品审评审批制度改革的元年，国务院印发《关于改革

---

① 《中华人民共和国专利法》，中国人大网，http://www.npc.gov.cn/npc/c30834/202011/82354d98e70947c09dbc5e4eeb78bdf3.shtml，最后访问日期：2023 年 8 月 9 日。

药品医疗器械审评审批制度的意见》①。2016 年成为药品审评审批制度改革成效初步显现的分水岭，随着国家药品监督管理局加入 ICH 和成为管理委员会成员，中国药品审评审批制度与国际先进水平全面接轨。

申请临床试验（IND）数量预示着未来潜在上市的新药数量。目前，境内申请人在研新药 IND 申请和获批数量已超越境外申请人。国内创新药上市申请和获批数量持续增加，临床急需进口药品上市速度加快。仿制药上市申请和获批数量逐年增加，创仿平衡政策效果明显（见图 2、图 3）。

根据 RDPAC《2015~2020 年发展回顾及未来展望》数据，2020 年中国创新药研发管线的产品数量居全球第二（占 13.9%）。从中国获批 IND 药物治疗类别和在研管线来看，治疗领域前 3 的分别为抗肿瘤药物、抗感染药物、免疫系统药物。抗肿瘤等部分治疗领域药物研发呈现过热局面，存在潜在的高水平重复研发风险。

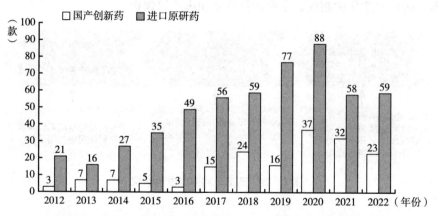

图 2 2012~2022 年国产创新药和进口原研药上市申请数量

注：国产创新药包括新 1 类境内外均未上市的化药和生物制品以及旧注册分类中的化药 1.1 类和 1.2 类，不包括中药；进口原研药包括新注册分类中的 1 类化药（进口）和生物制品、5.1 类境外已上市境内未上市的原研化药和生物制品、3 类生物制品，下同。

资料来源：Insight 数据库、CDE 药品审评报告。

---

① 《国务院关于改革药品医疗器械审评审批制度的意见》，中国政府网，https://www.gov.cn/zhengce/content/2015-08/18/content_10101.htm，最后访问日期：2023 年 8 月 9 日。

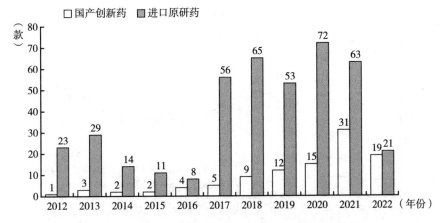

图3 2012~2022 年国产创新药和进口原研药获批数量

注：国产创新药包括新 1 类境内外均未上市的化药和生物制品以及旧注册分类中的化
药 1.1 类和 1.2 类，不包括中药；进口原研药包括新注册分类中的 1 类化药（进口）和生
物制品、5.1 类境外已上市境内未上市的原研化药和生物制品、3 类生物制品，下同。

资料来源：Insight 数据库、CDE 药品审评报告。

三 中国药品专利申请和授权量已经进入国际前列

PCT（专利合作条约）专利申请量是衡量医药产业健康发展的重要评判指标。中国药品 PCT 专利申请量已跃居全球第 3 位，仅次于美国和欧盟。2020 年，美国化学药品 PCT 专利申请量仍为我国的 3.1 倍以上，生物制品 PCT 专利申请量为我国的 3.7 倍以上（见图 4、表 1）。

国家知识产权局受理的所有专利中，我国在各国药品专利申请量排名中位居第 1（见图 5）。化学药品和生物制品专利申请人中企业申请人占比为 50%左右，企业已经成为研发创新主体，院校及科研院所提交申请占比呈现略微增长趋势。

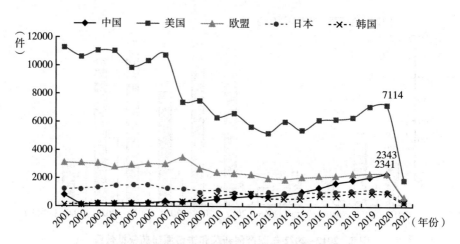

图4 2001~2021年各国药品PCT专利申请数量

资料来源：智慧芽数据库（数据截至2021年9月，由于尚有大量专利申请未公开，2021年数据偏少）。

表1 2001~2021年各国药品PCT专利申请数量排名

排名	2001年	2002年	2003年	2004年	2005年	2006年	2007年	2008年	2009年	2010年	2011年
1	美国	美国	美国	美国	美国	美国	美国	美国	美国	美国	美国
2	欧盟	欧盟	欧盟	欧盟	欧盟	欧盟	欧盟	欧盟	欧盟	欧盟	欧盟
3	日本	日本	日本	日本	日本	日本	日本	日本	日本	日本	日本
4	中国	韩国	韩国	中国	中国	中国	中国	中国	韩国	韩国	韩国
5	韩国	中国	中国	韩国	韩国	韩国	韩国	韩国	中国	中国	中国

排名	2012年	2013年	2014年	2015年	2016年	2017年	2018年	2019年	2020年	2021年
1	美国	美国	美国	美国	美国	美国	美国	美国	美国	美国
2	欧盟	欧盟	欧盟	欧盟	欧盟	欧盟	欧盟	欧盟	欧盟	欧盟
3	日本	日本	日本	中国	中国	中国	中国	中国	中国	中国
4	韩国	中国	中国	日本	日本	日本	日本	日本	日本	日本
5	中国	韩国	韩国	韩国	韩国	韩国	韩国	韩国	韩国	韩国

资料来源：智慧芽数据库（数据截至2021年9月，由于尚有大量专利申请未公开，2021年数据偏少）。

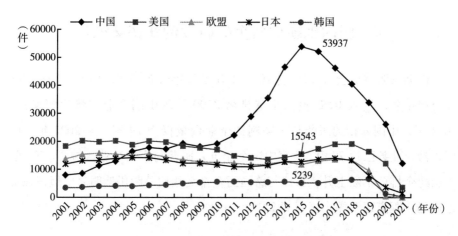

图 5　2001~2021 年各国药品专利申请情况

化学药品 PCT 专利申请最多，化学药品及生物制品 PCT 申请增势显著（见图 6）。未来生物制品专利国内申请量可能超越化学药品。各治疗领域 PCT 专利申请量增加，抗肿瘤、神经系统及精神障碍用药居前。

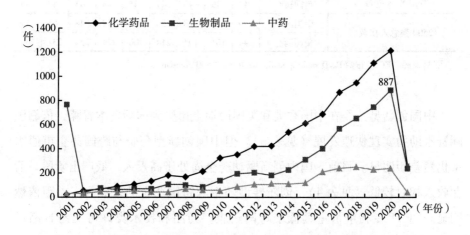

图 6　2001~2021 年我国各类药品 PCT 专利申请情况

注：2001 年生物制品 PCT 申请中，仅上海某公司一家就申请了 726 件，但均未获得授权。

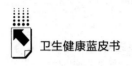

四 国内创新型药企的研发创新初露锋芒

根据欧盟委员会（EC）自 2014 年开始每年公布的 R&D 投入全球 2500
强公司排名，进入 R&D 投入全球排名 2500 强的中国企业数量逐年增加。
2014 年，中国入榜的医药与生物制造企业数量仅为 19 家。至 2022 年，中
国入榜企业数已达 79 家，4 家中国企业进入医药与生物制造领域 Top50 强。
中国药企排名不断上升，虽然与跨国药企排名相比差距仍然明显，但正在加
速追赶，距离逐渐缩小（见表 2）。

表 2 我国药企与美国药企入榜 R&D 投入全球 2500 强公司排名情况

领域	药企	2014 年	2015 年	2016 年	2017 年	2018 年	2019 年	2020 年	2021 年	2022 年
医药与生物制造领域 Top50 入榜数	中国药企	0	0	0	0	0	1	3	2	4
	美国药企	21	18	20	20	18	20	21	23	24
医药与生物制造领域 Top100 入榜数	中国药企	1	2	3	1	4	9	10	12	14
	美国药企	42	39	43	47	45	44	45	47	45
2500 强总入榜数	中国药企	19	21	28	30	33	44	48	65	79
	美国药企	144	161	195	214	200	221	234	231	263

资料来源：EC 发布的 R&D ranking of the world top 2500 companies。

中国创新型药企在中国香港和美国两地上市受到国际资本青睐，依靠国
际资本助力实现快速发展（见表 3）。但中国创新型药企与跨国药企市值水
平仍然差距明显。目前，国内创新驱动药企尚处于高投入、低产出阶段，营
业收入相对较低（见表 4），创新转型药企与跨国药企的营业收入差距依然
明显。[①] PCT 专利申请量远低于跨国药企。药品和技术类许可交易日渐活
跃，License-in 交易数量显著高于 License-out，药品类许可交易显著高于技
术类许可交易。

[①] 杨悦、吴亦凡、李壮琪：《加强政策协同促进中国创新型药企国际化发展》，《医学与哲学》
2022 年第 2 期，第 7~11 页。

表 3　我国创新型药企 Top20 首次上市地区

2015 年前（含）			2015 年后		
企业名称	首次上市地区	分类	企业名称	首次上市地区	分类
康弘药业	中国大陆		天境生物	美国	
科伦药业	中国大陆		基石药业	中国香港	
天士力	中国大陆		君实生物	中国香港	
健康元	中国大陆		信达生物	中国香港	创新驱动
恒瑞医药	中国大陆		再鼎医药	美国	
中国生物制药	中国香港	创新转型	百济神州	美国	
海正药业	中国大陆		和黄医药	美国	
华东医药	中国大陆		翰森制药	中国香港	
复星医药	中国大陆		华润医药	中国香港	创新转型
石药集团	中国香港				
上海医药	中国大陆				

注：按照主营业务中是否有化学仿制药，将我国创新型药企分为创新驱动药企（无仿制药）和创新转型药企（有仿制药）。

　　我国创新型药企 Top20 获美国 FDA 批准的药品全部为化学药品，共计 272 款，仅有 3 款新药获批上市，占比 1.1%（3/272），其余获 FDA 批准药品均为仿制药（见表 5）。

表 4　2020 年 Top20 我国和跨国药企 R&D 强度与营业收入

		跨国药企	创新转型	创新驱动
R&D 强度	最大	渤健	康弘药业	再鼎医药
		29.7%	29.0%	454.9%
	最小	雅培	华润医药	信达生物
		7.0%	0.7%	48.2%
	平均	19.0%	9.9%	180.6%
营业收入（亿元）		跨国药企	创新转型	创新驱动
	最大	强生	上海医药	信达生物
		5390.4	1919.1	38.4
	最小	安斯泰来	康弘药业	再鼎医药
		788.5	33	3.2
	平均	2458.6	437.4	17.3
	总计	49172.6	5807.7	

资料来源：Wind、Statista 及同花顺数据库。

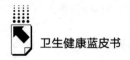

表 5　我国创新型药企 Top20 在 FDA 批准上市药品（截至 2021 年 9 月）

企业名称	申请类型	
	NDA	ANDA
复星医药		134
石药集团	2	52
恒瑞医药		29
海正药业		27
上海医药		13
翰森制药		9
华润医药		3
中国生物制药		2
百济神州	1	

资料来源：Insight 数据库。

2019 年，Top20 跨国药企 PCT 申请总量约为我国创新型药企 Top20 PCT 申请总量的 5.8 倍（见图 7）。2012~2021 年，仅罗氏一家的药品 PCT 申请量就超过国内 Top20 创新型药企的 PCT 申请总量。表 6 为 2012~2020 年 Top20 创新型药企 PCT 专利申请量排名。

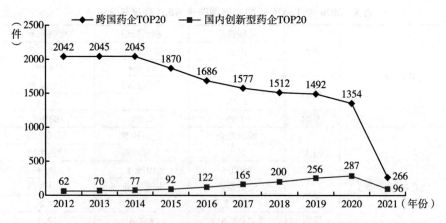

图 7　2012~2021 年 Top20 创新型药企 PCT 专利申请量

表 6 2012～2020 年 Top20 创新型药企 PCT 专利申请量排名

单位：件

排名	跨国药企	PCT 专利申请量	我国创新型药企	PCT 专利申请量
1	ROCHE	2195	恒瑞医药	355
2	BAYER	1810	中国生物制药	230
3	NOVARTIS	1368	翰森制药	113
4	MERCK US	1363	海正药业	104
5	BRISTOL-MYERS SOUIBB	1062	科伦药业	100
	Top20 合计	15881	Top20 合计	1427

注：检索数据包括部分企业子公司的专利申请量。

虽然国内创新型药企 Top20 的专利申请总量呈现稳中有升的态势，但仍略低于跨国药企专利申请量（见图 8），表 7 为 2012～2020 年 Top20 国内创新型药企和跨国药企在中国专利申请量排名。2012～2021 年 Top20 国内创新型药企和跨国药企专利授权量差距在逐渐缩小（见图 9）。

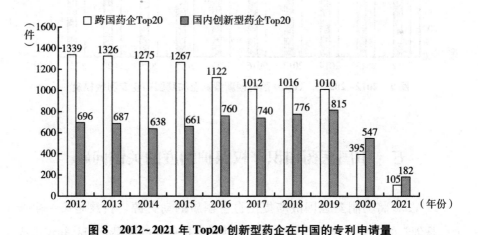

图 8 2012～2021 年 Top20 创新型药企在中国的专利申请量

注：检索数据包括部分企业子公司的专利申请量。

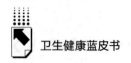

表7 2012~2020年Top20国内创新型药企和跨国药企在中国专利申请量及排名

单位：件

排名	跨国药企	专利申请量	我国创新型药企	专利申请量
1	ROCHE	827	中国生物制药	840
2	NOVARTIS	971	上海医药	773
3	MERCK DE	434	恒瑞医药	733
4	PFIZER	343	和黄医药	560
5	JOHNSON & JOHNSON	311	华润医药	464
	Top20合计	9867	Top20合计	6502

注：申请量以申请日统计。

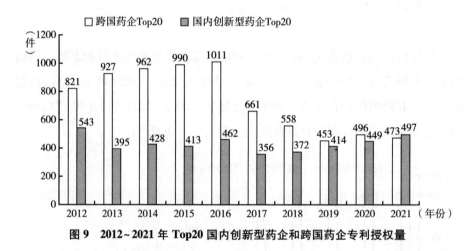

图9 2012~2021年Top20国内创新型药企和跨国药企专利授权量

五 中国医药知识产权保护制度的关键问题

IP V3.0将为制药强国战略提供自主创新的动力源。科技是第一生产力，是创新的源泉，保护药品知识产权就是保护创新的源泉。药品知识产权保护制度的作用效应："弱"保护带来"弱"创新，"强"保护激发"强"创新（见图10）。

未来，生物医药创新将向第三阶段原始创新阶段（V3.0）迈进。以IP

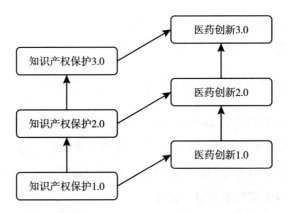

图10　医药知识产权保护对医药创新的引领作用

V3.0为基础建立中国的药品创新、改良和仿制的市场秩序。从国际来看，药品专利链接、专利保护期补偿（PTA）、药品专利保护期补偿（PTE）和药品数据保护是"强"保护的标配。

（一）知识产权保护与新药范围界定的挑战

目前，新的注册分类对新药界定采用双重标准，难以建立中国的创、改、仿市场秩序。在新版《药品注册管理办法》中，一方面按照申请数据完整性分类，另一方面按照进口和国产药品分类。首次在中国上市的新型化学成分或者新生物制品、改良型新药，允许直接参照境外参比制剂来研发仿制药（注册分类中的3类）。参照境外"参比制剂"直接批准仿制药的做法，犹如"移动靶"，一旦境外监管机构的批准状态发生变化，国内直接仿制的产品可能无法及时跟进变更。大量参比制剂在境外，无法真正建立我国的创新药、改良型新药和仿制药的市场秩序。

注册申请中数据要求相同但可能给予不同的保护水平。例如，境外原研药5.1类（1）与1类创新药具有相同申报数据要求，境外原研药5.1类（2）中的改良型新药也与我国的2类改良型新药的数据要求相同。按照国民待遇原则，全球新药和改良型新药与进口药品5.1类应当在药品注册和数据保护方面给予相同的待遇。然而，按照现行新药定义，如果把进口5.1类

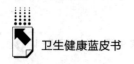
和生物制品 3.1 类排除在新药之外，后续也将因此被排除在专利期补偿和数据保护的范围之外，与国民待遇原则相违背。

（二）药品专利期补偿制度尚未有具体落实规定

新修正的《专利法》第四十二条规定，为补偿新药上市审评审批占用的时间，对在中国获得上市许可的新药相关发明专利，国务院专利行政部门应专利权人的请求给予专利权期限补偿。补偿期限不超过五年，新药批准上市后总有效专利权期限不超过十四年。

由于《专利法实施细则》修正尚未发布，专利期补偿条款尚未落实。药品专利期限补偿制度将有效提高创新药的知识产权保护水平。本报告进行了模拟测算，2016~2021 年已在中国上市 32 个创新药中 18 个（占 56%）新药均可获得最长 5 年专利补偿期（见图 11）。尽管这些药品可能因为批准上市时间过早而不再符合获得补偿期的条件，但根据上述测算结果，这无疑会给创新企业带来积极的获利预期。

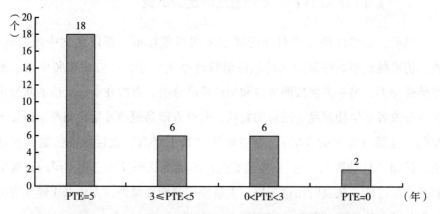

图 11　2016~2021 年 CDE 批准的 32 个 1 类化学创新药专利期补偿模拟

（三）专利链接制度实施过程中存在挑战

新修正的《专利法》引入了药品专利纠纷早期解决机制，规定在药品上市审评审批过程中，上市许可申请人与专利权人或利害关系人可以通过行政、司法途径解决相关专利权纠纷。国家知识产权局与国家药品监督管理局联合发布《药品专利纠纷早期解决机制实施办法（试行）》《药品专利纠纷早期解决机制行政裁决办法》，最高人民法院发布《关于审理涉药品上市审评审批专利民事案件适用法律若干问题的规定》，为及时公正审理好这类案件提供了明确指引。

仿制药申请人提交药品上市许可申请时，应当根据相关专利信息，针对被仿制药每一件相关的药品专利做出声明。其中，第四类声明是：中国上市药品专利信息登记平台收录的被仿制药相关专利权应当被宣告无效，或者其仿制药未落入相关专利权保护范围，并且被仿制的药品必须是原研药，且要在平台登记的专利范围内。在实际操作中，大部分仿制药企业会回避专利链接诉讼或者行政裁决，以规避审评等待期为目的，转而提出第三类声明，即在中国上市药品专利信息登记平台收录有被仿制药相关专利，仿制药申请人承诺在相应专利权有效期届满之前所申请的仿制药暂不上市。实际操作中，药品审评机构批准仿制药上市后，在专利期内仍可能出现违反承诺上市的侵权事件。

再如，药品上市许可持有人在获得药品注册证书后30日内自行登记专利信息，然而仿制药企业可能在原研药企自行登记专利信息前抢先提交了仿制药注册申请，在此情况下起诉，法院会判定创新药企不符合起诉条件，诉讼很难成功。

目前，对仿制药发起第四类声明的情形将直接引发专利诉讼或者行政裁决并进入审评等待期，但仿制药企业并无实质性的获益，必须挑战成功原研药所有专利才能获得首仿独占期的标准过于苛刻，仿制药企业没有动力进行专利挑战。

（四）药品数据保护与独占期制度尚未落实

对产品保护无法体现以临床价值为导向的创新。我国以往的数据保护实质上是基于产品品种的保护，并非基于数据的保护。自1987年建立新药保护制度以来，针对新制剂及新原料药、新适应症、新给药途径、新剂型、新复方制剂分别给予不同期限的"品种"保护，保护对象宽泛。行政保护的对象是药品"品种"，不是基于临床价值，即不考虑证明安全性、有效性的

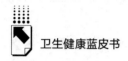

数据的价值。药品数据保护则基于数据所反映的临床价值。数据保护制度的核心要素是对临床价值不同、创新程度不同的新药给予不同的保护期，如对新分子实体（NCE 或者 NBE）的保护期长于对改良型新药的保护期。

改良型新药能否获得数据保护也是一个值得关注的问题。在我国新药定义和保护期的变化历史中，改良型新药可获得保护期或者监测期。改良型新药注册，需要增加额外的证明临床优势数据，包括化药 2 类、境外已上市的改良型药品 5.1 类（2），以及生物制品 2 类。"改良型新药"证明临床优势的数据反映了临床价值，理应获得数据保护。恒瑞医药孙飘扬建议增加对改良型新药的保护代表了国内创新型药企的心声。对改良型新药给予数据保护是国际惯例，也是国内企业和境外企业的共同期盼。

（五）配套政策方面

中国创新型药企处于高投入、低产出、低回报阶段，IP V3.0 将形成市场独占的积极预期，促进中国"重磅炸弹"级药物的诞生，使研发创新得以持续。然而，药品知识产权保护的激励作用发挥尚需医保支付、人类遗传资源备案、药品集中采购等制度协同。

六 对中国医药知识产权保护激励创新的建议

（一）创建创仿利益动态博弈良性机制

中国 IP V3.0 是建立一种创仿利益动态博弈机制，各项药品知识产权保护制度要素应当随着博弈进行动态调整，以便保证与制度建立的初衷相一致。

在药品领域，知识产权"严保护""大保护""快保护""同保护"政策导向和原则需要进一步落实，织密织牢知识产权保护网，构建制药生态的良性循环。"严保护"，强调制度不断配套完善，执行严、惩罚严。"大保护"，要求药品注册和专利申请主体和知识产权管理部门、药品监管部门、法院等跨部门协同。"快保护"，要求保护程序和纠纷处理高效便捷。"同保护"，要求平等对待境内企业与境外企业、大企业与中小微企业、国有企业与私营企业等，确保各类主体在药品知识产权保护中地位平等、标准统一。

（二）明确新药范围，重构创改仿市场秩序

利用 IP V3.0 的契机，以药品知识产权保护制度为核心，与药品审评审批制度、市场准入制度协同作用，构建创新、改良和仿制的药品市场新秩序。利用数据保护和市场独占期拉开创新药、改良型新药和仿制药上市的合理时间差距预期，给予新药合理的市场独占期。

要明确新药定义。2021 年 9 月 16 日，中国商务部提交了中国正式加入《全面与进步跨太平洋伙伴关系协定》（Comprehensive and Progressive Agreement for Trans-Pacific Partnership，CPTPP）的书面信函。CPTPP 是加强各缔约方之间的沟通互利，促进亚太地区贸易、投资和经济增长的自由贸易协定之一。根据 CPTPP 第 18 章"知识产权"中新药的定义：就保护未披露试验数据或其他数据而言，新药是指不包含以往已在该缔约方获得批准的化学成分的药品。新生物制品是指在缔约方首次上市的属于或含有生物成分的新药。根据该定义，新药以本国批准作为条件，按此原则，我国的新化学药包括注册分类的 1 类和 5.1 类，新生物制品包括注册分类 1 类、3.1 类和 3.2 类。

建立中国的创改仿市场秩序，应当适时调整新药的范围。第一，在中国申报上市的境外已上市、境内未上市的原研药（化学药注册分类的 5.1 类以及生物制品注册分类的 3.1 类和 3.2 类）应当纳入新药范围。第二，在参比制剂选择方面，在专利链接中专利登记、专利期补偿和试验数据保护、市场独占期等方面与"全球新"相一致，境内外新药应当获得相同的药品知识产权保护机会。

（三）尽快落实药品专利期补偿制度，完善专利链接制度

目前应当尽快落实药品专利期补偿制度。《专利法》修正已经实施近三年，可能部分符合补偿条件的新药专利期已经过期或者即将过期，如果长期不落实专利期补偿制度，可能使部分符合补偿条件的企业丧失获得合理补偿的机会。

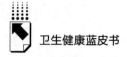

在专利纠纷早期解决机制方面，应当完善相关制度。建立更加合理的专利挑战与首仿独占期激励机制，鼓励仿制药企业提出第四类声明的专利挑战。为了避免第三类声明潜在的违反承诺侵权纠纷，建议增加临时批准程序，待专利到期后转为正式批准仿制药上市。

在首仿独占期方面，应当进一步优化首仿独占期的获得标准，鼓励仿制药企业通过专利挑战方式申请上市。

（四）完善并落实数据保护和市场独占期制度

从国际经验看，试验数据保护和市场独占期制度可以结合本国国情调整。对于建立创新药、改良型新药和仿制药的市场秩序，避免高水平重复、"一窝蜂"研发意义重大，是引导创新药研发、区分创新药临床价值的利器（见图12）。

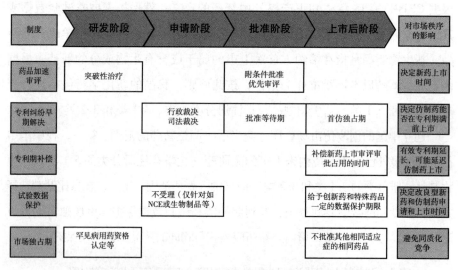

图12　药品审评审批制度与知识产权保护制度协同决定药品市场秩序

在数据保护期设置方面，建议与 TRIPS 协议基本要求一致。在协议允许的范围内，做出符合我国国情的设计。目前，CPTPP 搁置了 TPP 中关于药品数据保护的条款，即第 18 章第 18.50 条（保护未披露试验数据或其他数据）以及第 18.51 条（生物制品）中的内容（见表 8）。未来，不排除 CPTPP 恢复药品数据保护条款，我国应当提前进行相应的形势预判。

表 8   TPP 中药品数据保护适用范围及期限（CPTPP 暂时性搁置条款）

适用范围	条款	期限	说明	药品类型
新药	18.50.1(a) 18.50.1(b)	≥5 年	缔约方境内或进口上市	化学药品
新适应症、新制剂、新给药途径	18.50.2(a)	≥3 年	NA	化学药品、生物制品
含有未获批准的化学实体的新复方	18.50.2(b)	≥5 年	NA	化学药品
新生物制品	18.51.1(a)	≥8 年	缔约方境内或进口上市	生物制品
	18.51.1(b)	≥5 年（同时采取其他措施并且市场状态有助于有效的市场保护）	缔约方境内或进口上市	生物制品

（五）完善 IP V3.0 的配套相关政策

贯穿药品审评和市场准入的统一的临床价值评估可以对企业构成可预见性的价值引导，鼓励持续的药物研发创新。药品集中采购应当建立明确的专利保护规则，避免侵权药品纳入集采范围。

七　结语

中国生物医药创新方兴未艾，药物研发蓬勃发展。IP V3.0 将为企业提供良好的市场竞争环境，产生良好的获利预期，促进药物研发创新迈入 V3.0 自主创新时代。IP V3.0 是前瞻性的药品知识产权保护制度设计，是中国药品知识产权"强"保护的开端，值得产业界期待！期待 IP V3.0 为制药强国保驾护航！

B.15
优化创新药价格形成机制，
促进创新药投资

吴云飞*

摘　要： 创新药价格形成机制直接影响创新药投资回报率，进而影响再投资。持续投资是医药行业高质量发展的基础，深入研究创新药价格形成机制对促进我国创新药行业高质量发展具有重要意义。价格形成机制通过利润激励、供需变化、竞争环境等多个方面对创新投资形成反馈。创新药价格形成机制中，医保目录更新方式、药品价值评估方法、价格谈判方式等都会影响创新药价格。我国已经在创新药价格合理化方面取得了长足的进步，下一步需要在药物价值评估、重大创新药和首创药价值评估、支持仿制药、加强临床数据保护、资本回报、商业保险、政府投资等方面继续优化相关政策。

关键词： 创新药　医药价格　医保定价　投资

党的二十大报告提出，“着力推进高质量发展，推动构建新发展格局……战略性新兴产业发展壮大……生物医药等取得重大成果，进入创新型国家行列”“推动健康中国建设……深化医药卫生体制改革，促进医保、医疗、医药协同发展和治理”。药品价格形成机制贯穿医药卫生体系，涉及多个政府部门和市场主体，对社会福利和社会公平有着重大影响，对医药高质量发展有决定性作用。《“十四五”全民医疗保障规划》要求，到2025年

---

* 吴云飞，中国国际经济交流中心博士后，中融国际信托资产管理事业部董事总经理。

"医疗保障和医药服务高质量协同发展，医保支付机制更加管用高效，以市场为主导的医药价格和采购机制更加完善"。创新药价格形成机制研究在促进创新药的研发、维持药品供应的可持续性、支持公共卫生体系健康发展、解决药品定价争议等方面具有现实意义。

一　价格形成机制对创新投资的影响

持续的资本投入是创新药研发良性循环的重要条件。价格形成机制通过利润激励、供需变化、竞争环境等多个方面对创新投资形成反馈。

（一）利润激励

利润是企业创新投资的主要回报机制之一。如果创新药的价格可以反映其价值和稀缺性，企业将有更大的动力进行研发和保护知识产权。虽然研发和创新投资可能具有较高的成本和风险，但它们可能会为企业带来长期的利润增加。因此，企业预期能够在未来获得可观利润的情况下，更有动力进行创新投资。

（二）影响供需曲线变化

价格形成机制会影响创新药供需曲线的变化。不好的价格形成机制会扭曲供需关系，造成药品供应短缺，对可及性、分配公平性造成不利影响，甚至可能给非法药品创造条件。

（三）竞争环境

价格形成机制可以影响创新药企业之间的竞争以及知识产权的保护。当知识产权能够获得良好的保护时，企业为了在竞争中获得优势，会更加注重创新和知识产权，研发更有竞争力的药品。企业在竞争中需要不断寻求更高效、更先进的技术和工艺，提高药效、降低成本，从而增强市场竞争力。这有助于促进创新投资，使企业能够在市场中取得优势。

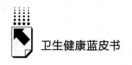
二 创新药价格形成机制的市场理论

从经济学角度看,主要有四种价格机制理论可以用于解释创新药价格形成机制。四种机制并不孤立,它们互相影响甚至同时发挥作用。最基本的两种情景是市场充分竞争和垄断,成本加成和市场导向实际上都在这两种情境下起作用。

(一)市场竞争理论

药品定价应该受到市场竞争的影响,供应商之间的竞争将推动价格向边际成本靠近。经典的例子是吉利德于 2013 年推出的索菲布韦。自主定价导致初期价格非常昂贵。12 周的标准疗程为 8.4 万美元,2015 年销售额就达到 200 亿美元。由于印度仿制药的竞争,其价格快速下降,销售额逐年下滑,到 2020 年仅为 20 亿美元。①

(二)垄断定价理论

在药品行业中,某些药品可能由于专利保护或其他因素而存在垄断。2015 年什克雷利运用对冲基金式的卖空策略牟取暴利是一个非常著名的案例。什克雷利购买达拉敏的专利权并疯狂调价,导致生物医药产业股票的巨震。② 还有迈蓝的肾上腺素笔在美国的售价是其他发达国家的数倍。迈蓝还通过协议限制海外仿制药进入美国。③

(三)成本加成定价理论

成本加成理论可以很好地解释仿制药价格比原研药价格降低很多。例如

---

① https://www.generichepatitiscdrugs.com/sofosbuvir-sovaldi-brief-history/.
② https://www.FDA.gov/news-events/press-announcements/fda-approves-first-generic-daraprim.
③ EpiPen Price, https://worldpopulationreview.com/country-rankings/epipen-price-by-country by Country 2023 (worldpopulationreview.com).

美国食品药品管理局批准了梯瓦推出的肾上腺素笔的首仿药，价格仅为迈蓝的 1/3。

（四）市场导向定价理论

药品定价根据患者对药物的需求、疗效和替代品的可获得性等进行决策。典型的案例就是改革之前的美国老年医保。

三　发达市场创新药定价分析

发达市场的创新药定价可以分为两大类。一类以美国为代表，市场作用大。这对创新药研发投资有着巨大的吸引力，美国创新药研发投资规模在 2021 年超过 1000 亿美元。美国也是最大的创新药市场，已经超过 1 万亿美元。另一类为多数国家，包括欧洲发达国家，其政府都会利用医保的最大买方地位与药企谈判价格。

（一）美国

创新药的定价在美国通常是由制药公司决定的。美国食品药品管理局会批准满足安全和疗效标准的药物，不参与定价。私人保险计划通常会就药品的价格进行谈判。药品的定价与市场需求、疗效、成本等因素相关。

美国的医疗体制是技术进步促进型或者说是创新友好型的。美国老年医保（Medicare）由政府筹资，但政府并不利用其市场地位主动抑制医疗医药价格。制药公司在定价方面具有很大的自主权。近年来，美国政府和制药公司一直在就创新药的定价问题进行辩论和谈判。2021 年 11 月《重建美好未来法》包括：医保与药企进行价格谈判来降低药价；设置通胀回扣机制；针对低收入群体提高覆盖比例；对生物药限价。该法案最终合并到《通胀消减法案》。

（二）欧洲

欧洲的药品定价机制涉及许多政府和非政府机构，其中包括药品评估机

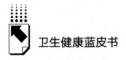

构、医疗保险和药品价格及得益评估机构。

英国的创新药价值评估体系以药物的经济学评价为基础，增量成本-效果比是衡量药品性价比的主要指标。在评估创新药的成本效益时，使用一个统一的成本-效果阈值作为参考标准。该阈值是增加每单位质量调整寿命的成本。为了加快创新药物的审批和可供性，评估机构还与英国药品与医疗产品监管局合作并行审评。对于某些特殊情况或重大创新的药物，可能会通过其他评估程序，如高风险药物计划或在紧急情况下的临时许可，尽早提供医保覆盖。

德国联邦在药品获得欧洲药品管理局上市批准后自动获得医保报销资格。标牌价格由厂商自主决定，上市一年后，医保基金基于评估结果与厂商重新确定标牌价。创新药附加收益级别是评估的核心部分。制药公司和医疗保险公司通常需要就新药的价格达成协议。然而，如果协议无法在一定时间内达成，制药公司可以要求仲裁机制的介入。

法国药品定价委员会会审查有关药品的信息。根据定价委员会的评估报告，法国公共卫生保险机构将向药品生产商发出定价建议并协商。公共卫生保险机构会与制药公司签订激励协议，以确保该药品的价格在可承受范围内。委员会进行临床收益评估和改善程度评估。对评估结果评级分为五级，进入前三的产品将进行谈判定价，第五级别价格必须低于现有参考药品才能进入医保。如果制药公司对定价不满意，可以通过上诉机制寻求重新评估。

（三）日本

日本政府通过国家医保计划管理药品定价和支付，但制药公司可以自主设定价格。药品国家评价委员会负责建议药品的使用和支付，同时推荐药品价格以及谈判药价。

在日本，新药申请进入国家医保目录，需要进行1~2轮谈判。药品价格主要通过药物经济学方法计算。计算方法有三种途径组成：有相似的药物，直接参照可比药物进行定价，创新性较强的药物采用比较方法（Ⅰ），根据创新性、价值、适销性、儿科以及创新药先驱规则给予一定创新溢价。

当该药物不符合方法（Ⅰ）中任何溢价标准且市场上已经有超过三种同类药物可用时，归为创新性较少的药物采用比较法（Ⅱ）。没有相似药物，采取成本计算方法，考虑因素包括原材料、人工、制造的成本，推广研发、分销的费用，以及营业利润率和消费税率，综合各项成本、费用率、利润率等药品定价计算结果。

（四）加拿大

加拿大的医疗保健系统是公共的，由各省和领地负责管理。药品最终定价是通过各省级和领地政府、加拿大公共卫生组织和药品价格审查委员会共同进行的审查和协商确定。制药公司在向加拿大药品监管机构提交新药申请后，需要向各省级和领地政府提交新药的定价文件，并在文件中提供一个定价建议。在这个过程中，制药公司需要向加拿大公共卫生组织和各省卫生部门提交有关新药的成本效益、相对利益和安全性方面的数据。各省级和领地政府将在监管机构的建议下，就新药的售价进行讨论和协商，并定期重新评估价格。制药公司也可以选择与各省级和领地政府协商来确定定价。最终的定价结果可能是一个统一的定价，也可能各领地定价不同。

（五）国际案例中创新药定价的优缺点

各国定价都是在其国内政治经济环境的影响下择优，有些甚至是不得已的选择。例如美国面临的问题是支持创新药自主定价导致医保难以承受。医疗改革经过奥巴马、特朗普、拜登三任总统多次反复，最终才在《通胀消减法案》中落地。

欧洲的创新药定价和支付政策可以说取得了较好的平衡。加拿大的创新药定价政策很大程度上借鉴了欧洲的政策，同时评估药品的临床价值和药物经济性。日本为了促进本国医药发展，制订了创新药先驱评审规则，通过加快审批流程、提供支持与咨询等措施，促进创新药物的早期研发和上市。在日本的创新药定价过程中，医生、药剂师可以起到较大作用，直接参与临床

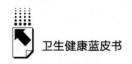
疗效和药物使用指南的确定。

多数发达国家在创新药定价过程中都有经济性评价的过程，包括疗效和成本两方面的平衡，然后依据评价结果与药企展开谈判。

四 我国创新药定价情况

2015 年国家发改委等七部门发布了《推进药品价格改革的意见》，企业自主定价时代开始。不过医保支付价是通过谈判确定的。2020 年，医保局出台《基本医疗保险用药管理暂行办法》（国家医疗保障局第 1 号令），以价值为导向的创新药谈判准入模式确立。

创新药的定价标准主要涉及四个方面，即"成本加成""市场调节价""参考国外价格""谈判定价"。由于创新药的研发和制造成本较高，创新药的定价标准也相对较高。为了降低患者药品费用负担，国家还实施了一系列政策，如加强医保支付和药品医疗保障工作，在价格上尽可能降低成本和利润，从而更加合理地定价并满足患者的需求。

五 我国创新药定价现状

（一）当前定价机制下相关方

当前国内药品定价的主要相关方包括药企、医院、医保。药企处于供给侧，是医药创新的主体。药企通过投入巨额研发经费和人力资源，进行新药研发、药物发现和药效评价等工作。由于医药市场的特殊性，在经济意义上需求端并不是患者，而是医院和医保部门。2022 年药品销售，公立医院（城市和县）占 64.2%，公立基层医疗终端（城市卫生服务中心、乡镇卫生院）占 9.4%，零售药店占 26.4%。公立医院和基层医疗机构是药品主要销售渠道。医保在创新药定价中起着重要的作用，主要体现在市场准入和审批、定价谈判、报销比例和支付政策。

（二）创新药定价分析

患者由于需求刚性，对于药品定价影响较少。医院实际上是患者的代理人。医院、医保、药企之间的博弈决定创新药价格。由于零差率、两票制等政策，目前公立医院不能从药品销售中获得直接收入。服务收费和政府补助两个渠道是公立医院收入的一部分。《国务院办公厅关于推动公立医院高质量发展的意见》已经要求建立以按病理诊断相关分组付费（即 DRG）为主的支付方式。DRG 使支付结余构成医院收入的一部分。2020 年开始启动区域点数法总额预算和按病种分值付费（即 DIP 付费）试点。

目前我国公立医院改革中的 DRG 和 DIP 付费机制可以用萧庆伦（原中国卫生部卫生政策与管理研究专家委员会外籍顾问、哈佛大学教授）的诊疗相关支付（Diagnosis-Related Group，DRG）理论进行描述。DRG 和 DIP 的实质原理是相同的，区别在于分组依据。DRG 按照疾病严重程度、治疗方法复杂程度以及资源消耗程度的相似性分组，DIP 则是一种基于诊断和费用的分组。DRG 系统将住院患者根据主要诊断、治疗程序和临床特征进行分类，并为每个组别分配一个称为 DRG 代码的标识符。每个 DRG 组别被赋予一个固定的费用或者分值，该费用或分值基于该组别的平均医疗资源使用和成本，并用于确定最终的医疗费用。医院或医疗机构将按照这一支付制度来向保险机构或政府进行费用结算。这样可以帮助医疗机构控制费用，并为政府或保险机构提供更可预测的支付。DRG 系统提供了激励机制，鼓励医疗机构提供高效率、高质量的医疗服务。如果医疗机构能够以更低的成本提供相同的护理质量，它将能够保留剩余费用。

按照国家医保局 2021 年底制定的《DRG/DIP 支付方式改革三年行动计划》，到 2025 年底 DRG/DIP 支付方式将覆盖所有符合条件的开展住院服务的医疗机构，基本实现病种、医保基金全覆盖。在 DRG 机制下，医生/医院将有强烈的动机选择恰好足够治愈的药品/治疗手段，有利于节约医保资金。医生可以选择的药品则取决于医保报销范围。创新药的定价和准入则依赖于医保政策。创新药原则上可以由企业自主定价上市，但如果不能进入医保目

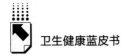

录，绝大多数患者将不会选择这种药物，公立医院的医生也缺乏动机将非医保药品推荐给普通患者。因此，创新药定价最终依赖于医保和药企之间的博弈。

我国医保制度包括两个部分：基本医疗保险和大病保险制度。从财力平衡的角度和公共福利来看，需要医保在支出覆盖范围、覆盖能力和收入之间平衡才能保证医保的持续运行。除了人道主义因素，医保目录在增加创新药时首先需要考虑到患病率水平和药品价格。因此，创新药定价依据市场规模可以分为两种情况考虑。一种是市场规模很小或者患病率很低。对于这类疾病，由于患者需求的刚性，如果没有政策性的支持，企业没有足够的动力进入医保报销范围。例如对于多数罕见病，在受人道主义因素进入医保之前，企业可以依靠知识产权造成的垄断优势，通过高价获得丰厚的回报。另一种是市场规模很大或者患病率足够高的。为了取得足够的市场规模，企业会积极推动药品进入医保目录。

（三）医保谈判

医保谈判是医保目录调整的重要方式。国家医保局公布《谈判药品续约规则》及《非独家药品竞价规则》，新增"简易续约"和"非独家药品竞价"。"简易续约"规则规定，协议于2022年12月31日到期并同时满足独家药品、本协议期基金实际支出未超过基金支出预算的200%、未来两年的基金支出预算增幅合理等几种情况的药品，可以进行简易续约，续约有效期为两年。"非独家药品竞价"规则规定，药品通过竞价纳入药品目录的，取各企业报价中的最低者作为该通用名药品的支付标准。"简易续约"使部分新增适应症的创新药不用重新谈判直接纳入医保。"非独家药品竞价"解决了部分非独家药品价格较高的问题。

医保谈判需要考虑基本保障和大病保障的主旨，对于发病率高、社会影响大的病种，基本治疗药物是必须覆盖的。这类疾病的创新药能否进入目录的核心因素是医保的财力可持续性能力。因此，对于药品价格有非常高的要求，如果可能影响医保的财力状况，则不应该将此类药物纳入医保目录。而应该通过多种保障形式，包括慈善捐赠、商业保险等方式提高药品可及性。考虑到我国人口基数带来的市场规模效应和药品主要通过公立机构销售的现状，有些药进入医保后单价变低但企业的收入水平依然可以更高。这些创新药的生产企业通常有较大的动力争取药品进入医保目录。除了财力可持续，医保谈判还需要从药品质量和疗效的角度对药品价值进行评估。在当前的医保谈判中，通过核心临床组打分、药物经济学测算、基金影响分析测算和确定信封价等流程，在参考价格的基础上结合药物经济学测算和预算，确定国家医保目录谈判环节的信封价。企业报价低于信封价才能入围。

（四）集中采购和支付

创新药进入医保目录只是万里长征第一步，药企实现收入还有采购环节和医院支付环节。

我国公立医疗机构药品都需要通过集中采购获得。2021 年《国务院办公厅关于推动药品集中带量采购工作常态化制度化开展的意见》，旨在发挥医保基金战略性购买作用，推动药品集中带量采购工作常态化制度化开展。我国药品集采进入常态化、制度化发展阶段，标志着我国的集中采购制度已经成熟。集采所秉持的"招采合一，量价挂钩"及"单一货源承诺，最低价中标"也是国际通用惯例。

创新药进入医院还受到医院考核政策的影响，例如费用控制考核会降低医院使用价格较高的创新药的意愿，盈余率考核会促使医院更加倾向于使用价格更低的药品，基本药采购品种数考核会使得医院尽量减少创新药使用量。

DRG 支付制度有利于平衡医保支付压力和医院收入，但是也要同时考虑到我国医院过往的医疗制度形成的惯性。按照旧的制度确定的病种赋分需要考虑新的创新药的影响。特别是在治疗同种疾病的创新药价格不能低于现有药品的情况下，创新药将处于不利地位。

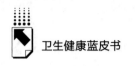

六　当前问题和解决方案

我国的药品价格形成过程的相关制度都已基本具备。这些制度都吸收了国际先进经验。创新药定价既要考虑到人民群众的幸福感获得感，也要按照习总书记的"尽力而为量力而行"。创新药价格形成机制不是一成不变的，而是随着经济发展水平不断调整的，在不同的发展阶段价格形成机制的侧重点是不同的。在当前推进高质量发展的阶段，价格形成机制就需要更多地关注到高质量发展的需要。

从前边的分析可以看出，除了企业自主定价的情境，在创新药定价过程中，有以下几个方面可以进一步减小创新药发展阻力。

（一）提高创新药经济价值评估透明度

药物经济学测算的环节可以考虑增加企业参与。一方面有利于专家组掌握更多的信息用于评估，另一方面也更利于发现创新药的不足和潜在的问题。可以对创新药有更加全面的评估结果。

创新药的价值评估也会随着社会发展动态变化，例如对于前边提到的丙肝抗病毒药物，随着药品逐渐普及，病例数量大幅下降，需求下降自然导致价格下降。

（二）通过多轮谈判机制促进价格趋于合理

创新药的价格谈判过程中可以设置多轮谈判机制。当前我国的价格谈判中需要企业通过竞价的方式入围，这会出现"赢家诅咒"。"赢家诅咒"是2020年诺贝尔经济学奖得主罗伯特·威尔逊研究发现的简单竞价中标者必然亏损的现象。可以采取同步多轮拍卖实现平衡。

（三）单独设立重大创新药和首创药评估机制

针对具有重大创新或者国内首创药品，可以考虑设置单独的评估标准针对性评估企业研发、生产、销售成本。2023 年度的医保目录已经对创新药给予了较大关注，释放了对创新的激励政策导向。以后的目录更新过程中要加大对国内首创的重大创新药品的支持。可以通过降低报销比例，采用医保+商保报销的形式降低医保压力。此外，我国药品评审部门可以针对孤儿药设置市场独占，这有利于刺激企业投资。

（四）多部门协调支持仿制药发展

我国的创新药发展水平属于全球第二梯队，研发管线居世界第 2 位，但首发创新药占 6%，排名世界第 3，约为美国的 1/10。可以看到我国创新药发展已经取得了巨大成就，但是和美国仍有较大差距。支持仿制药的发展需要多部门联合出台相关政策。这既涉及医疗相关部门，也涉及知识产权保护、药品审批等多个部门。在挑战美国原研药专利方面，知识产权部门应该对企业给予系统的指导。商务部门可以加强对企业应对法律纠纷的培训。在过往 337 调查中，有不少我国企业胜诉的案例。例如，2020 年 12 月 1 日，中国企业浙江东方基因生物制品股份有限公司就取得了 337 调查的胜利。[1]

（五）加强临床数据产权保护

创新药的临床实验数据是企业及相关方的专有数据，属于专有财产。对临床数据的充分保护有利于维护研发企业的市场地位，从而激励企业充分使用自有数据提高药品研发强度，也利于企业加大投资强度。

（六）定价过程需要考虑到资本回报

资本投资是创新药投资最重要的部分，资本市场具有筛选企业、企业家、产品的天然动力和优势。企业自主定价的利在于刺激了行业发展，其他国家如日本为了刺激本国医药产业也借鉴了医保支持行业的做法，即在创新药定价中评估企业合理利润。弊在于完全市场定价会导致医保财务压力大增

---

[1]　https://www.orientgene.com/CN/index.php/news/info/70.html.

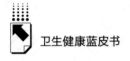

甚至入不敷出。

在我国当前发展阶段，需要营造更好的创新环境激发企业和研究人员的创造力的时期，可以考虑比照资本平均收益的方式，对创新药的资本回报率予以评估并综合考虑医保谈判的信封价，然后再通过与企业谈判的形式确定最终价格。对成本过高的药品，应该充分发挥商保的功能。

（七）推动商业保险覆盖创新药

医保对创新药的定价对商业保险也有较大影响。对成本较高的药品，可以采取医保和商保相结合的方式。对进入医保目录的创新药，商业保险公司可以对其更好地定价。这既能惠及更多的患者，也利于药企回收成本获得利润。在商业保险政策上，应该积极推动商业保险公司就这些创新药覆盖的重大疾病病种设立相应的保险产品，在现有的寿险产品中将这些病种纳入。

（八）加大政府投资力度支持创新药研发

习近平总书记在视察石家庄国际生物医药园时指出，要把生物医药产业发展的命脉牢牢掌握在我们自己手中。我国具有集中力量办大事的体制优势，对于创新药产业也可以发挥这种优势，一方面通过已经设立的不少生物医药产业园区实现产业集中、形成集群效应来降低成本，另一方面需要加大政府投资的力度，特别是各种类型的产业引导基金，可以对社会资本起到引导示范作用。在这一方面，甚至于标榜自由市场的美国也开始逐渐意识到国家主导的大科学研发的价值。

参考文献

常峰：《我国医保药品价格谈判机制与管理创新研究》，《价格理论与实践》2017年第5期。

张海鑫、彭韵佳：《创新药：进入医保目录只是第一步》，新华网，2022年1月3日。

孔繁翠：《创新药价值评估的国际经验比较及启示》，《中国卫生政策研究》2022 年第 6 期。

陈怡：《2023 年医保药品目录调整与医药创新》，财新网，2023 年 7 月 21 日。

中国医药创新促进会、中国外商投资企业协会药品研制和开发行业委员会：《构建中国医药创新生态系统》，2021 年 3 月 10 日。

任晓星、史录文：《中美欧新药上市加快审评审批政策研究》，《中国新药杂志》，2020 年第 9 期。

〔美〕乔纳森·格鲁伯（Jonathan Gruber）、西蒙·约翰逊（Simon Johnson）：《美国创新简史》，穆凤良译，中信出版集团，2021。

William C. Hsiao, "How to Fix American Health Care: What Other Countries Can—and Can't—Teach the United States," Foreign Affairs, January/February, 2020.

Tanaka M., Idei M., Sakaguchi H., et al., "Achievements and challenges of the Sakigake designation system in Japan," British Journal of Clinical Pharmacology, 2021 (1).

Kreps D. M., Milgrom P., Roberts J., R. Wilson, "Rational cooperation in the finitely repeated prisoners' dilemma," Journal of Economic Theory, 1993, 27 (2): 245-252.

B.16
加强知识产权保护，促进生物
医药产业高质量发展

徐　慧*

摘　要：　实证研究表明，知识产权保护对促进生物医药创新和产业高质量发展具有促进作用，虽然中国已经成为仅次于美国的生物医药创新大国，也是被各国创新药申请人青睐的第二大生物医药市场，但随着生物医药技术不断创新，实践中生物医药知识产权保护仍存在一些问题，如专利期限补偿范围不能满足生物医药发展的需求、专利链接制度实施未达到预期效果、专利审查中的药品实验数据补充缺乏一致的执行标准、缺乏对药品试验数据的保护等，有必要继续完善相关知识产权制度，加强知识产权保护。

关键词：　生物医药产业　知识产权保护　专利　试验数据保护

我国已成为全球第二大医药市场，仅次于美国，我国新药在研企业数量位居全球第3位，我国申请人提交的小分子药、生物药中国发明专利申请数量已超过国外申请人在华提交的专利申请总数，PCT专利申请数量仅次于美国，国产化药和生物药创新药注册申请持续较快增长，可以看到，我国新药自主创新能力近年来有明显加强，当前正是加强医药专利保护以激励创新

---

* 徐慧，中国国际经济交流中心美欧研究部副研究员，博士，主要研究方向为知识产权、中美经贸关系等。

药研发投资的时机，许多国内药企特别是新兴创新药企业纷纷希望加强知识产权保护，包括建立专利期延长制度、专利链接制度和完善药品试验数据保护等。同时，知识产权保护还关系到国家对外开放大局，只有严格保护知识产权，才能优化营商环境，建设更高水平开放型经济新体制，吸引更多外资企业投资中国医药产业，激励更多国际创新药企最先在中国上市新药，满足广大人民群众日益增长的药品需求。

同时，我们也认识到，我国药品知识产权保护还面临诸多问题，尤其对生物医药的知识产权保护，还存在制度上的缺失和不足，需要进一步完善相关法律法规，加强对生物医药的知识产权保护，促进生物医药产业高质量发展。

一 生物医药产业发展前景

（一）中国生物医药领域技术创新活跃

中国生物医药创新发展迅速，专利申请自 2010 年后增长明显加快，2015 年申请量超过 2 万件。根据生物药的申请人统计，1999~2019 年排名前十的国家分别是美国、中国、日本、韩国、德国、英国、法国、瑞士、俄罗斯和加拿大。其中美国以 31.6 万件专利申请量位居生物药来源地第一梯队，中国以 22.1 万件专利申请量位居第 2，但该数据并不能代表最终获得专利授权并形成有效上市药品的专利数量。据调查，北美、欧洲和日本三大生物医药产业集群拥有该产业 90% 的生物药专利，美国占全球近 60%。中国目前在生物药领域的专利和科技创新能力与之相比还有一定差距。[①]

（二）中国是第二大生物医药市场

通过对生物医药专利申请目标市场的分析，美国、中国、日本、韩国以

---

① 机工弗戈：《2020 年中国生物制药产业白皮书》，2021。

及欧洲是大多数专利申请人进行专利布局和市场保护的关键地区。其中，美、日、中既是重要的申请来源国也是重要的目标保护市场，中国市场也是仅次于美国市场的第二大重要生物医药市场，并且不仅被外国公司青睐，也是国内生物制药公司专利布局的首选市场。国外来华申请第1名是来自美国的申请，占到国外来华总申请的38.66%，日本、德国和瑞士的申请分别位居第2至第4，占比分别为13.07%、6.71%和6.48%。① 国内生物药申请量最多的省份是山东，北京、江苏、广东、上海、浙江分别位列第2至第6。

（三）中国生物医药产业呈集群式发展

国内生物医药产业已经在全国形成区域性产业集群，广泛分布于中东部各省市，其中以长三角地区、环渤海地区和珠三角地区的生物医药产业园区为主，占比达到30%、20%和10%。不过长三角和珠三角地区生物医药产业园区产业集群成熟度较高，与其经济发展水平高、各类生产要素聚集密度大密切相关。长三角生物医药产业园区主要分布在江苏、上海、浙江，珠三角生物医药产业园区主要分布在广州和深圳，环渤海生物医药产业园区主要分布于北京、天津和河北。②

（四）中国生物医药发展前景广阔

生物医药领域专利申请量印证了生物医药产业快速发展的趋势。生物药相对于中药和化学药具有更高功效、安全性及结构多样性，据统计，生物药在中国医药行业的市场份额 2021 年为 22.8%，预计到 2026 年可达到31.6%。③ 生物医药产业迅速发展，吸引了大量中国和海外资本，预计到2026 年中国生物药品制造固定资产投资增至 2903.4 亿元。④

---

① 来自 2019 年国家知识产权局统计数据。
② 机工弗戈：《2020 年中国生物制药产业白皮书》，2021。
③ 头豹研究院：《2022 年中国产业园系列研究报告——战略性新兴产业集群市场分析报告（四）：生物医药与数字创意产业》，2022。
④ 头豹研究院：《2022 年中国产业园系列研究报告——战略性新兴产业集群市场分析报告（四）：生物医药与数字创意产业》，2022。

二　知识产权保护促进生物医药产业发展

（一）知识产权密集型生物医药产业拉动区域经济增长和就业

知识产权密集型产业对经济相关方面的增长具有一定的促进作用，国内外不少学者对此进行实证研究，如 2012 年 4 月 13 日，美国商务部联合专利商标局发布了《知识产权和美国经济：聚焦产业》，该报告指出，2010 年知识产权密集型产业为美国 GDP 贡献了 5.06 万亿美元，占当年美国国内生产总值（GDP）的 34.8%，直接提供了 2710 万个就业机会，占当年总就业数的 18.8%。[①] 2013 年欧盟专利局发布了《知识产权密集型产业对欧盟经济和就业的贡献》，该报告指出，2008~2010 年知识产权密集型产业为欧盟总的经济活动贡献了 4.7 万亿欧元，贡献率为 39%。同时期知识产权密集型产业为欧盟的就业直接贡献了 5650 万个职位，占总就业数的 26%。[②] 姜南等（2014 年）研究了 2008~2010 年知识产权密集型产业对中国 GDP 以及就业人数的贡献值和贡献率，2008~2010 年专利密集型产业对中国 GDP 的贡献率分别为 10.98%、10.50%和 10.66%，专利密集型产业对工业总就业人数的贡献率分别为 27.45%、27.53%和 29.84%。通过探究上海生物医药专利密集型产业与工业总产值的关系发现，专利密集型产业对经济增长的拉动作用明显，上海生物医药专利密集型产业对工业总产值、就业贡献率逐年提高，2013~2017 年上海生物医药专利密集型产业产值占全市总产值的比重由 2.61%提升至 3.13%。[③]

---

① U. S. Department of Commerce. Intellectual property and the U. S. economy: industries in focus [EB/OL], http://www.uspto.gov/about/ipm/industries_ in_ focus. Jsp, 2012-04-13.

② European Patent Office and the Office for Harmonization in the Internal Market. Intellectual property rights intensive industries: contribution to economic performance and employment in the European Union [EB/OL], http:// keionline. Org/ sites /default/files / ip_ intensive_ industries_ en. pdf, 2013-09-30.

③ 黄鹏飞等：《生物医药专利密集型产业发展现状及建议——以上海市为例》，《中国生物工程杂志》2020 年第 12 期。

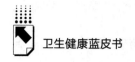

（二）生物医药产业高质量发展依赖于知识产权保护

生物医药技术领域由于其自身特点，对知识产权保护高度依赖，可以说没有有效的知识产权保护就没有医药创新。新药开发对专利具有高度依赖性，原因在于新药研发投入高、产出低，风险高、成功率低，研发周期长。据统计，平均而言，开发一款新药需要 10～15 年和 26 亿美元（177 亿元人民币），包括许多失败的沉没成本。[①] 专利制度的意义就在于为创新主体提供一定期限的市场独占权以获得投资回报，从而刺激对创新的长期持续投资。董钰等学者（2012）运用实证研究证明了加强知识产权保护能够促进产业的技术创新，如生物医药产业等高新技术产业。

拥有高度创新性的生物制药产业的主要市场通常拥有强大的知识产权保护体系。[②] 哥本哈根经济研究院《药品监管数据保护：采用监管数据保护将如何影响患者、行业和巴西社会》（2023 年 3 月）对超过 50 个市场的统计分析证明监管数据保护（RDP）增加了创新药物的可及性。比较过去五年全球推出的所有创新药物中获批创新药物的比例，具有 RDP 的市场平均有31.5%的创新药物，而没有 RDP 的市场平均有 11.1%的创新药物可用。可见，有 RDP 市场的患者可及的创新药物数量是没有 RDP 市场的患者的 3 倍左右。

比较有和没有 RDP 市场进行的平均临床试验数量，发现有 RDP 的市场平均每百万人有 21 项临床试验，而没有 RDP 的市场平均有 4 项。[③]

（三）鼓励生物医药创新发展的知识产权政策法规

对生物产业领域的知识产权保护，从 1985 年第一部《专利法》实施开始。《专利法》（1985 年）规定，动植物品种、微生物不授予专利权，但是

---

① PhRMA, https://phrma.org/policy-issues/Research-and-Development-Policy-Framework.

② PhRMA,《知识产权：生物制药创新持续投资的基础》，中国发展高层论坛 2023 年年会。

③ 哥本哈根经济研究院：《药品监管数据保护：采用监管数据保护将如何影响患者、行业和巴西社会》，2023 年 3 月。

其生产方法可以授予专利权；《专利法》及《专利法实施细则》（1992 年）修订后扩大专利权保护范围，将"食品、饮料和调味品"、"药品和用化学方法获得的物质"以及"微生物、微生物学方法及其产品"纳入专利保护范围，对促进生物技术的发展起到积极作用；1997 年《植物新品种保护条例》颁布，对生物技术的知识产权保护又向前迈了一大步；2008 年《专利法》增加了 Bolar 例外的规定，增加了实施强制许可的内容。①

为提高我国生物医药产业的创新能力、激发创新活力、加强对医药领域的知识产权保护，2017 年 10 月，中共中央办公厅和国务院办公厅联合印发《关于深化审评审批制度改革鼓励药品医疗器械创新的意见》，提出探索建立药品专利链接制度、开展药品专利期限补偿制度试点、完善和落实药品试验数据保护制度等。

2020 年《专利法》第四次修正，第四十二条增加了"为补偿新药上市审评审批占用时间，对在中国获得上市许可的新药发明专利，国务院专利行政部门可以应专利权人请求给予期限补偿，补偿期限不超过五年，新药上市后总有效专利权期限不超过十四年"。增加了第七十六条，关于引入药品专利纠纷早期解决的有关规定。这进一步推动建立我国药品专利纠纷早期解决机制，国家药监局、国家知识产权局会同有关部门制定了《药品专利纠纷早期解决机制实施办法（试行）》，其中涵盖了"生物制品的活性成分的序列结构专利、医药用途专利"。

除了《专利法》对生物医药领域发明进行保护，我国还有一系列的药品管理法律法规，如《中华人民共和国药品管理法》《中华人民共和国药品管理法实施条例》《新药审批办法》《新药保护和技术转让的规定》《药品行政保护条例》等。

---

① Bolar 例外（Bolar exception）又称为 Bolar 豁免（Bolar exemption），是指在专利法中对药品专利到期前他人未经专利权人的同意而进口、制造、使用专利药品进行试验，以获取药品管理部门所要求的数据等信息的行为视为不侵犯专利权的例外规定。《专利法》（2008 年修正）第六十九条（五）："为提供行政审批所需要的信息，制造、使用、进口专利药品或者专利医疗器械的，以及专门为其制造、进口专利药品或者专利医疗器械的"。

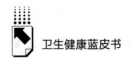

可以说，在我国生物医药领域以《专利法》为主的知识产权保护法律体系已经初步形成，对促进我国生物医药产业发展、促进生物医药领域知识产权保护起到积极作用。但是与发达国家相比，要达到一个全面更高水平的保护程度，还需要随着我国生物医药技术的发展，有一个制度不断完善的过程，逐步与国际保护规则接轨。

三 生物医药知识产权保护中存在的问题

随着中国加入 WTO，在中美谈判的推动下，中国对药品的知识产权保护逐渐完善，到 2021 年新《专利法》实施，已经包括了专利期限补偿、专利链接等相关制度，但随着生物医药产业的不断发展，中国的生物医药技术正在不断缩小与发达国家之间的差距，生物医药产业对加强知识产权保护制度的需求越来越迫切。

（一）专利期限补偿范围不能满足生物医药发展的需求

根据《关于深化审评审批制度改革鼓励药品医疗器械创新的意见》，为了补偿新药上市审评审批占用的时间，《专利法》在 2020 年修正时，引入专利期限补偿制度，给予新药更长的市场垄断期，激励药品技术创新。但给予专利期限补偿的新药范围不包括化学药品的 5.1 类，即境外上市的原研药品和应具有明显临床优势的改良型药品申请在境内上市，以及 3.1 类生物制品，即在境外已上市的疫苗和治疗生物制品申请在境内上市。随着中国医药企业越来越走向世界，包括恒瑞、百济神州等创新药企，已经有大量创新药全球同步申请上市，并有在国外首先获批后，在中国上市成为 5.1 类化学药品或 3.1 类生物制品，无法获得专利期限补偿的。尤其是随着生物医药产业的迅速发展，越来越多的创新药企业认为药品专利期限补偿的范围应该进一步扩大，将 3.1 类生物制品和 5.1 类化学药品一同纳入专利期限补偿范围，才能满足我国医药企业创新发展的需求。

另外，新《专利法》已经颁布实施三年，但相关细则等落地政策还没有跟上，企业担忧提交专利期延长申请后，在《专利法实施细则》和《专利审查指南》出台前、等待审批过程中出现专利过期等情况，目前仍缺乏过渡期配套政策来解决该问题。

（二）专利链接制度实施未达到预期效果

自 2021 年《药品专利纠纷早期解决机制实施办法（试行）》出台，专利链接制度实施两年多以来，出现了一些实践中的问题，主要表现在三个方面：首先是仿制药企业申请人提交药品上市许可申请时，通过三类声明，即仿制药申请人承诺在专利期届满前不上市销售①，获得上市审批后，违背不上市承诺在各地上市。实践中这种不诚信行为给原研药企业带来大量诉讼成本，致使专利链接制度失去其纠纷早期解决的机制作用。其次是晶型专利不在专利链接范围内，根据药企调研，近三年医药领域授权的晶型专利 89% 来自国内专利权人，不利于晶型专利早期纠纷解决。最后对生物医药产业发展影响最大的是，生物药组合专利不在专利链接范围，不能满足生物医药产业迅速发展的需求。②

（三）专利审查中的药品实验数据补充缺乏一致的执行标准

中美谈判促进了《专利法》和《专利审查指南》对补交药品实验数据相关规定的不断完善，2021 年 1 月实行的《专利审查指南》第二部分第十章，主要对补交实验数据的审查标准、化合物新颖性的审查标准、化合物和生物领域创造性的审查标准进行了明确和完善，增加第 3.5.2 节"药品专利申请的补交实验数据"，纳入两个典型案例，案例 1 涉及申请人为证明说明书充分公开补交实验数据的情形，案例 2 则涉及申请人为证明申请的创造性补交实验数据的情形。③ 但是对生物医药领域而言，绝大

---

① 《药品专利纠纷早期解决机制实施办法（试行）》第六条："三类声明：中国上市药品专利信息登记平台收录有被仿制药相关专利，仿制药申请人承诺在相应专利权有效期届满之前所申请的仿制药暂不上市。"

② 根据《药品专利纠纷早期解决机制实施办法（试行）》第十二条："生物制品可登记活性成分的序列结构专利、医药用途专利"，生物药组合专利并不属于专利链接范围。

③ 《专利审查指南》（2021）。

部分的专利申请还是需要提供必要的实验证据以支持其技术方案。在实际申请过程中，申请人需要正确处理好技术秘密与说明书充分公开的关系。另外，考虑到生物医药领域的可预期程度相对于其他领域更低，在申请专利时提供充足的实验数据对证明发明的创造性也是十分必要的。尤其是生物医药的创新过程复杂、研发周期和临床试验周期长，研发过程数据的补充对证明专利创造性具有重要价值。

虽然新《专利审查指南》原则上已经放宽了对说明书充分公开的要求，但是对补交的实验数据是否能被接受，原则上仍应当以原始说明书记载的相关内容为基础。现实中专利审查与各级司法判决对是否接受补交实验数据存在不一致的判断标准，仍然存在大量不接受补交实验数据而导致专利无效的案例。因此，需要药品创新研发与专利审查以及司法判决进一步形成鼓励发明、保护发明创造的共识，在具体专利审查和司法判决中对补充实验数据达成统一的执行标准。

（四）缺乏对药品试验数据的保护

对药品数据的保护是面向未来的对创新的保护，是对药品专利保护的有效补充，有利于原研药、改良药、仿制药建立一种数据依赖的市场秩序。上述哥本哈根研究报告已经通过实证研究证明药品数据保护有利于创新药的研发和上市。2018年为促进药品创新和仿制药发展，完善药品试验数据保护制度，国家药品监督管理局组织起草了《药品试验数据保护实施办法（暂行）（征求意见稿）》并向社会公开征求意见，《中华人民共和国药品管理法实施条例（征求意见稿）》（2019年修订）第三十四条规定了化学药品试验数据保护，没有规定对生物药试验数据进行保护。国家药监局于2022年5月9日发布《药品管理法实施条例（修订草案）（征求意见稿）》，第五节"药品知识产权保护"中对药品试验数据保护制度相关内容做了规定，但至今未正式颁布详细的《药品试验数据保护实施办法》，明确试验数据保护对象、保护范围、保护方式、期限和保护程序等。

（五）医药集采领域存在潜在专利侵权风险

因专利侵权成本低、惩罚力度小，实践中存在仿制药缩减标签上市，进入集中采购目录后，出现超适应症销售，产生专利侵权风险。原研药企业维权难度大、成本高，严重打击了原研药企业在中国开发和上市更多适应症的热情与积极性。尽管有 2022 年 12 月 30 日国家知识产权局和医保局联合发布的《关于加强医药集中采购领域知识产权保护的意见》，将药品的集中采购和专利保护进行链接，可以对药品集中采购中专利侵权提出异议，但实践中存在缺乏药品集采中专利保护衔接的细则以及异议期也较短等问题，影响了该制度的使用效果。

四 加强知识产权保护、促进生物医药产业高质量发展的建议

知识产权保护是党中央的重大决策，就像习近平总书记所说的，创新是第一动力，保护知识产权就是保护创新，是我们国家新时代发展尤其要高度重视的重大战略性问题。知识产权保护是创新发展的需要，是科技进步的需要，也是规范药品生产秩序的需要，更是制度性开放的需要。我们要提高认识，从中华民族长远利益、根本利益出发看待鼓励创新，在实践中进一步加强知识产权保护，促进生物医药产业高质量发展，建议如下。

一是给"新药"下一个科学的定义。药品专利期限延长、药品链接以及药品试验数据保护等都涉及"新药"保护范围的问题，科学定义"新药"至关重要。"新药"定义要与国际规则接轨，以本国首次获得上市许可作为"新"的判断标准，明确"新药"的基本构成要件、范围等，建议包括新的化学实体、分子式、晶体，以及新的制药方案、给药剂量、适应症等。

二是依法补充专利实验数据，规范统一审查和司法判决标准。专利申请中补充实验数据要符合《专利法》及《专利审查指南》规定，进一步科学

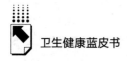
规范地审查补充实验数据，使审查标准更加统一，审查有据可依，并且将审查标准与司法判决标准相统一。

三是加快建立药品试验数据保护制度。对基于大量投入获得的临床试验数据进行保护，是对研发投入的尊重，尤其是生物制品制造过程复杂，仅靠专利无法使其得到充分保护，如果没有较长时间的市场独占期，生物医药创新动力不足。另外，根据 TRIPs 协定和《中国-瑞士自由贸易协定》，中国已经承诺对试验数据和监管数据予以保护，同时中国也正式申请加入CPTPP，CPTPP 中关于数据保护具有明确保护对象、保护期限规定，[①] 因此应借鉴国际规则和国外现有的数据保护制度，尽快出台我国相关试验数据保护制度，并在实践中不断完善，尤其是明确对生物制品试验数据的保护，对促进药品创新，提高创新药物可及性，推动生物医药产业发展具有重要意义。

四是加大打击知识产权侵权力度，提升法律震慑力。目前我国主要知识产权法律通过修改都做了惩罚性赔偿的规定，形成了以《民法典》为统领、各部门法为主体、最高法院的司法解释为配套规范的知识产权惩罚性赔偿立法体系。但相对于医药领域研发高成本、周期长的特殊情况，药品知识产权侵权代价相对低，而维权成本又高，建议进一步加大针对药品知识产权侵权的惩罚性赔偿，并完善相应的知识产权侵权入刑政策法规，提升法律对知识产权侵权行为的震慑力。

五是注重国际规则研究与对标，探索中国特色生物医药创新发展的规则制度。优化营商环境，建设更高水平开放型经济新体制，吸引更多外资企业投资中国医药产业，激励更多国际创新药企业最先在中国上市新药，同时中国医药的创新发展也要面向世界面向国际，知识产权保护制度要与国际接轨，我们的知识产权部门、药监部门等对国内外创新药企业要一视同仁，实行严保护、强保护、快保护和同保护；要勇于在医药知识产权保护的空白领

---

① CPTPP 第 18.50 条保护未披露试验或其他数据，该条款已经被搁置，但明确规定了对试验数据的保护。

域探索有利于中国特色医药创新发展的新规则新制度，引领国际规则的制定，如生物药组合专利的专利链接没有国际借鉴，我们可以探索出一条中国特色的生物药专利链接制度。

参考文献

姜南、单晓光、漆苏：《知识产权密集型产业对中国经济的贡献研究》，《科学学研究》2014 年第 8 期。

黄鹏飞等：《生物医药专利密集型产业发展现状及建议——以上海市为例》，《中国生物工程杂志》2020 年第 12 期。

董钰、孙赫：《知识产权保护对产业创新影响的定量分析——以高技术产业为例》，《世界经济研究》2012 年第 4 期。

PhRMA：《知识产权：生物制药创新持续投资的基础》，中国发展高层论坛 2023 年年会。

哥本哈根经济研究院：《药品监管数据保护：采用监管数据保护将如何影响患者、行业和巴西社会》，2023 年 3 月。

U. S. Department of Commerce. Intellectual property and the U. S. economy：industries in focus，http：//www. uspto. gov/about/ipm/industries_ in_ focus. Jsp，2012-04-13.

European Patent Office and the Office for Harmonization in the Internal Market. Intellectual property rights intensive industries：contribution to economic performance and employment in the European Union，http：// keionline. Org/ sites /default/files / ip_ intensive_ industries_ en. pdf，2013-09-30.

PhRMA，https：//phrma. org/policy - issues/Research - and - Development - Policy - Framework.

B.17
中国生物医药领域创新成果分析及对策建议

张大璐[*]

摘 要： 我国生物医药领域 2013~2022 年发表论文的复合年均增长率达到 13.54%，显著高于国际水平。虽然中国专利申请数量和授权数量保持增长态势，但是在成果转化方面我们却严重落后于美国等西方国家。本报告分析了原创成果质量不高、产学研医协同机制不顺畅、创新环境仍然薄弱等一系列问题，并相应提出了以临床需求和实际问题为导向，加强顶层设计，畅通产学研医协同机制并建立良好的创新生态等提高基础研究成果质量的政策建议。

关键词： 生物医药 专利 成果转化

医药事业的发展是人民对美好生活追求最根本的体现和保障，生物医药创新关乎人民生命健康。经过 30 多年的快速发展，生物医药已在多种重大疾病的预防和治疗中发挥重要作用。论文、专利是生物医药行业内创新的源头活水，丰富的论文、专利为生物医药产业后续发展注入创新动力。随着我国经济社会发展和科技体制改革的深入，科技成果转化的环境和形势发生了很大变化，实施创新驱动发展战略、加快转变经济发展方式、破解经济发展深层次矛盾和问题，急需发挥科技的支撑引领作用。

---

* 张大璐，中国生物技术发展中心战略处副研究员，博士，主要研究方向为生物经济、创新驱动、新经济、新业态。

一 论文、专利数量保持逐年增长，为我国生物医药领域提供大量创新成果

（一）生命科学领域论文情况

1. 论文数量

2013~2022年，全球和中国生命科学论文数量均呈显著增长的态势。2022年，全球共发表生命科学论文943783篇，相比2021年减少了12.29%，较新冠疫情前的2019年发文量略有增长，10年的复合年均增长率达到3.48%。[①]

中国生命科学论文数量在2013~2022年的增速高于全球增速。2022年中国发表论文225258篇，比2021年增长了9.01%，10年的复合年均增长率达到13.54%，显著高于国际水平。同时，中国生命科学论文数量占全球的比例也从2013年的10.35%提高到2022年的23.87%（见图1）。

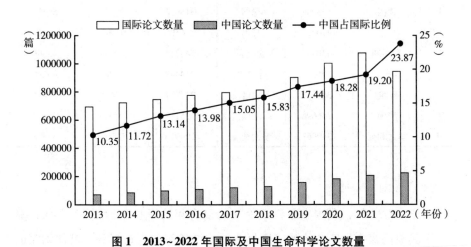

图1 2013~2022年国际及中国生命科学论文数量

[①] 数据源为ISI科学引文数据库扩展版（ISI Science Citation Expanded），检索论文类型限定为研究型论文（article）和综述（review）。

2. 国际比较

（1）国家排名

2013~2022 年、2018~2022 年及 2022 年，美国、中国、英国、德国、日本、意大利、印度、加拿大、澳大利亚和法国发表的生命科学论文数量位居全球前 10 位。其中，美国始终以显著优势位居全球首位，中国一直保持全球第 2 位。中国在 2013~2022 年 10 年间共发表生命科学论文 1383803 篇，其中 2018~2022 年和 2022 年分别发表 901074 篇和 225258 篇，占 10 年总论文量的 65.12% 和 16.28%，表明近年来我国生命科学研究发展明显加速（见表1）。

表 1 2013~2022 年、2018~2022 年及 2022 年生命科学论文数量前 10 位国家

排名	2013~2022 年		2018~2022 年		2022 年	
	国家	论文数量（篇）	国家	论文数量（篇）	国家	论文数量（篇）
1	美国	2440102	美国	1299835	美国	232862
2	中国	1383803	中国	901074	中国	225258
3	英国	658820	英国	359715	英国	65561
4	德国	585299	德国	315016	德国	59124
5	日本	470778	日本	256500	日本	49164
6	意大利	430383	意大利	245351	意大利	48096
7	加拿大	391380	加拿大	214449	印度	46290
8	印度	367711	印度	213821	加拿大	39464
9	法国	366696	法国	195117	澳大利亚	36420
10	澳大利亚	349061	澳大利亚	194916	法国	35348

（2）各国论文增速

2013~2022 年，我国生命科学论文的复合年均增长率达到 13.54%，显著高于其他国家，居第 2 位的印度复合年均增长率仅为 6.53%，其他国家的复合年均增长率大多处于 1%~4%。2018~2022 年，中国的复合年均增长率为 15.02%，也显著高于其他国家，说明中国生命科学领域保持了较快的发展速度（见图2）。

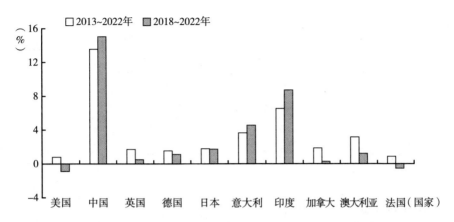

图2 2013～2022年及2018～2022年生命科学论文数量前10位国家论文增速

（3）论文引用

对生命科学论文数量前10位国家的论文引用率①进行排序，可以看到，2013～2022年加拿大的论文引用率达到89.09%，位居首位，2018～2022年意大利的论文引用率达到82.88%，位居首位。我国在2013～2022年及2018～2022年的论文引用率分别位居第9位、第8位，两个时间段的引用率分别为83.75%和77.07%（见表2）。

表2 2013～2022年及2018～2022年生命科学论文数量前10位国家的论文引用率

2013～2022 年			2018～2022 年		
排名	国家	论文引用率(%)	排名	国家	论文引用率(%)
1	加拿大	89.09	1	意大利	82.88
2	澳大利亚	89.05	2	英国	82.57
3	英国	88.66	3	澳大利亚	82.54
4	意大利	88.65	4	加拿大	82.43
5	美国	87.89	5	法国	81.58
6	法国	87.71	6	德国	81.03

---

① 论文引用率＝被引论文数量/论文总量×100%。

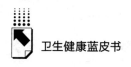

续表

2013~2022 年			2018~2022 年		
排名	国家	论文引用率(%)	排名	国家	论文引用率(%)
7	德国	87. 27	7	美国	80. 78
8	日本	85. 15	8	中国	77. 07
9	中国	83. 75	9	日本	76. 14
10	印度	73. 75	10	印度	65. 64

3. 学科分布

利用 Incites 数据库对 2013~2022 年生物与生物化学、临床医学、环境与生态学、免疫学、微生物学、分子生物学与遗传学、神经科学与行为学、药理与毒理学、植物与动物学 9 个学科领域中论文数量排名前 10 位的国家进行分析，比较了论文数量以了解各学科领域内各国的表现（见表 3）。分析显示，从论文数量来看，美国和中国领先：在环境与生态学除外的 8 个学科领域中，美国的论文数量均显著高于其他国家，在环境与生态学领域中论文数量居第 2 位；中国在环境与生态学领域的论文数量位居首位，其他 8 个学科领域的论文数量均居第 2 位。

然而，在论文影响力方面，澳大利亚和荷兰位居前列：澳大利亚在临床医学除外的 8 个领域的论文引用率和篇均被引频次均位列前三位，荷兰在环境与生态学、临床医学、神经科学与行为学、微生物学、免疫学 5 个学科领域的论文引用率和篇均被引频次均位列前两位。而美国和中国的篇均被引频次和论文引用率不具优势，美国各领域的篇均被引频次优于中国，而论文引用率则较中国低：美国在微生物学、药理与毒理学、环境与生态学、免疫学 4 个学科领域的论文引用率居第 5~8 位，其余 5 个领域的论文引用率位居末位，而在微生物学、分子生物学与遗传学、药理与毒理学 3 个学科领域的篇均被引频次居第 2~4 位，其余 6 个学科领域的篇均被引频次居第 5~8 位；中国在分子生物学与遗传学、临床医学、神经科学与行为学 3 个学科领域的论文引用率位居首位，在生物与生物化学、药理与毒理学、免疫学、植物与

表3 2013~2022年9个学科领域排名前10位国家的论文数量

生物与生物化学		临床医学		环境与生态学		免疫学		微生物学		分子生物学与遗传学		神经科学与行为学		药理与毒理学		植物与动物学	
国家	论文数量（篇）	国家	论文数量（篇）	国家	论文数量（篇）	国家	论文数量（篇）	国家	论文数量（篇）	国家	论文数量（篇）	国家	论文数量（篇）	国家	论文数量（篇）	国家	论文数量（篇）
美国	306870	美国	1940875	中国	197233	美国	157749	美国	72370	美国	218397	美国	328447	美国	149480	美国	232089
中国	189282	中国	578953	美国	178670	中国	51607	中国	47889	中国	148935	中国	81738	中国	129877	中国	140610
德国	74296	英国	520163	英国	58602	英国	46984	德国	20658	英国	53607	德国	77733	英国	42949	巴西	67928
英国	69551	德国	374287	德国	48545	德国	31963	英国	20264	德国	50602	英国	77557	日本	35555	英国	62419
日本	58880	日本	320224	澳大利亚	46522	法国	26168	法国	16166	日本	34269	加拿大	56672	德国	34581	德国	56983
印度	47800	意大利	316119	加拿大	43801	意大利	22713	日本	12780	法国	31273	意大利	55822	印度	33168	澳大利亚	45749
意大利	42344	加拿大	269980	西班牙	42955	澳大利亚	18589	加拿大	10388	加拿大	28701	日本	43733	意大利	32664	加拿大	45132
加拿大	42012	澳大利亚	247001	意大利	34466	加拿大	18246	西班牙	10232	意大利	26932	法国	40852	法国	27607	西班牙	41055
法国	41188	法国	236158	法国	33794	荷兰	16998	澳大利亚	9662	澳大利亚	20927	澳大利亚	36368	韩国	21122	法国	38777
澳大利亚	28893	荷兰	185678	荷兰	21818	瑞士	14326	荷兰	7061	荷兰	18854	荷兰	32784	澳大利亚	16021	意大利	36556

237

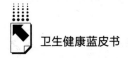
动物学 4 个学科领域居第 3~6 位，在环境与生态学、微生物学领域位居末位，而 9 个学科领域的篇均被引频次均居第 8~10 位。

（二）生命科学和生物技术领域专利情况

1. 年度趋势①

2022 年，全球生命科学和生物技术领域专利申请数量和授权数量分别为 131887 件和 78068 件，申请数量比上年减少了 0.86%，授权数量比上年减少了 3.73%。2022 年，中国生命科学和生物技术领域专利申请数量和授权数量分别为 44598 件和 39997 件，申请数量比上年增长 2.58%，授权数量比上年增长 9.49%（见图 3），占全球数量的 33.82% 和 51.23%。2013 年以来，我国专利申请数量和授权数量整体呈明显上升趋势。

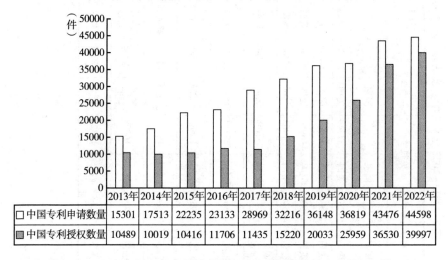

	2013年	2014年	2015年	2016年	2017年	2018年	2019年	2020年	2021年	2022年
□中国专利申请数量	15301	17513	22235	23133	28969	32216	36148	36819	43476	44598
▨中国专利授权数量	10489	10019	10416	11706	11435	15220	20033	25959	36530	39997

图 3　2013~2022 年中国生命科学和生物技术领域专利申请与授权情况

---

① 专利数据以 Innography 数据库中收录的发明专利（以下简称"专利"）为数据源，以经济合作与发展组织（OECD）定义生物技术所属的国际专利分类号（International Patent Classification, IPC）为检索依据，以基本专利年（Innography 数据库首次收录专利的公开年）为年度划分依据，检索日期：2023 年 3 月 2 日（由于专利申请审批周期以及专利数据库录入迟滞等原因，2021~2022 年数据可能尚未完全收录或数据有变更，仅供参考）。

在 PCT 专利申请方面，自 2013 年以来，中国申请数量持续增长，2016~2021 年迅速攀升，2022 年趋于缓慢。2022 年中国 PCT 专利申请数量达到 2645 件，较 2021 年增长了 9.98%（见图 4）。

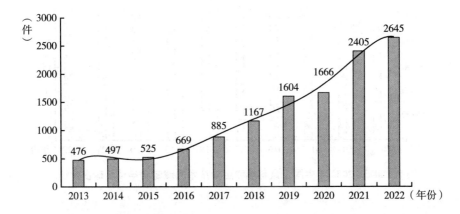

图 4　2013~2022 年中国生命科学和生物技术领域申请 PCT 专利数量

从我国申请/授权专利数量全球占比情况的年度趋势（见图 5、图 6）可以看出，我国在生命科学和生物技术领域对全球的贡献和影响越来越大。我国的申请/授权专利数量全球占比分别从 2013 年的 19.34% 和 22.24% 增长至 2022 年的 33.82% 和 51.23%。其中，专利申请全球占比整体上稳步增长；专利授权全球占比 2013~2017 年呈现轻微浮动的平稳状态，2018~2022 年迅速增长。

2. 国际比较

2022 年，全球生命科学和生物技术领域专利申请数量位居前 5 名的国家分别是美国、中国、韩国、日本和英国；而专利授权数量位居前 5 名的国家为中国、美国、日本、韩国和英国。2013~2022 年与 2018~2022 年国家专利申请/授权数量前五位的国家均为美国、中国、日本、韩国和德国。2013 年以来，我国专利申请数量维持在全球第 2 位，2022 年我国专利授权数量位列全球第 1 位（见表 4）。

2022 年，从数量来看，PCT 专利申请数量排名前 5 位的分别为美国、

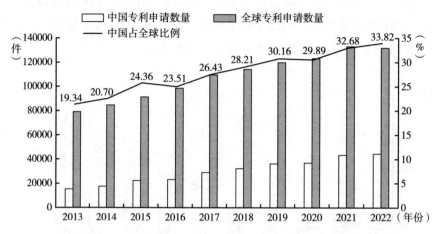

图5 2013~2022年中国生命科学和生物技术领域专利申请全球占比情况

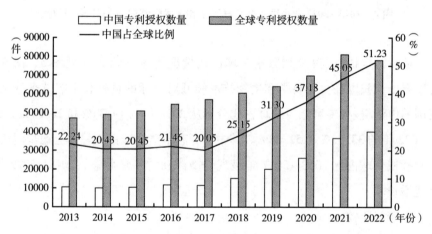

图6 2013~2022年中国生命科学和生物技术领域专利授权全球占比情况

中国、韩国、日本和德国。2013~2022年,美国、日本、中国、韩国和德国为PCT专利申请数量的前5位(见表5)。通过近五年与2022年的数据对比发现,中国的专利质量有所上升。

表 4 专利申请/授权数量国家排名 Top 10

单位：件

排名	2013~2022年专利申请情况		2013~2022年专利授权情况		2018~2022年专利申请情况		2018~2022年专利授权情况		2022年专利申请情况		2022年专利授权情况	
1	美国	390012	中国	191804	美国	222124	中国	137739	美国	46427	中国	39997
2	中国	300408	美国	190858	中国	193527	美国	99962	中国	44598	美国	18439
3	日本	75766	日本	43674	日本	39835	日本	20301	韩国	7793	日本	3956
4	韩国	51665	韩国	35182	韩国	30180	韩国	19756	日本	7067	韩国	3490
5	德国	36028	德国	20915	德国	18657	德国	10487	英国	3535	英国	1541
6	英国	30375	英国	15133	英国	17400	英国	8105	德国	3209	德国	1538
7	法国	23801	法国	14142	法国	11420	法国	6802	法国	1926	法国	1027
8	加拿大	12106	澳大利亚	7383	加拿大	6020	俄罗斯	3575	瑞士	1086	荷兰	565
9	澳大利亚	12104	俄罗斯	7261	荷兰	5811	荷兰	3506	加拿大	1069	澳大利亚	456
10	荷兰	11038	荷兰	6358	瑞士	5706	澳大利亚	3231	澳大利亚	1039	加拿大	432

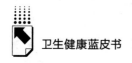

表5　PCT专利申请数量全球排名Top10国家

单位：件

国家	2013~2022年PCT专利申请数量	国家	2018~2022年PCT专利申请数量	国家	2022年PCT专利申请数量
美　国	50395	美　国	29104	美　国	6425
日　本	12851	中　国	9487	中　国	2645
中　国	12539	日　本	7153	韩　国	1442
韩　国	7422	韩　国	4805	日　本	1412
德　国	5660	德　国	2913	德　国	605
英　国	4385	英　国	2432	英　国	538
法　国	4377	法　国	2153	法　国	438
加拿大	2378	加拿大	1250	加拿大	277
荷　兰	1948	瑞　士	1074	以色列	246
瑞　士	1816	以色列	1021	瑞　士	244

3.专利分布

2022年，全球生物技术申请专利IPC分类号主要集中在C12N15（突变或遗传工程；遗传工程涉及的DNA或RNA，载体）和C12Q01（包含酶或微生物的测定或检验方法），这是生物技术领域中的两个核心领域。此外，C07K16（免疫球蛋白，例如单克隆或多克隆抗体）和A61K39（含有抗原或抗体的医药配制品）也是全球生物技术专利申请的一个重要领域，均为具有高附加值的医药产品。从我国专利申请IPC分布情况来看，前两个IPC类别与国际一致，为C12Q01和C12N15。但另两个主要的IPC布局与国际有所差异，为C12N01（微生物本身，如原生动物及其组合物）和C12M01（酶学或微生物学装置）。

对2013~2022年的专利IPC分类号进行统计分析可以发现，我国在包含酶或微生物的测定或检验方法（C12Q01）领域的分类下的专利申请数量最多。排名前5位中其他的IPC分类号分别是C12N15、C12N01、C12M01和C12N05。申请和授权专利数量前5位的国家，即美国、中国、日本、韩国和德国，其排名前 10 的 IPC 分类号大体相同，顺序与占比有所差异，说明各国在生物技术领域的专利布局上主体结构类似，但各有侧重。

通过 2013~2022 年数据与 2018~2022 年数据的对比可以发现，中国、日本、韩国在 C12N05（未分化的人类、动物或植物细胞，如细胞系；组织；它们的培养或维持；其培养基）领域专利申请比重有所上升。这三个国家在 C12N15（突变或遗传工程；遗传工程涉及的 DNA 或 RNA，载体）领域的专利申请比重略有降低，而 C12N15 类别在美国申请比例有所增加；同时，韩国增加了在 C12Q01（包含酶或微生物的测定或检验方法）领域的申请，该类别在美国占比略有下降，其他三个国家基本保持不变。

二 目前我国生物医药领域论文、专利存在的问题

创新不是最终的目的，发展才是，转化为生产力才是创新唯一的目标。科技成果转化是科技与经济结合的重要途径，是科学技术研究的后续环节，是提高科技创新能力与经济社会发展能力、推动创新驱动发展的重要手段。如何将科研院所的研发成果与企业的发展壮大有机衔接起来，是我国当前建设创新型医药强国的关键。我国当前生命科学领域基础研究成果丰富，结构布局也与美国相似，但转化到生物医药产品开发上的成果却与美国相差较远。2021 年数据显示，美国原始创新药（first in class）占全球的 70%，稳居第 1 位，欧盟占 18%，日本占 7% 左右，中国仅占 2%。我国生物技术药物创新能力相较美国等发达国家仍然较弱。目前存在的问题有以下几点。

（一）原创成果质量不高，距离产业化较远，成果转化同质化严重

据不完全统计，我国生命科学领域基础研究论文中 80% 的研究对象是果蝇、小鼠等动物模型，与形成药物、临床验证药效还有较大距离。原创成果的来源主要集中在高校和科研院所。虽然领域内研究论文和专利数量较多，但就面向产业化来讲，目前的原创研究成果质量并不高。由于研究论文与专利成果与产业化距离较远，因此较难以引起药物研发企业关注，这些基

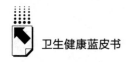

础研究成果的价值没有被充分挖掘，最终造成浪费。

目前生物医药领域产业化方向也过于集中。据国家药审中心数据，已受理的 276 件 PD-1 注册申请涉及 42 家医药企业，已受理的 148 件 PD-L1 注册申请涉及 29 家医药企业，覆盖 54 个适应症。大量的临床资源被利用在已知的 PD-1 和 PD-L1 上，传导给原始创新端的需求就必然会比较集中。

（二）产学研医的协同机制仍不完善

最为理想的产学研医链条是临床—科研—临床，即发现问题—研究问题—解决问题—验证结果，也就是说在生物医药领域，由临床一线的医生发现需要解决的问题，交由科研团队研究，再将研究结果返回到临床一线来验证，是较为理想的科研发展路径。但目前的事实是一线医生临床工作较为琐碎繁忙，即使在工作中有所发现，也较难获得及时专业的基础研究团队支持；科研经费不能及时支持一线医生发起的临床实验；药物研发企业目前未能在临床一线承担更多工作。总之，各种原因造成产学研医之间的联动出现了较大问题，链条上各个环节联系较为松散，各自突破自身领域的代价较大，目前仍未形成一条顺畅的科研成果形成和转化的链条。

（三）论文、专利的创新支撑环境相对薄弱

在生物技术药物数据库方面，美国等西方生物数据中心已形成全球垄断，我国目前缺乏完备的、自主可控的生物信息数据库。国际上常用的医学数据库主要由美欧日国家控制，如使用最广的蛋白质结构数据库 PDB 由美国 Brookhaven 国家实验室支持创建，国际上最强大的综合性药物数据库 DrugBank 由加拿大控制，掌握国际药物最新研发进程的数据库 Pharma Projects 由英国控制。

我国目前仍缺少生物医药领域专业权威期刊，目前已有的核心期刊数量少、国际影响力较弱，未形成梯队团组，不能满足国内领域内众多创新成果的发表需求。更为业内所诟病的是国内各大研究机构以国外核心期刊的认可作为考核评价标准，导致我国生物医药领域重要研究成果和过程数据都流向

西方发达国家。

缺少国内临床试验数据库。我国当前只是对临床试验数据管理提出了原则要求，关于具体的数据管理操作的法规和技术规定尚未完全建立，这导致病例数据采集和管理的各个系统，如临床数据采集系统、临床科研专病数据库系统、临床科研数据库平台等不完善，使我国临床数据收集管理并不理想。

三　对策建议

（一）提高基础研究成果质量，以临床需求为导向、以问题为导向

我国生物医药领域科学研究已经具备了相当实力，如果产业界与学术界共同发力，攻克问题的能力不容小觑。首先，要从国家急迫需要和长远需求出发，立足我国现有实际情况，规划出需要解决的几种医药产品或器械装备，转化成明确的研究问题。要由产业界明确提出"缺什么""差在哪"等现存难点问题，指明产业内主要研究方向。其次，畅通产业界与学术界的信息传导。要坚持需求导向和问题导向进行科研选题，并将产业界、应用端的科研选题有效传导给科研端，避免科研端乱选题、应付选题、重复选题。

（二）加强顶层设计，完善畅通产学研医协同机制

当前，我国医药领域的原始创新资源主要集中在高校、医院和科研机构，而企业是推动研究成果产业化最有效的实施主体。应建立企业、科研院所与一线临床医生科研需求的交流平台和相应机制，发挥企业作为医药成果转化的主体作用。建议医药企业承担更多主动角色，更好地融入生物医药科技成果转化的生态，如搭建中试基地，提供 CXO 服务等。医药企业与科研院所应优势互补，通过厂房共享、CDMO、股权投资等合作模式，提高创新药开发成功率，降低产业化门槛，加速创新药成果转化。

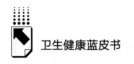

（三）建立良好的创新生态，助力我国原创性科技成果良性成长

完善知识产权保护，促使创新产生合理预期，激发创新动力。一是加强知识产权保护的制度保障，完善知识产权保护的法律安排，落实知识产权侵权的惩罚性赔偿制度，健全知识产权保护的服务体系。二是完善知识产权的激励机制。完善以提高知识价值为导向的分配政策，完善知识产权有效激励方式，完善科技成果转化收益的分配机制。

建设适用于生物医药领域特点的评价制度体系。原创性基础研究是孤独、艰难而又漫长的智力探险，具有很大的不确定性，哪条路能走通、会碰到什么障碍、何时取得进展，都是未知数，这是科学发展的规律。生物技术领域研发是深入的复杂的科学探索，不是传统农业、工业领域内刚性的投入产出比，因此传统的考核评价标准并不适用于原创性基础研究领域。破除传统的行业领域评价标准，不以短时间来评价和限制科研人员工作，破除传统的项目申请机制，让科研人员没有生存压力，创造自由探索、长期攻关的良好生态环境，才有可能获得高质量原创性成果。

加快完善我国生物数据库建设。一是实现目前国内多个生物数据库的有机整合，破除信息孤岛，整合更便于应用。二是继续快速增加生物数据库种类，增加生物信息存储量，丰富生物数据类别。三是尽快便利使用，建立权威搜索引擎，完善我国遗传资源数据库核心设施与数据管理系统。

实现临床研究能力提升。目前国内仍处于向西方学习的阶段。一是鼓励国内临床研究机构和 CRO、CMO 机构参与国际合作课题，学习国际先进的临床研究经验。二是向高校提出培养需求，主动培育临床研究专业领军人才，需要具备医学、统计学、管理学等多学科技能，并具备参与国际多中心临床试验的能力和经验。三是建立临床试验型医院，即完整地参与国际合作课题，从设计、管理到参与，全面向西方临床研究学习。

参考文献

《上市药品信息》，https：//www.cde.org.cn/main/xxgk/listpage/b40868b5e21c038a6a a8b4319d21b07d，最后检索时间：2023 年 7 月 30 日。

《PCT 专利申请受理状况》，https：//www.cnipa.gov.cn/col/col61/index.html，最后 检索时间：2023 年 7 月 30 日。

习近平：《加强基础研究　实现高水平科技自立自强》，《求是》2023 年第 15 期。

李恩付、龚春雨：《增强生物医药企业全球竞争力的建议》，《财富时代》2022 年第 9 期。

B.18
以高水平对外开放推动生物
医药产业高质量发展

张岳洋　张焕波*

摘　要： 近年来，党和政府围绕人民健康和医药产业发展两条主线，在对
外开放和医疗体制改革上不断推进，医药创新环境也不断改善和
成熟。但也要看到，我国生物医药产业仍存在如下问题：医保谈
判降价幅度过大，挫伤了企业自主创新的积极性；行政审批和临
床试验授权效率相对较低；"新药"定义不明确；知识产权保护
范围与力度不够；药品在流通环节落地难；对外开放力度有待进
一步加强；等等。这在一定程度上影响了我国生物医药产业的国
际竞争力和创新能力的提高，也不利于我国医药产业的高质量发
展。下一步，应建立并完善医保谈判和报销制度，提高行政审批
和临床试验授权效率和能力，尽快明确创新药"全球新"的定
义，加强创新药知识产权保护，加快国谈药品的医院准入，探索
建立符合医疗行业特点的设备采购模式，进一步扩大对外开放，
推动生物医药产业高质量发展。

关键词： 高水平对外开放　制度型开放　生物医药　创新

　　生物医药产业是战略性新兴产业，是国民经济的重要组成部分。加快生

---

* 张岳洋，中国国际经济交流中心美欧研究部研究实习员；张焕波，中国国际经济交流中心美
欧研究部部长，研究员，主要研究方向为生物医药、可持续发展、碳政策、国际经济、产业
发展等。

物医药产业的发展，既是提高人类健康水平的根本途径，也是促进健康中国建设的重要内容。近年来，以习近平同志为核心的党中央高度重视卫生健康工作。党的二十大报告强调，要"推进健康中国建设""把保障人民健康放在优先发展的战略位置""促进医保、医疗、医药协同发展和治理"，为我国深化医药卫生体制改革、推进卫生健康事业发展指明了方向。随着我国现代化建设进程的迅猛推进，人民的生活水平不断提高，对生命质量和健康安全的重视程度也日益增加。人们对健康的需求呈现多样化和个性化的特点。与此同时，由于人口老龄化程度不断加深，慢性病的患病率也在不断扩大。这使得生物医药产业面临着全新的需求、机遇和挑战，加速推动生物医药产业的高质量发展已成当务之急。

一 生物医药产业发展面临的问题和挑战

（一）医保谈判降价幅度过大，续约或新增适应症又面临多轮持续降价，挫伤了企业自主创新的积极性

自 2018 年以来，国家医保报销目录按"一年一调""逢进必谈"的原则实现了每年动态调整，相关规则日渐公平、透明、可预见，大大促进了创新药在我国上市并快速进入医保目录。但很多企业反映谈判降幅过大，平均降价 60%，最高达 80%，部分药品谈判价格显著低于最低国际参考价，部分价值更高的新药谈判后价格低于更早上市的药品，创新药回报面临挑战，给国际市场价格带来风险，影响跨国和本土创新。对于多适应症药品，新增适应症面临持续价格下降，削弱研发和上市新适应症的信心。由于年费用限制，存在"50 万不谈，30 万不进"的潜规则，高值药品失去谈判机会或谈判失败，难以进入医保目录。这既挫伤了企业自主创新的积极性，又不利于稳定市场预期及临床保供稳价。

从国际来看，一些政府制定医保政策时如果过多考虑政府预算支付能力和国内患者能否享用先进医药产品，忽视激励医药企业对新药的持续开

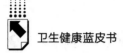

发，往往导致本国医药产业创新发展受挫。如在德国每开发出新的适应症要再次经过价格谈判，通常还要进一步往下降，这就使企业不愿意就上市药品进行后续开发，挖掘新的适应症和新的潜力，或者企业不愿意在德国就新适应症申请注册和上市批准，因此对德国患者及时获得有效新药品非常不利。又如日本对销量高的药品实行强迫折扣政策，导致越是适用范围广、疗效好的药品价格反而低于不如它的药品价格，打击了创新医药企业的积极性。

（二）人类遗传资源行政审批和临床试验授权（CTA）效率有待提升

依据现行规定，新药临床研究前需在遗传办进行审批或备案。按遗传办审批/备案的流程要求且必须获得临床合作机构签章，一般需两个月左右（国内企业无须审批备案），仅在时间成本上外资企业明显大于内地企业，会给竞争激烈、跟时间赛跑的创新医药企业带来巨大的压力和挑战。此外，人类遗传资源行政审批时间将压缩国际多中心临床在中国的受试者招募时间，使中国极有可能错失全球早期临床，缩短中后期临床受试者招募窗口，进而影响中国参与新药全球研发计划。在疫苗和生物制品的审批方面，虽然我国临床试验授权（CTA）的时间从1~2年缩短到3个月，提高了药品和疫苗可及性，但与发达国家1个月左右的授权时间相比仍有较大时间差，且需要一些额外具体的试验或者检验，这就使得中国临床研究的启动仍然晚于部分国家或地区。

（三）专利法体系下"新药"定义不明确，导致很多创新药无法获得优先审评和专利补偿

虽然修订后的《专利法》和《专利法实施细则》对专利期限延长做出了明确的规定，但在实施过程中仍有进一步改进的空间。例如，"新药""创新药""改良型新药"等术语定义不明确，可能导致法律适用的混乱和不一致。我国现行规定只认可"全球新"，不认可"中国新"。按照现有新

药"全球新"的定义，一些跨国药企创新药没有在中国首先注册，可能无法获得快速审评待遇，甚至无法获得专利保护期限的延长。例如特泊替尼，是全球首个口服的 Met 抑制剂，用来治疗非小细胞肺癌，于 2020 年在日本上市，之后在我国上市不属于"全球新"，因而未能取得优先审评资质。按照现有进度，可能在 2023 年 8~9 月获批，但每年的医保谈判最终截止日期是 6 月 30 日，如果不能在 6 月 30 日之前获批，就会晚一年获得医保谈判的资格，使得创新药无法快速进入市场，患者使用相关药物的可获得性难以保障，也不利于创新药的可持续发展。

（四）知识产权保护范围与力度有待进一步加大

近年来，中国对医药领域知识产权的保护力度不断加强，公平的专利制度为医药企业和医药行业的进一步创新发展提供了环境和政策保障。2021年 6 月 1 日起正式实施的《专利法》，引入了专利权期限补偿和专利纠纷早期解决机制等与知识产权保护相关的条款，为进一步加强创新药的知识产权保护提供了法律保障，但是在具体实施过程中还存在一些问题。专利权保护的稳定性仍需加强，以保证创新型药企在专利保护期限内收回创新药研发成本。例如，在恩格列净系列专利无效案件中，由于专利法律问题导致其产品恩格列净专利保护期中断，影响企业收益。在药品专利补交实验数据方面，《专利法》已经通过实施两年了，但是关于申请人在申请日之后补充提交的实施条例和实验数据，《专利法》及《专利法实施细则》中并没有明确规定。按照我国现行专利审查规则，专利申请提交后不再接受新的补充数据，不符合国际通行做法，容易引发专利纠纷，影响企业收益，打击企业研发积极性，不利于创新药企的可持续发展。

（五）药品在流通环节面临挂网难、入院难等落地难问题

药品挂网采购对完善药品供应保障体系、规范医疗机构药品采购行为、完善以市场为主导的药品价格形成机制等具有重要作用。当前各省份药品集中采购平台仍然存在数据编码标准不统一、数据不互认等问题，易导致

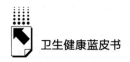

"信息孤岛"。同时，对于企业新获批产品在全国首次挂网或无其他省级平台现行价格的，多数省份采取"参考省份+限价挂网"的方式形成挂网价，挂网周期长、效率低，影响医院采购和企业生产经营。"重大新药创制"品种也存在挂网难及入保降幅超预期等现实问题。此外，国谈药品还面临新增进院难等问题。由于医疗机构受到医保品种、医院用药总量、基药使用比例等考核制约，加之原有医院用药品种数量趋于饱和、医院用药目录打破重塑困难、药事会对用药目录优化调整不及时等，公立医院药品准入困难，国谈药品很难新增进院，双通道政策的落地实施有待进一步加强。据统计，2021年谈判抗肿瘤药品在全国3328家三级医院平均进院率仅为9%。

（六）药典与国际标准进一步接轨

我国自2017年加入人用药品技术要求国际协调理事会（ICH）以来，已帮助药企实现全球药物同步研发和注册，推动药品审评改革创新，促进国内药品行业监管与国际标准接轨，不断提升药监部门监管能力和监管水平。但新药在中国上市仍存在与国际标准不完全一致的现象，比如对药品化学制造成分CMC的要求与国标不一致，具体体现在以下方面。一是要求大量的药检样本，对每个剂量进行审批，造成一定浪费。二是中国药典与国际药典不一致，导致在国际上已经接受的标准在中国依然要求检查，如CMC关于制造方面的生产工艺数据检查，国际上已经免检，但中国仍要求检查。又如辅助生殖产品按照欧盟和美国的药典不需要检测注射用水的pH值，但中国药典仍需要，导致在欧盟合格的产品，到中国可能就会面临不合格的问题，给企业研发、生产、供应带来一定的挑战。三是重复检测，如微生物检测，已经在全球上市时做过，到中国上市时要求再次检测，为企业带来重复检测负担等。

（七）生物医药产业监管仍需与时俱进，为创新赋能

2023年5月，国家药监局发布《关于加强委托生产药品上市许可持有人监管工作的通知（征求意见稿）》，对委托生产持有人的监管进行了严格

规定。通知指出，"中药注射剂、多组分生化药的持有人应当具备自行生产能力；鼓励生物制品（疫苗、血液制品除外）持有人具备自行生产能力。产能不足、需要增加委托生产地址的，应当严格按照药品上市后变更管理办法的规定办理"。鼓励医药企业自备生产能力实际上和药品上市许可持有人制度相悖，是当年在修订上市许可持有人制度时，没有对《药品生产质量管理规范》（GMP）相关规定做调整而遗留下来的问题。鼓励医药企业自建生产线与创新药行业专业化分工发展趋势背道而驰，同时也将对医药行业投资人造成一定的损失，进而引发一系列行业和法律问题。这容易导致小规模生产线的重复生产，造成资源浪费，不利于专业化程度的提高，也不利于药品安全的保障。

（八）辅助生殖领域管控需进一步规范化放开，与人口政策相适应

当前，全世界都面临人口老龄化的挑战，人口寿命不断增长，出生率不断下降。我国是世界上老年人口规模最大的国家，也是世界上老龄化速度最快的国家之一。人口发展呈现生育率下降快、老龄化速度快、老龄人口规模大等特征，少子化、老龄化程度的区域间差异也给促进区域均衡发展和实现共同富裕带来挑战。面对出生人口持续下滑、老龄化加速、人口红利消失等问题，应与时俱进地调整我国的生育政策，实现人口有效增长，制定更前瞻性、更系统、更全面的人口政策发展策略。

习近平总书记强调，人口发展是关系中华民族伟大复兴的大事。党和国家把提高人口质量和数量放到国家战略的位置，重点提出落实"优化人口发展战略，建立生育支持政策体系"的决策部署。辅助生殖技术对缓解我国人口自身发展和经济社会发展的结构性矛盾、应对高龄少子化挑战具有重大意义。但目前我国还未出台辅助生殖相关的法律法规，一些现行法律法规对部分有生育意愿的人群并不友好，例如卫生部于2003年出台的《人类辅助生殖技术规范》，其中明确"禁止给不符合国家人口和计划生育法规和条例规定的夫妇和单身妇女实施人类辅助生殖技术"。在此规定下单身女性及乳腺癌、卵巢癌等恶性疾病患者无法获得辅助生殖帮助。一方

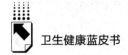

面，一些单身女性到境外冻卵，存在个人的遗传信息和生殖健康数据泄露、滥用或未经授权访问的风险，造成国内的遗传资源流失，不利于维护我国公众健康、国家安全和社会公共利益；另一方面，国内也存在非法代孕等问题。

（九）仍需加大开放力度，释放医药产业创新能力

体外诊断产品的研发、质检试验等需使用人源性样本进行测试。由于外资企业使用本土血液样本受到严格限制，同时国家对血液样本的进口亦管制严格，目前只能将国内生产的产品寄往国外进行质检测试，耗费周期长。若未来需要引进更多生产线，此种方式不可持续。另外，在数字化诊疗产品和个体化医疗方案的开发方面，合规开放使用医疗等领域的数据至关重要。虽然已经有相关的法律法规出台，但对产业领域数据应用尚未有明确的路径指导，不利于产业健康、可持续发展。

（十）限制医疗设备进口不利于满足患者多层次需求和产业高质量发展

2022年初，安徽、江苏、福建等省先后发布严格进口医疗设备采购审批，虽未明文规定限制进口，但减少了进口医疗设备论证审核频次，同时部分自媒体也借题发挥，强调政策出台的目的是对进口产品加以限制。这潜在影响了医院采购进口设备的意愿，向外资释放了消极信号。医疗设备采购不仅关系产业，更关系医疗服务质量和人民健康。在实际操作中，很多医院在按要求购买国产设备的同时，为满足患者需求，仍会通过其他方式购买进口设备，造成资源浪费。限制进口不利于医疗器械产业的国际化，也不利于公立医疗机构的高质量发展和人民日益增长的健康需求的满足，同时也影响了外资企业的业务发展以及对中国高水平对外开放和外资营商环境的期待。

二 推动生物医药产业高质量发展的建议

（一）建立并完善兼顾保护患者利益和促进医药行业发展的医保谈判和报销制度

建议进一步完善药品谈判管理机制和医保报销机制，在保护患者利益的同时，应鼓励创新先行者、奖励先进者，尤其是仍在专利保护期内的创新药，应保障其享有相对稳定、可靠的价格，使创新药企业获得收益、收回研发成本，从而保持持续创新的动力。国家医保目录续约规则应更加重视创新药品，建立降价的"刹车机制"，避免要求创新药在专利期限内反复降价，保障价格合理、可持续。政府与行业协同探索创新的药品准入方式，如按疗效付费和风险分担模式，进一步改善准入环境。可以考虑将自2018年开始通过谈判纳入医保目录超过5年，或谈判超过3次的品种，从协议期内谈判药品转为普通乙类药品，从而稳定谈判品种价格预期与临床用药。适当收窄创新药新适应症入保降幅，以更好鼓励我国创新药新适应症的开发，进而促进延长创新药生命周期，推动创新药更好参与国际竞争。同时，医保部门可以根据资金承受能力灵活制订支付标准，不受固定报销比例的限制。

（二）提高人类遗传资源行政审批和临床试验授权（CTA）效率和能力

可以考虑对能确保生物安全的外资医药企业采取更灵活的创新药临床试验中人类遗传资源管理模式，如不涉及人类遗传资源材料出入境的，试点下放至省级或地市级科技部门审批备案。提高遗传资源申请要求的合理性并优化流程，设置"利用国家人类遗传资源企业白名单"。

（三）尽快明确创新药"全球新"的定义

建议明确"新药"指首次在中国获得许可并具备充分的安全性和有效

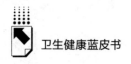

性数据以进行市场推广的创新化学药物和生物制品。按照对创新药知识产权保护的国际惯例，鼓励创新者在中国同步上市产品，妥善处理仍在专利期内但不是在中国第一个上市的创新药专利期延长问题。

（四）加强创新药知识产权保护

创新制剂药和药械联合的创新药物虽不是新的化学活性成分创新，但在制剂和给药途径上的创新依然显著改善和提升了临床效果，应加强相应的专利保护。实施贯穿药品全生命周期的专利保护，建立药品专利链接制度，不断完善侵权纠纷解决机制，既能提高药品的可及性，降低患者药费负担，又能提升药品研发创新热情，产生更多造福人类的新药。此外，临床试验是创新药研发的关键环节，也是创新药研发过程中无法替代的一步，不但投入时间长，资金数额大，而且往往面临诸多结果的不确定性。建议尽快出台加强试验数据保护的规定、意见及指导细则。药品试验数据保护制度应当既包括新化学实体，也包括生物制品，还应考虑包括新组合物、新剂型、新适应症等在内的改良型新药。为进一步鼓励中国医药创新，建议重新考虑将临床试验产生的创新，例如药物给药方法等，也纳入专利保护范围。

（五）提高挂网审批时效，加快国谈药品的医院准入

建议形成首发省份挂网互认机制，剔除挂网审批所需省份挂网数量等附加条件，提高挂网审批时效，压减新药上市挂网周期，降低企业各省份挂网成本。同时，建议加快国家药品医保代码赋码与贯标进程，开通新药上市绿色挂网通道，帮促企业实现创新产品上市获益，让更多好药惠及民众。医保部门要发挥医保杠杆作用撬动"三医联动"，督促医疗机构根据临床需求及时纳入谈判药品，强化医保协议管理和谈判药品配备、使用考核，以进一步保障谈判药品患者买得到、用得上，切实提升患者获得感、幸福感、安全感。

（六）推动药品监管体系进一步与国际标准接轨

药审中心应提高审批透明度和时间可预测性、扩大审查人员队伍、建立

及时有效的行业沟通机制，满足日益增长的临床试验和新药申请需求，进一步缩短审评时间，推动《多区域临床试验计划与设计的一般原则》（ICH-E17）落地实施，便利创新型药企正常开展创新药临床研究活动，促进全球药物在中国同步研发。建议在制度、规则、标准等领域进一步与国际接轨，减少重复流程，缩短与美国药物上市的时间差，为医药企业创新营造良好的营商环境。及时调整和补充中国药典，逐步与国际药典一致。鼓励外资药企与本土小规模生物医药企业合作，充分利用本土生产能力，保证生产质量，推动本土生物医药创新发展，促进新药快速进入市场。

（七）推进人类遗传资源管理规范化、科学化、便利化

进一步完善《人类遗传资源管理条例实施细则》，规范人类遗传资源信息备份程序，加强人类遗传资源管理制度建设。加快更新相关配套文件，加强人类遗传资源管理专家体系建设和分级分类管理，推动行政许可电子证照尽快落地，强化部门联动监管，推进人类遗传资源管理规范化、科学化、便利化。

（八）加快推进辅助生殖技术制度建设，助力人口政策实施

建议相关部门完善辅助生殖顶层设计，抓紧修改相关法律，与人口政策相适应，与国际辅助生殖标准和规定接轨，构建生育友好型社会。加快辅助生殖领域规范化运营、质量标准设定、患者服务等方面的政策制订，避免出现技术滥用以及与冻卵相关的灰色链条，以提升辅助生殖渗透率，使治疗不孕需求得到充分释放，优化人口结构，缓解劳动力萎缩、老龄化加速等压力。

（九）为医药领域创新打造更加公平开放的环境

目前根据生物安全法和人类遗传资源管理条例，对外资企业以开展质检测试为目的使用本土血液样本暂无明确申报流程规定，建议推动建立相关批准程序，便利类似活动的开展和申报。同时，推动风险可控情况下实现进口

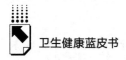

阳性血清，企业配合做好一切生物安全风险管控。数字化诊疗方面，要尽快细化完善产业领域数据应用的管理规范和要求，以便企业能够使用数据开发创新产品，并便于企业提前进行数据处理的合规工作。在制订相关细则时，要广泛听取企业在实际应用中的需求和诉求。

（十）取消医疗设备采购限制，探索建立符合医疗行业特点的设备采购模式

相关地方和部门应取消进口设备参与相关部门和医疗机构招标的限制，恢复论证审核及其频次，在制订医疗设备进口论证的政策和原则时首先关注产品的临床有效性、安全性、经济性等价值，不应区分产品是进口还是国产，保障医院采购继续向进口开放，以稳定行业企业信心和预期。考虑到医疗领域的特殊性，探索建立除适用现行政府采购办法外的符合行业特点的医疗设备采购模式，在采购中平等对待国产和进口产品，以更好地促进产业创新发展、推动医疗服务质量提升、满足患者健康需求；鼓励在自贸试验区等相关地区建立进口先行试点；加快中国加入 WTO《政府采购协定》进程，进一步促进国内外政府采购市场双向开放。

参考文献

毕井泉：《促进三医协同发展和治理，推进健康中国建设》，在 2023 中国医院大会上的发言，2023 年 5 月 26 日。

南京审计大学"长期护理保险"调研组、刘妍：《建立长期护理保险制度：挑战、借鉴与对策——基于南通市"基本照护保险制度"的调研》，《保险职业学院学报》2019 年第 6 期。

唐米纳：《刍议我国生物医药产业发展面临的困境及对策》，《经济师》2018 年第 12 期。

王楠：《我国医药生物技术产业的技术创新战略研究》，对外经济贸易大学硕士学位论文，2003。

B.19
中国可穿戴医疗设备产业
发展现状和趋势

孙　珮*

摘　要： 近年来，随着人口老龄化快速发展、慢病挑战加剧、人们健康意识提升，可穿戴医疗设备市场在国际和国内市场持续发展，新产品不断涌现并得到了大众的使用和认可。我国政府较早就认识到可穿戴设备的价值，并提供了相应的政策支持。在可预见的未来，可穿戴医疗设备将在我国的慢病管理和患者监护领域发挥重要作用。但同时，亟须推动我国产业发展从健康监测到辅助医疗的过渡，建立现有医疗服务体系与可穿戴医疗设备的有效链接，建立产业标准体系和监管体系，促进可穿戴医疗设备产业高质量发展。

关键词： 可穿戴设备　慢病管理　老龄化　医疗服务

　　近年来，伴随信息技术和生物医学工程技术的不断创新，越来越多的可穿戴医疗设备类产品不断涌现到市场上并日益得到大众的使用和认可。可穿戴医疗设备指可以直接穿戴在身上的便携式医疗或健康电子设备，在软件支持下感知、记录、分析、调控、干预甚至治疗疾病或维护健康状态。可穿戴医疗设备的基本运行原理为，通过在设备中内置的传感器，采集并监测人体相关生命体征如体温、心跳、血压或活动状态如运动量、步行数量、卡路里

---

* 孙珮，中国国际经济交流中心美欧研究部助理研究员，博士。

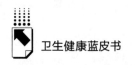

消耗情况等，并将该信息传输给计算机或直接传输给人，再通过机器或人进行分析，最后将相关的分析结果发送给个人进行自我健康监测或直接进行相关的干预治疗措施。在功能划分上，可穿戴医疗设备可分为健康监测的可穿戴医疗设备和同时具备监测和干预治疗的可穿戴医疗设备。在应用场景上，可分为消费级可穿戴医疗设备和医疗级可穿戴设备。在具体的产品形式上，可穿戴医疗设备产品既包括一些通用型健康监测产品如智能手环、智能手表、智能眼镜等，也包括一些和相关具体疾病如心血管、神经系统、内分泌系统、呼吸系统等治疗直接相关的可穿戴医疗产品，如智能血压计、智能血糖仪、智能血脂检测仪、可穿戴心脏除颤器等。

可穿戴医疗设备是医学工程学科和医疗器械产业发展的产物，其高度依赖材料技术、传感器技术、无线数据传输技术、电路技术以及能量的储存技术。和传统医疗设备器械相比，可穿戴医疗设备的核心优势在于体积小，便携性好，可长时间随身携带使用。这些特点和优势为可穿戴医疗设备类产品在长时间监护、远程患者监测、早期疾病筛查以及干预治疗患者依从性等方面创造独特的价值和优势。

一　可穿戴医疗设备的市场和产业简介

可穿戴医疗设备近年来在全球范围内的市场规模保持着一个高速增长的态势。从国外部分研究机构的统计数据来看，2022年全球可穿戴医疗设备市场规模估值为268亿美元，预计2023~2030年将以25.7%的复合年均增长率增长。根据部分市场研究机构数据，中国可穿戴医疗设备市场规模从2015年的12亿元增长到2021年的143亿元，到2023年该数值将超过200亿元。伴随可穿戴医疗技术本身的进一步成熟，以及相关的人工智能、云计算、5G和物联网等信息基础建设的发展，预计至2026年，我国可穿戴医疗设备将达到330亿元的市场规模。

目前，国际上有苹果、谷歌、索尼、三星等大型企业纷纷投入可穿戴设备的研发生产，同时传统的医疗器械领域巨头如美敦力和大量创新型医疗设备器械研发生产企业也在结合相关的疾病治疗领域，探索可穿戴医疗设备领域的产品技术。在国内，消费级应用的可穿戴设备主要有小米、华为等电子通信公司生产的智能手环、智能手表等产品。目前，国内可穿戴医疗设备行业已有小米集团、九安医疗、宝莱特、乐心医疗、三诺生物等龙头企业。从市场的角度来看，目前市面上可穿戴医疗设备产品有上百种，但以消费级可穿戴设备产品为主，整体上看，产品同质化较高。

二　可穿戴医疗设备市场增长的驱动要素

近年来，无论是国际还是国内，可穿戴医疗设备市场都保持了较高的增长速度，其中有一些共性的原因，主要在于两个方面的驱动。

第一，人口老龄化进一步加剧，慢性非传染性疾病对人类健康的挑战加剧，现有的各国医疗服务体系在面临日益增长的慢性非传染性疾病的长期诊疗需求时都存在较大的困难和压力，而可穿戴医疗设备则有助于开发更具成本效益和可持续性的医疗保健系统。2020 年，世界卫生组织执行委员会在第 146 届会议上提出了健康老龄化行动十年的提案《2020~2030 年健康老龄化行动十年》。提案指出，到 2050 年，许多国家的老龄化人口将上升到30%，这将在世界范围内引发一系列问题。许多国家的医疗系统负担沉重，医疗设施和人员数量严重不足。提案提出，一种解决方案是将物联网技术与可穿戴设备结合应用于健康监控服务，可以革新传统的医疗设施基础服务。

第二，人们对自身的健康管理意识进一步加强，希望借助于更加便利的工具及时掌握自身的健康状况，尤其是新冠疫情暴发后人们对自身健康状况的监测有了更加迫切的需求，而前往医疗机构进行专门的检测在这个时期则非常困难，这极大地推动了可穿戴医疗设备在医疗保健行业中的应用。与此同时，健身市场在全球范围内也不断增长，各种可穿戴医疗产品和软件已经被开发用于体重和健身管理。通过将可穿戴医疗设备如健康手环、智能手表等产品与智能手机建立联系，可显示实时活动跟踪，如步行步数、燃烧的卡

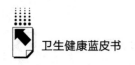
路里、卡路里摄入量、跑步里程等。通过以上数据实现对自身健康状况的监测和有效管理。

三　我国可穿戴医疗设备的市场环境和政策环境

可穿戴医疗设备在我国有广阔的市场发展空间，这一点既是由我国人民群众日益增长的对健康的需求所决定的，也和我国卫生健康和老年照护工作中所面临的挑战相契合。在医疗领域我国未来主要面临着三个主要的挑战：慢病高发叠加老龄化给我国未来的医疗服务体系带来较大的压力；优质医疗资源整体短缺的格局短时间内无法得到解决；经济社会转型带来的原有社会生活方式的变化给老年人照护带来新的挑战。这些挑战和问题为可穿戴医疗设备的应用创造了巨大的潜在空间。在政策环境层面，我国政府很早就认识到创新技术对我国医疗卫生事业的巨大价值并积极予以支持。

（一）老龄化社会下的慢病挑战

根据 2021 年度国家老龄事业发展公报的信息，截至 2021 年末，全国 60 岁及以上老年人口 26736 万人，占总人口的 18.9%；全国 65 岁及以上老年人口 20056 万人，占总人口的 14.2%。这些数字充分说明，我国目前已步入深度老龄化社会。同时，我国也面临着来自慢性非传染性疾病的挑战，各种慢病患者超过 2.6 亿人口，且与现有的老龄化人口部分高度重合。比如我国老年急性缺血性卒中患者呈逐年增加态势，且具有高发病率、高致亡率及高致残率等特点，已逐渐上升为我国重大社会公共问题。同时，伴随我国社会经济的迅猛发展，目前我国空巢老人的数量在不断增加。全国老龄办最新统计数据显示，有近一半的老人属于城乡空巢家庭或类空巢家庭。按照这一增长速度，预计 2030 年老龄人口将达到 3 亿人，其中 90% 为空巢老人。而具有慢病的空巢老人面临着巨大的疾病风险，尤其是心脑血管疾病的突发在没有人的情况下会由于无法及时抢救而死亡。

（二）医疗资源长期短缺的现状

和我国面临的庞大患者数量相比，医疗资源的短缺将成为我国医疗服务体系的一个实际现状，尤其是基层医疗机构本身担负着对社区居民进行健康管理的职能。和管理对象相比，基层医疗机构的医师数量非常有限，健康管理职能往往无法落到实处。

（三）产业政策支持

可穿戴医疗设备及类产品可以在未来我国医疗服务体系中发挥重要作用，我国政府对此已经有了清晰的认识并通过相关政策的制订给予了明确的支持。2021年，工业和信息化部、国家卫生健康委、国家药监局等十部门联合印发《"十四五"医疗装备产业发展规划》，把监护与生命支持设备、保健康复装备等七个领域列为重点发展领域，并在"监护与生命支持设备"部分中提出，攻关基于新型传感器、新材料、微型流体控制器、新型专用医疗芯片、人工智能和大数据的医疗级可穿戴监护装备。国家卫生健康委、市场监管总局、国家医保局等十五部门联合发布的《"十四五"健康老龄化规划》同样提出，支持研发老年人医疗辅助、家庭照护、安防监控、残障辅助、情感陪护、康复辅具等智能产品和可穿戴医疗设备。

四　我国可穿戴医疗设备未来的应用场景

基于可穿戴医疗设备本身的技术优势和我国的医疗健康需求，在可预见的未来，可穿戴医疗设备将在以下几个方面发挥重要的作用并在相当程度上改变我国目前医疗服务体系的运行机制，有效补充医疗资源。

（一）慢病管理

慢病管理本身是一项长期的系统工程，除了通过药物治疗，更多的是对

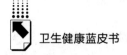

自身健康状况进行持续的追踪和干预，在这个方面可以充分发挥可穿戴医疗设备的优势，从而对患者的健康状况持续追踪并给予及时的干预和影响。通过定向采集相关的信息如血压、血糖、呼吸等，及时向患者提供相关的分析结果并提供有针对性的建议；同时，也可以由医生或人工智能及时对患者的行为改变进行介入干预。比如，2016年美国食品和药物管理局批准了一款新型人工胰岛素，它融合了可穿戴设备的数据实时监控技术、基于算法的人工智能平台以及胰岛素的输入装置。该产品可以根据人体血糖水平进行实时监测，在人工智能的平台上对实时数据进行分析判断，并在需要时将胰岛素注入人体，以避免患者出现血糖过高或过低的情况。

（二）患者监护

针对一些特殊人群，如老年人、孕产妇、有重大疾病风险的患者如脑卒中或房颤患者，以及重症患者，其本身的身体状况导致其在全天的任何时间都存在突发严重病症的可能，而有限的医疗资源无法做到对这类人群的全天候人员监控并及时救治，往往会导致其病情恶化，乃至死亡。因此，针对这类人可充分发挥可穿戴设备的不间断监控优势，时刻有针对性地监控此类患者的相关生命指标，并及时传递给医师，以确保医师可以对这类患者进行第一时间的救治。

五　可穿戴医疗设备发展面临的问题与展望

（一）产业发展实现从健康监测到辅助医疗的过渡

我国可穿戴智能医疗设备产业在消费级应用领域已实现了充分发展，但存在同质化的特点。下一阶段应重点发展在医用级细分领域的相关产品和设备，从而实现从健康管理工具到辅助医疗工具的过渡。目前在国际上可穿戴智能设备产业的发展已经进入在不同的细分市场深入挖掘的关键阶段，在心脏功能诊断设备、神经监测设备、智能哮喘管理设备、可穿戴止痛设备和胰岛素管理设备等领域相关公司已开展了非常深入的研发，并结合人工智能准备推出具有革命性的产品；和国际医用级可穿戴设备的开发相比，我国的公司更多地聚焦在消费级应用产品领域，部分医用级应用产品目前在产品数据精准性和安全性等方面还存在一定的问题和差距，限制了这类产品的扩大应用。

（二）建立现有医疗服务体系与可穿戴医疗设备的有效链接

目前的可穿戴医疗设备的主要功能还是针对自我的健康监测，尚不能成为医疗机构的决策依据，同时也无法和有针对性的医疗服务和管理建立链接。针对老龄化和慢性病的挑战，针对部分人群尤其是本身有基础疾病的老年人口，特别是空巢老人，应通过可穿戴医疗设备建立与特定社区医疗机构的信息互联，建立预警机制，在监控系统出现风险信号时，医疗机构可以早期介入进行有效的干预，规避风险事件的发生；如果发生了风险事件，医疗机构医生也可以通过可穿戴医疗设备传递的相关信息第一时间对这类患者进行紧急抢救，避免致残致死事件发生。

（三）建立整个产业标准体系和监管体系，实现产业的高质量发展

目前可穿戴医疗设备上市产品数量较多，产品质量参差不齐，很多产品监测的精准度不高，因此也就无法得到消费者的信任，更无法成为医疗决策的依据。可穿戴医疗设备是一个创新的产品类型，同时又是一个多学科交叉技术的产物，因此在监管上客观存在一定的难度。需要尽快对这类产品建立行业标准，尤其应参考目前国际上发达国家对这类产品从注册审批到医疗应用的一系列标准体系和监管办法，在行业发展的初期就建立和国际接轨的标准体系，在尽快提高可穿戴医疗设备整体质量安全水平的同时，为未来可穿戴医疗设备产业的产品出海做好准备。与此同时，由于可穿戴医疗设备涉及患者的相关个人信息和隐私，针对这类信息的收集、储存、使用就显得格外重要，应尽早针对该问题进行研究并立法保护。

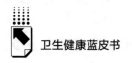

参考文献

王月娟、杨丽娜、李木子：《浅谈可穿戴设备引入养老领域的设计需求》，《中国卫生产业》2019 年第 15 期。

李力恒、王晓磊：《智能可穿戴式医疗设备在医疗数据信息安全中的应用》，《自动化与仪器仪表》2020 年第 3 期。

崔宏恩、姚绍卫：《可穿戴医疗设备关键技术及其质量控制初探》，《中国医疗器械杂志》2015 年第 2 期。

谷翠英、皮静波、马亚楠：《可穿戴医疗设备在慢性非传染性疾病防控中的应用》，《预防医学情报杂志》2022 年第 5 期。

徐蕾、陈敏亚：《可穿戴医疗设备在医疗监测系统中的应用》，《中国数字医学》2015 年第 5 期。

李嘉华、蔡婧婧、任力杰：《可穿戴医疗设备在卒中高危人群和患者中的应用》，《中国卒中杂志》2021 年第 12 期。

夏平：《移动可穿戴医疗设备的应用发展研究》，《无线互联科技》2017 年第 17 期。

罗琳琳、龚霞辉：《智能可穿戴设备及服装的特点、关键技术及应用》，《武汉纺织大学学报》2020 年第 3 期。

国 际 篇
International Reports

B.20
全球数字医疗发展现状与建议

赵白鸽 杨林林 陈莉莎*

摘 要: 随着新一代信息技术如大数据、云计算、人工智能和物联网在医疗健康领域应用不断拓展，以数字化、网络化和智能化为特点的数字医疗在不断推动行业的模式优化和效率提升。全球范围内，数字医疗发展现状各不相同，在技术创新方面，各个国家或地区也都处在快速的发展状态中，在中国，数字医疗行业被各级政府列为产业政策的重点支持领域，市场规模不断增长，这为数字医疗的发展提供了良好的前景。然而，在迎来创新和机遇的同时，也面临着数据安全、技术标准等挑战。因此，为推动医疗行业数字化持续健康发展，应加大医疗基础设施建设、加强政策引导、重视人才培养，通过持续的创新改革，充分发挥数字医疗的优势，为全人类的健康做出更多贡献。

---

* 赵白鸽，第十二届全国人大外事委员会副主任委员，蓝迪国际智库专家委员会主席；杨林林，蓝迪国际智库（北京）执行主任；陈莉莎，蓝迪国际智库项目主管。

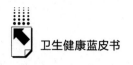
关键词： 数字科技　人工智能　医疗健康

数字经济不断推进大数据、云计算、人工智能等数字技术的发展，不断应用于多类场景；医疗健康作为人民生活和社会发展最受关注的场景之一，也越来越多地与数字化紧密结合。数字医疗，一项基于数字革命和科技革新而诞生的新型医疗手段，近年来在全球范围内快速拓展。数字医疗的发展和应用可以提高医疗资源的应用效率，提供更好的医疗体验，并为患者提供更具精细化、个性化的医疗服务。可见，数字医疗不仅意味着一种技术的应用，更将引领新一轮的医疗方式变革。

一　全球数字医疗发展现状

（一）全球数字医疗的市场规模现状

目前，全球卫生健康行业正在逐步迈进数字医疗健康时代，涉及数据分析、电子医疗和移动医疗技术等诸多领域。全球数字科技公司也正大量转向医疗健康行业，他们希望将大数据和人工智能作为强大的工具，提供比任何人类医生更准确（尤其是在诊断方面）的产品和服务，并用于发现以往需要许多年才能找到的新药物。

数字医疗作为全球性风口行业，上下游涵盖了医疗器械厂商、互联网科技公司、传统医疗服务机构等。据上海证券报《2022 年数字医疗领域技术创新指数分析报告》统计，近五年全球超过 50 个国家或地区共新增了超15.4 万件数字医疗专利。据统计，全球数字医疗市场规模在 2020 年达到约1700 亿美元，2022 年全球数字医疗市场的收入额为 2100 亿美元，预计到2025 年将达到 2800 亿美元，预计未来年增速将高达 18%。

（二）各国数字医疗的发展概况

美国作为数字医疗的先行者，其各类模式已逐步破局，发展历程也远超其他国家或地区。美国在电子病历、在线诊疗、移动医疗和健康信息交换等领域都有较高的水平。尤其在新冠疫情期间，全球线上诊疗服务爆发式增长。北美作为数字医疗市场最为发达的地区，在数字医疗和数字设备生产等方面走在世界前列。例如，美国大型互联网医疗公司 Teladoc 在线平台客户近 1 亿人，可提供远程诊疗、咨询和药物配送等一体化服务。

欧洲各国数字医疗发展在全球范围内也处于较高水平。英国、德国、法国、荷兰等国在电子病历、电子处方、在线咨询、移动医疗等方面应用较为广泛。经历新冠疫情冲击后，欧盟委员会充分认识到推行数字医疗的重要性，2021 年提出 51 亿欧元的投资计划，用于跨国数字医疗协作。创建欧洲共同数据空间（其中包括医疗健康行业）被定为欧盟委员会 2019~2025 年的优先事项之一。其目标是在欧盟各成员国之间建立一个去中心化的电子健康数据基础设施，并通过允许平等分享和分析数据的云体系来促进创新和研究。

亚洲国家数字医疗应用处在不同程度的发展阶段。近年来，中国、日本、韩国等国在数字医疗方面的投资和应用有所增加。

大洋洲的澳大利亚和新西兰在数字医疗方面的应用和发展也比较先进，主要应用于电子病历、在线咨询和远程医疗等方面。

（三）数字医疗的应用与技术创新

人工智能作为数字世界的变革性技术，为当今的医疗健康领域带来了更多价值。人工智能技术可以通过自然语言处理、机器学习、深度学习等，对巨大的医学数据库进行分析和解读，并根据数据分析结果提供更加准确、个性化、预防性的医疗服务，如医疗图像识别、医学影像分析、药品研发、疫情监测与管理、智能诊断等。人工智能技术的应用不仅可以提升医疗检测和治疗的精准度和效率，还可以降低医疗成本、提高医疗资源利用效率。另外，GPT 等人工智能技术也应用在医药领域。GPT 的 transformer 架构、大规模的模型参数数量、自回归自监督的训练方式三大重要因素的结合，形成了其强大的核心能力，包括多任务处理能力、零样

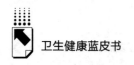

本或少样本的学习能力以及一定的推理能力等。这些优势能力使 GPT 成为一个强大的工具，可以广泛应用于智能问诊、疾病监测、智能辅助诊断、医学信息抽取、临床试验等场景，从而帮助医生、患者和研究人员更好地管理健康。

云计算和大数据技术在智慧医疗中扮演着非常重要的角色。医疗行业涉及的数据非常庞杂，包括病历数据、个人健康数据、医院管理数据等。这些数据的存储、管理和分析都需要大数据技术的支持。通过对这些数据的分析和挖掘，医疗行业可以获得更多的信息和知识，为精准医疗和智能诊疗提供更好的支持。另外，云计算技术可以将医疗数据存储于云端，提供强大的计算能力和存储能力，实现数据共享和数据协同处理，进行实时的数据分析，同时保证数据的安全性和隐私性。

网络和视频技术的应用加速了医疗服务的远程化，也使远程医疗成为数字医疗产业最大的细分市场。它让医生和病人之间可以进行实时沟通，从而提高服务的便捷性和实时性。远程手术利用机器人等智能装置，实现对病人的远程操作，极大地提高了手术的准确性和安全性，同时让手术医生可以在离开病人的情况下完成手术操作。5G 时代的到来也为远程医疗的实施助力。如依托 5G 大带宽、低时延、联结范围更广的特性，中国电信打造了"1+1+2+N"的"云网边"5G 智慧医院——在统一的专用网络、统一的云平台和服务运营与安全保障双体系的基础上，发展 N 个新的应用场景，端到端的时延可控制在 30 毫秒内。由此可见，未来远程会诊、远程示教的应用值得期待。

二 中国数字医疗发展现状

新一代信息技术和生物医药深度融合，推动卫生健康领域不断涌现出新模式、新业态，远程会诊、互联网医院、智慧医疗等数字医疗蓬勃发展。中国数字医疗行业被各级政府列为产业政策的重点支持领域。国家也陆续出台了多项政策，鼓励数字医疗行业发展、创新，同时也为数字医疗行业的发展提供了明确、广阔的市场前景，为企业提供了良好的生产经营环境。数字医疗健康的发展随着《"十四五"大数据产业发展规划》的发布、"数据二十条"的出台、国家数据局的建立，已逐步跟上国际步伐，也彰显了我国对数据赋能社会经济发展的坚定决心。来自临床、法律、技术等领域的专家学者和药械研发、数字化解决方案、人工智能、数据安全等领域的企业代表积极探讨数字健康创新发展的可行路径。

近年来，中国数字医疗市场规模一直保持增长趋势，《2023~2027全球数字医疗产业经济发展蓝皮书》显示，2021年市场规模突破115亿美元，预计2030年可达到780亿美元。全国各地都在数字化医疗方面积极创新发展。如广东省深圳市的区域数字化医疗建设，充分利用先进的IT技术和手段，和国家超级计算深圳中心（深圳云计算中心）合作，借助其丰富的资源为其医疗数字化工作提供强大的支持，打造健康平台；福建省厦门市卫生局基于健康档案的区域信息平台实现了居民健康档案和相关卫生信息资源的共享；江苏省无锡市建立了感知中国物联网，充分利用社会资源为数字化医疗服务；新疆维吾尔自治区开展远程会诊取得初步成效；杭州正在大力推动人工智能技术创新，并将其作为杭州强力推进数字经济创新提质"一号发展工程"的关键引擎。

此外，企业在推动数字医疗领域创新方面积极作为。一方面，创新企业充分利用其平台优势，推动融解传统医疗面临的地域和机构区隔，整合全国资源，推动建立全国性的数字医疗社群。另一方面，创新企业充分利用其技术优势，持续面向医疗生态链的"一头一尾"发力，在为公立医疗机构数字化转型提供技术、设备、解决方案的同时，为患者的"院外健康管理"提供丰富的产品与应用。如AI医疗企业推想科技，利用AI辅助肺部、心脑血管、乳腺、骨关节等多部位疾病筛查，产品覆盖全球近20个国家的500多家医疗机构；AI肿瘤筛查解决方案医疗企业兰丁股份，自主研发推出人工智能大数据云诊断技术，自动化、智能化细胞病理诊断可服务于临床各类高发肿瘤的早期诊断，已累计为全国31个省区市的上千万名妇女做了宫颈癌筛查。

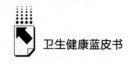

三　数字医疗发展面临的挑战

全球数字医疗在快速发展过程中，也面临着一些具体挑战。

一是数据安全与规范。在数字医疗中，保护患者个人数据隐私和安全至关重要。大数据技术在智慧医疗中应用，涉及大量的个人隐私和敏感医疗信息，数据泄露的风险也随之显现。由于医疗行业的特殊性，智慧医疗需要同时满足医学、法律等多个方面的规范和规定，考验治理者、运营者的统筹协调能力。

二是技术标准与创新。当前，数字医疗领域的国际合作交流还不充分、国际标准与规则的互联互通还有障碍、数据跨境合规管理还存在挑战。不同的数字医疗平台和系统缺乏统一的技术标准和互操作性，导致信息共享和协作受限。此外，智慧医疗的技术含量较高，需要跨越医学、工程、计算机等多个领域，技术创新难度较大。

三是缺乏医疗专业知识的技术人才。数字医疗需要医疗专业知识和技术知识相结合，目前科技、人工智能、互联网与医疗场景相结合的跨领域人才相对缺乏，需进一步提升数字人才的培训。

四是技术稳定与可持续性。数字医疗需要使用各种技术，如人工智能、大数据分析、云计算等，这些技术的应用和研发需要人力和资金的支持。成本和可持续性便成为考量因素，包括数据的长期保存和更新等问题。

四　数字医疗发展建议

（一）数据隐私保护和安全

加强数据隐私保护和安全的相关规定与政策引导，建立健全法律法规体系，保护患者的个人信息安全，确保医疗数据的安全传输和存储，共同营造具有完善体系的安全网络空间和健康大数据环境。

（二）技术标准与数据互通

应将数字医疗作为国际合作的新领域、新赛道，积极推动我国数字医疗技术、产业与国际接轨，在引进国际先进技术的同时，向有一定基础的"一带一路"国家传播我国在数字医疗领域的经验技术。推动采用开放式架构和数据交换体系，以促进医疗信息的无缝集成和共享。大数据共享是推动数字医疗发展的关键因素，中国全民健康信息平台已初步建成，但各地在数据标准、内容提供和接口等方面尚未达成一致，信息孤岛问题依然存在。促进大数据共享和标准统一有助于推动全国信息网络一体化建设。

（三）基础设施和网络覆盖

建议加大基础设施建设、网络建设与覆盖的力度，确保数字医疗技术能够普及到偏远地区，从而推动医疗数字信息化的全面落地，实现医疗机构与全民健康信息平台的电子病历、电子处方的联通和共享。

（四）数字医疗人才培养和技术研发投入

随着互联网、人工智能与医疗场景的不断结合，医疗行业相关领域的科技人才需求将逐步提升，科技与医疗相结合的人才培养有助于完善人才网络。同时，鼓励数字技术研发与创新，推动人工智能、大数据分析等技术在医疗领域的应用。数字医疗技术的发展依赖于大规模的研发投入，全球越来越多的创业公司和科技巨头纷纷投身于数字医疗科技领域，推动数字健康不断进步。国家应在产业扶持、财税优惠、投资融资等方面给予企业相应支持，推动医疗科技重大研发技术突破，完善数字健康产业链、供应链和创新链，打造创新发展的数字健康产业生态。

五 结论

综上，数字医疗是未来医疗发展的方向，全球各国都在积极推进数字医

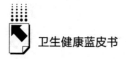
疗的发展。数字医疗处于蓬勃发展的时期，机遇和挑战并存，只有加大基础设施建设、加强政策引导并通过持续创新和改革，充分发挥数字科技与医疗结合的优势，数字医疗才能有革命性的颠覆，在未来的医疗领域发挥更大的作用，为人们带来更多健康福祉。

参考文献

中共中央办公厅、国务院办公厅：《关于进一步完善医疗卫生服务体系的意见》，2023 年 3 月。

国家药监局：《药品监管网络安全与信息化建设"十四五"规划》，2022 年 4 月 24 日。

中国医药教育协会：《2022 数字医疗创新发展报告》，2023 年 1 月 11 日，https：//www. vzkoo. com/document/20230111d780119a5a11c445630e227d. html。

前瞻产业研究院：《2023~2027 全球数字医疗产业经济发展蓝皮书》，2023 年 5 月 4 日，https：//www. vzkoo. com/document/202305049235c4bf9107a53da3ce699c. html。

中商产业研究院：《中国数字医疗行业市场前景及投资机会研究报告》，2023 年 6 月 13 日，https：//www. askci. com/news/chanye/20220926/1624161988632_ 3. shtml。

《2022 年数字医疗领域技术创新指数分析报告》，上海证券报·中国证券网，2022 年 12 月 27 日，https：//news. cnstock. com/news，bwkx-202212-4998226. htm。

《5G 时代　远程医学如何助力智慧医疗?》，健康界网站，2019 年 11 月 18 日，https：//www. cn－healthcare. com/article/20191118/content－526308. html? appfrom＝jkj&from＝timeline&isappinstalled＝0&wd＝&eqid＝befa161d000003da00000006648ac462。

B.21
全球生物医药创新发展趋势分析与展望

沈家文*

摘　要： 新冠疫情成为生物医药创新发展的重大机遇，生物经济、数字经济、低碳经济等将共同成为疫情后世界新科技革命与产业变革的重要动能。生物科技领域呈现多学科交叉融合趋势，全球生物医药创新在政策激励、技术进步与资金涌入驱动下进入快速增长期，生物医药创新呈现越来越重要的发展趋势，生物医药创新成为发达国家政府科研投入的重中之重并呈现持续增长趋势。本报告对世界生物创新药发展趋势进行了系统分析展望，提出了相关政策建议。

关键词： 生物医药　创新药　发展形势　政策建议

一　全球生物医药创新呈现快速发展态势

从世界科技发展历程看，生物经济呈现与信息经济深度融合、交替轮动的发展态势，成为 21 世纪最有可能发生新科技革命与产业变革的主要领域之一。全球生物科技领域呈现多学科交叉融合发展趋势，信息科学、物理学、工程学等加速融入生物科学，推进生物医药创新发展并产生系列新变化，促进生命组学、再生医学、合成生物学、脑科学等前沿学科交叉融合，成为孕育原创性科学发现、催生颠覆性技术、对人类社会发展具有重大深远影响的创新领域。

---

* 沈家文，中国国际经济交流中心研究员，高级工程师、应用经济学博士后、管理学博士。

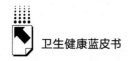

（一）生物医药创新对全球经济社会发展的影响越来越大

生物医药创新是率先应用生命科学新方法新技术的主要领域，蕴含着巨大的经济效益和社会效益。研发模式转变和多学科交叉融合促进了生物医药研发变革，药物研发理念的新突破导致系列新药产生，为全球医药产业发展带来新机遇。数字化革命深刻影响生物医药研发制造各方面，科学技术革新使人类对生物医药的认识更加全面、精确、定量，生物医药内涵发生转变，新型研究开发技术持续革新，新技术新方法推动生物医药创新新进展。工程化改造利用能力持续增强，基因工程、再生医学、合成生物学、人工智能化发展使生物医药创新成果转化进程加快，逐渐成为新科技革命和产业变革的重要引擎。生物医药创新已成为全球制造业中发展最快、活力最强和技术含量最高的领域，利用基因工程、抗体工程、细胞工程技术，研发和生产体内诊断、治疗或预防的生物技术药物，成为现代生物技术生产的重要产品，并成为衡量国家现代生物技术发展水平的重要标志。

（二）发达经济体越来越重视生物经济战略

美国、欧盟、日本等发达经济体多年来一直高度重视生物科学的国家规划与路线图，持续加强生物科技领域的战略布局，加大投资生物经济的基础研究和前沿技术。20 世纪后期以来，美国政府将生物经济定为联邦机构重点研发的关键领域之一，将生物战略作为科技预算的优先重点，实施生物技术产业激励政策，为生物医药提供优惠的创新创业政策环境，提前进行未来产业的战略布局（见表 1）。2012 年美国《国家生物经济蓝图》提出加大生物学领域研究和开发的资金支持力度，《2016—2045 年新兴科技趋势报告》提出了合成生物科技，2019 年《工程生物学——面向下一代生物经济的研究路线图》提出工程生物学的发展目标、突破方向及里程碑。欧盟为扭转生物医药产业与美国、日本的竞争劣势，不断出台新的生物技术激励政策，制定了《生物技术发明的法律保护指令》《欧洲生命科学与生物技术战略》《生物技术发明的法律保护指令》《欧洲生命科学与生物技术战略》等一系

列政策，《持续增长的创新：欧洲生物经济》将生物经济作为实施欧洲 2020
战略、实现智慧发展和绿色发展的关键要素，《面向生物经济的欧洲化学工
业路线图》提出下一代生物经济的战略部署和规划要点。法国财政预算专
门安排有生物技术启动资金，在巴黎创建"基因谷"生物技术集群，20 多
个城市仿照"基因谷"建立生物科技园区。德国将生物技术、基因技术、
信息技术列为三大科研重点，先后发布了《生物医药产业 2000 计划》
《2001 年生物医药产业发展纲要》等政策，德国《生物经济研究战略 2030》
从加强生物制药领域生物技术研发、重视从研究向应用转化的合作项目资
助、开展国际合作、建立国际生物经济平台等方面提出了总体规划。英国
《发展生物经济——改善民生及强化经济：至 2030 年国家生物经济战略》
提出建立世界一流的生物经济体系。日本《生物战略 2019》提出 2030 年将
日本建成世界最先进的生物经济社会。

表 1　21 世纪主要国际组织发布的生物经济战略

时间	政策	发布机构
2005 年	《以知识为基础的生物经济新视角》	欧盟委员会
2007 年	《迈向基于知识的生物经济》	欧盟理事会
2010 年	《构建欧洲生物经济 2020》	欧洲生物工业协会
2011 年	《2030 年的欧洲生物经济：应对巨大社会挑战实现可持续增长》	欧洲技术平台
2012 年	《为可持续增长的创新：欧洲生物经济》	欧盟委员会
2015 年	《2030 年可持续发展议程》	联合国
2018 年	《欧洲可持续发展生物经济：加强经济、社会和环境之间的联系》	欧盟委员会
2006 年	《迈向 2030 年的生物经济：设计政策议程》	OECD 总部
2012 年	《评价生物基产品可持续性的 OECD 建议案》	OECD 科技政策委员会
2018 年	《应对可持续生物经济的政策挑战》	OECD 总部
2018 年	《创新促进可持续增长：欧洲的生物经济》	欧盟委员会
2019 年	《迈向可持续生物经济指导方针》	联合国粮农组织
2020 年	《生物经济：可持续发展战略》	二十国集团

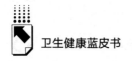
（三）全球生物医药创新投入保持较快增长趋势

互联网医疗、生物大数据等领域快速融合发展，生物经济逐渐成为世界新科技革命的新动能，全球生物医药创新进入投资收获期。发达国家不断加大生物科技研发投入，生物技术专利占世界专利总数的30%以上，生物创新药产业保持快速增长态势，创新药和仿制药成为全球医药产业发展新动能。全球生物医药研发投入2020年达2048亿美元，预计2020~2025年研发支出的复合年均增长率将达7.6%（见图1）。主要发达国家的跨国公司创新药的全球市场垄断度持续提高，生物医药将接力信息产业成为全球经济增长新引擎。

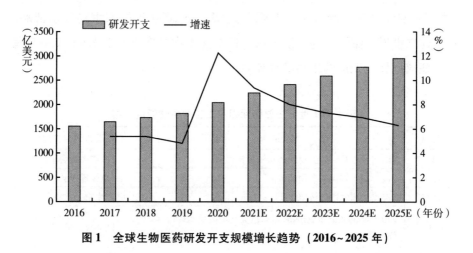

图1　全球生物医药研发开支规模增长趋势（2016~2025年）

（四）全球生物医药创新发展呈现发达国家占据主导地位的集聚化趋势

在生物技术迅猛发展的浪潮中，全球生物医药产业创新发展呈现集聚态势，创新要素向技术、人才、资金密集，生物医药企业相对丰富的区域集聚，主要分布在美国、欧洲、日本、中国、印度等国家或地区，美国、欧盟占据主导地位（见图2）。全球3/4的生物制药公司集中在美欧地区，该地区的市场份额占全球的九成，美国是世界生物制药产业引领者，其研制的产品和市场销售额占全球2/3。美国生物医药的研发实力和产业创新能力领先全球，形成了旧金山、波士顿、华盛顿、北卡、圣迭戈等世界顶级生物医药产业集聚区，在全球市场占据垄断地位并确立了生物医药产业的代际优势。美国的生物制药公司数量位居全球第一，拥有强生、辉瑞、默沙东、艾伯维、礼来、安进、百时美施贵宝、吉利德等世界顶级生物医药企业，美国生物技术药物年销售额占全球60%以上。欧洲在制药领域保持强势，形成了英国伦敦、德国莱茵河三角地带、法国巴黎"基因谷"等集聚区。英国是全球生物医药第二大研发强国，英国生物医药集群主要分布于伦敦、牛津、剑桥、爱丁堡等地区，形成了可以和美国竞争的世界级生物科技研发集群，剑桥的桑格研究院集聚了全球大约1/3的人类基因研究项目。德国、法国和瑞士经过30多年发展，形成了著名的莱茵河上游金三角生物谷。德国在生物医药领域曾居于世界领先地位，20世纪90年代后期，德国政府开始不断加大生物医药研发投入，生物医药行业增长迅速。法国里昂生物科技园成为除美国外全球最重要的生物科技产业发展集聚地之一，在疫苗产业和传染病领域成为欧洲领军者。瑞士是欧洲最强大、最具创新力的生物技术基地，世界级医药、生物、化工企业云集，日内瓦是欧洲生物技术研究的领先之地。日本把生物产业作为国家核心产业，提出"生物技术产业立国"口号，日本的生物医药产业集群主要分布于东京、北海道、关西等地区，拥有武田、安斯泰来、第一三共制药等世界级制药企业，以及大冢制药、卫材、麒麟、中外、田边三菱等一批列入或曾经进入世界前50名的生物医药企业。随着相关政策的不断推进，我国生物制药行业快速发展，形成了以北京、上海为核心，京津冀、长三角、珠三角为重点，中西部和东北地区点状发展的产业集聚空间格局，京津冀、长三角、粤港澳大湾区、成渝经济圈囊括了全国80%上市企业、90%国家一类新药、85%创新医疗器械特别审批产品。在政策的鼓励和扶持之下，中国、印度等亚洲国家加快发展生物医药产业，生物医药产业技术不断突破，产业基础和研发能力快速提高，亚洲将成为除美国、欧洲之外的生物医药产业中心区域，中国将成为仅次于美国的全球第二大生物医药市场。生物医药产业集群发展可以降低市场风险和创新成本，未来生物医药产业创新发展将保持集群化趋势。

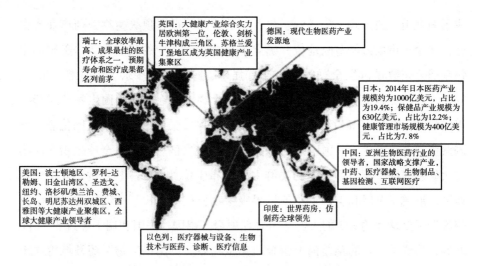

瑞士：全球效率最高、成果最佳的医疗体系之一，预期寿命和医疗成果都名列前茅

英国：大健康产业综合实力居欧洲第一位，伦敦、剑桥牛津构成三角区，苏格兰爱丁堡地区成为英国健康产业集聚区

德国：现代生物医药产业发源地

日本：2014年日本医药产业规模约为1000亿美元，占比为19.4%；保健品产业规模为630亿美元，占比为12.2%；健康管理市场规模为400亿美元，占比为7.8%

中国：亚洲生物医药行业的领导者，国家战略支撑产业，中药、医疗器械、生物制品、基因检测、互联网医疗

美国：波士顿地区、罗利-达勒姆、旧金山湾区、圣迭戈、纽约、洛杉矶/奥兰治、费城、长岛、明尼苏达州双城区、西雅图等大健康产业聚集区，全球大健康产业领导者

印度：世界药房，仿制药全球领先

以色列：医疗器械与设备、生物技术与医药、诊断、医疗信息

图2　全球生物医药创新发展主要集聚区域

（五）全球创新药市场规模呈现快速增长趋势

全球医药产品消费市场中，美国、中国、欧盟五国、日本分别占38.7%、18.3%、12.6%、7.5%的份额。在全球发达国家医药市场中，美国医药企业的市场占有率为64%，远超其他发达国家的总和，位居第2位的日本为12%，第3位的德国为7%。美国是全球最大的医药市场，预计2022年对主要发达市场地区增长的贡献率将达到82.8%。全球医药市场稳定增长，各国医药市场总量与GDP比例的水平，美国为17%，英国为11%，德国为12%。全球生物药品销售额增速超过医药行业，生物制药占全球医药市场比例呈上升趋势。预计2025年全球生物医药市场收入将达到1.711万亿美元，其中创新药市场收入将达1.217万亿美元（见图3）。全球医疗支出不断增长，2021~2026年全球处方药销售将继续保持上升趋势，生物技术药的市场份额将继续扩大。生物医药需求快速增长，生物类似药保持快速增长趋势。美国创新药市场规模约占其国内医药市场规模67%，日本为68%，欧洲为60%，而中国创新药市场规模目前只占国内医药市场规模的5%，发展空间巨大。中国医药市场年均增长率位列世界前茅，2020年我国生物医药行业

市场规模达 3.57 万亿元，2022 年突破 4 万亿元。生物医药产业国际化水平呈现持续提升趋势，中国已成为生物类似药在研数量最多的国家，未来将继续保持增长趋势。

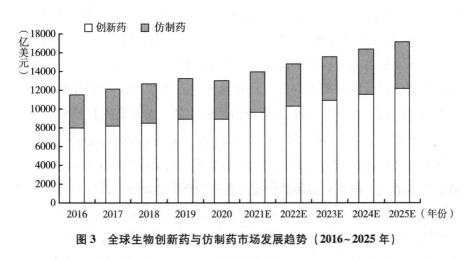

图3　全球生物创新药与仿制药市场发展趋势（2016~2025 年）

（六）全球生物医药创新成果产业化速度越来越快

从全球生物医药产业创新发展态势看，创新技术向临床和市场转化的速度越来越快，药物研发从发现到上市的时间周期越来越短。生物医药企业保持了强劲的营收能力，发展动能充足，呈现快速增长趋势。生物医药和人工智能、大数据等领域的交叉融合、相互促进，加速了新药研发进程，大幅降低了新药从研发到最终上市的时间和成本，药品发现、设计、开发、生物工艺数据管理、临床试验和检测等各个研发环节越来越需要新兴技术的支持，医药企业越来越多地在药物研发过程中和更多技术伙伴以及技术性初创公司开展合作，以增强企业在药品研发过程中的竞争力。近几年新冠疫情大流行，但全球生物制药公司获得了巨大发展机遇，BioNTech、Moderna 等跨国药企的业绩 2021 年度增长超过 2000%。2021年全球收入排名前 20 的生物制药公司，美欧企业占据了 95%，其中有 12家公司的销售额至少增长了 10%，有 5 家公司的销售额涨幅超过了 40%

（见表2）。世界排名第一的美国强生公司 2021 年收入高达 937.7 亿美元，同比增长 13.55%，旗下三大业务部门为消费者保健、制药和医疗器械，制药部门收入最多，为 520 亿美元，主要增长点来自多发性骨髓瘤药物 Darzalex、免疫药物 Stelara 和 COVID-19 疫苗等生物创新药。美国辉瑞公司 2021 年收入同比增长 94.01%，高达 812.9 亿美元，仅 COVID-19 疫苗就创造了 370 亿美元的销售额，占其总收入的 45.5%。中国生物医药市场规模稳健增长，生物医药创新成果产业化加速。2021 年，中国生物医药领域新增 121 家上市企业，较 2020 年增长超 75%。在上交所上市 50 家，香港证券交易所上市 30 家，深交所上市 27 家，美国 NASDAQ 证券交易所上市 5 家，代办转让市场（新三板）上市 5 家，北交所上市 4 家。在政策支持、资本涌入、技术创新和消费能力提升的合力驱动下，2016~2021 年中国生物医药企业收入复合年均增长率达 18.3%，增速高于中国医药市场收入增速。2022 年中国生物医药产业市场规模达 4.2 万亿元，其中药品市场规模为 2.9 万亿元，全球占比 20.3%；医疗器械市场规模 1.3 万亿元，全球占比 27.5%，中国已成为全球生物医药市场增长的重要贡献者，未来中国生物医药产业将保持长期增长趋势。

表 2　世界生物医药企业收入排名前 20 强（2021 年）

排名	公司名称	2021 年收入（亿美元）	2020 年收入（亿美元）	增长率(%)	国家
1	强生	937.7	825.8	13.55	美国
2	辉瑞	812.9	419.0	94.01	美国
3	罗氏	686.0	633.6	8.27	瑞士
4	艾伯维	562.0	458.0	22.71	美国
5	诺华	516.3	486.6	6.10	瑞士
6	默沙东	487.0	480.0	1.46	美国
7	百时美施贵宝	464.0	425.0	9.18	美国
8	葛兰素史克	459.8	437.8	5.03	英国
9	赛诺菲	446.7	393.0	13.66	法国
10	阿斯利康	374.2	266.2	40.57	英国
11	武田	315.5	292.5	7.86	日本

排名	公司名称	2021 年收入 （亿美元）	2020 年收入 （亿美元）	增长率（%）	国家
12	礼来	283.2	245.4	15.40	美国
13	拜耳	282.3	257.1	9.80	德国
14	吉利德	273.0	247.0	10.53	美国
15	安进	259.8	254.2	2.20	美国
16	勃林格殷格翰	243.6	222.9	9.29	德国
17	诺和诺德	223.8	202.4	10.57	丹麦
18	BioNTech	224.4	5.5	3980.00	德国
19	Moderna	184.7	8.0	2208.75	美国
20	晖致	178.1	118.2	50.68	美国

（七）全球生物医药创新国际化水平呈现持续提高趋势

研发外包与研发业务离岸外包（CRO）是生物医药创新的重要方式，预计全球 CRO 市场 2028 年将达到 880 亿美元，复合年均增长率 8.5%，CRO 已成为生物医药企业创新药研发的战略环节，未来全球医药研发外包行业将保持快速增长趋势。我国生物医药创新国际化水平呈现持续提高趋势，生物医药企业在参与国际化研究、国际认证等方面快速成长，我国企业在美国注册的 ANDA 数量超过 280 个，其中包括 4 个疫苗产品、50 个原料药和 23 个化学药物制剂，且已通过 WHO 预认证，列入 WHO 采购清单。中国研发创新药物国际转让增速、转让金额高，近百个新药在欧、美开展临床实验，10 个品种已进入Ⅲ期临床。通过 GLP 认证 41 个，GCP 认证 139 个，70 家企业通过 FDA/EMA/WHO 的 GMP 认证。我国疫苗监管体系达到国际标准，获得了国际市场准入。2012~2019 年，我国 CRO 行业规模由 188 亿元上升至 595 亿元，复合年均增长率达 25.41%，我国 CRO 市场规模呈现逐年扩大趋势。目前，我国医药研发外包服务企业主要有药明康德、康龙化成、泰格医药、美迪西等，医药生产外包服务（CMO/CDMO）企业有药明康德、康龙化成、凯莱英、九州药业等，医药销售服务（CSO）企业主要有康哲药业、泰凌医药等。根据 Frost&Sullivan 报告预测，中国医药研发投入外包比例已由 2016 年的 29.8% 提升至 2020 年的 36.8%。中国快速成长的医药消费市场和显著的研究成本优势,吸引着国际多中心临床研究和外资医药外包企业布局,医药企业加大研发投入,催生更多外包型业务需求;科创板为生物医药基石型的生物科技公司创造了良好的融资条件,国内审评审批改革推进释放红利,助推仿制药企业控制成本需求,上游 CDMO 行业议价能力提升,生物医药研发外包将保持较快发展趋势。

二 全球生物医药创新体系加速构建

(一)生物医药成为主要发达国家研发强度最大的创新领域

生物技术产业已经成为世界经济增长的重要引擎,跨国医药企业越来越重视生物医药创新投入。多年来,生物医药是全球研发投入强度最大的行业,生物医药是美国等主要发达国家重点投入的研发领域,生物医药研发投入资金总量仅次于信息技术。2016~2022 年全球医药市场销售规模的复合年均增长率最高的是免疫抑制剂和抗肿瘤类药物;中国医药市场的复合年均增长率最高的是抗肿瘤类药、抗病毒类药和类风湿关节炎用药市场,增速均超过 13%。据统计,目前全球股票市值中,生物医药产业相关的股票市值约占总市值的13%。生物医药创新具有技术门槛高、资金投入大、失败风险高、投资周期长、专利保护期内收益高等特点,新药研发费用随药物开发难度增加而增加,目前发达国家单项新药的平均研发成本大约为 18 亿美元。2010~2018 年生物医药产业研发强度 15% 左右,是全球所有产业中研发强度始终超过 10% 的唯一产业,2018~2019 年度生物医药产业研发强度达到 15.4%。美国和欧盟的生物医药产业处于世界领先水平,生物医药产业研发投入最多的地区是美国和欧盟。美国生物医药细分产业研发投入分布为医疗技术 36.2%、制药 23.9%、有机精细化学 16.1%,美国更注重医疗技术领域。欧盟生物医药细分产业研发投入分布为制药 30.7%、有机精细化学 20.0%、医疗技术 13.9%,欧盟更注重传统制药技术。美国国立卫生研究院和国家抗癌研究中心等政府研究机构在美国生物医药创新中起到核心作用，是美国生物医药基础研究的主要资助者，其经费预算的80%用于推广与大型制药企业、研究型生物技术企业、研究型大学等建立研发合作关系，促进了研究型生物技术公司数量的增加，提升了美国生物医药产业的创新力。美国罗氏是全球生物医药研发投入最大的药企，其2021年的研发投入高达161亿美元。"十三五"期间，我国医药研发投入持续增长，规模以上企业研发投入年均增长约8%，2020年上市公司研发费用占销售收入的比重超过6%。在研新药数量跃居全球第二位，1000余个新药申报临床，47个国产创新药获批上市。但是，中国生物医药企业研发投入与美国、欧盟等发达国家和经济体相比仍然存在较大差距。2011~2019年欧盟工业研发报告的数据计算发现，中国在生物医药研发方面的投入从2012年的127.5亿欧元增长到2018年的4223.3亿欧元，年均增长率为64.87%；2018年全球生物医药研发投入平均值为358.55亿欧元，而中国的生物医药研发投入仅为95.98亿欧元，约为全球平均值的1/4，具有很大增长空间。

（二）全球生物医药创新在政策激励、技术进步与资金涌入驱动下进入快速增长期

全球生物医药呈现新技术驱动、产业上下游联动发展态势，主要发达国家依托科研机构和人才密集的优势构建现代生物产业集群，成为全球生物医药创新发展的主要策源地，生物医药产业链条不断完善。全球生物医药市场规模从2014年的2800亿美元增长到2018年的4400亿美元，复合年均增速达12%，生物创新药在全球药物市场中的地位持续提升，全球前十大重磅药物中有8个为生物药。2021年研发投入最多的全球十大制药企业名单中，美国罗氏依然是研发投入最大的药企，其研发投入达161亿美元，研发投入占销售收入比重的23%（见表3）。对比看，中国生物医药产业研发投入排名第一的恒瑞医药，2021年研发投入达到62.03亿元人民币，比上年增长24.34%，研发投入占销售收入比重达到历史新高23.95%，研发强度已与罗氏相当，但是研发投入总额仍然相差悬殊。我国创新药研发刚起步，未来还有很大发展空间。人口增长、健康需求被释放、人口老龄化等诸多因素推动

了生物创新药需求的不断增长。2021 年中国批准了 83 种新药，其中国产新药 51 种，首次超过了进口创新药，ADC、双抗、CAR-T 疗法成为创新药研发的三大主要方向。2021 年生物医药融资达到 522 起，总额达到 1113.58 亿元，分别较 2020 年增长 53.1%和 26.0%。全年融资事件包括：创新药物方向重点项目（奥默医药 3 亿元人民币；嘉越医药逾 3 亿元人民币）；生物制药研发方向重点项目（硕迪 1 亿美元；真实生物 1 亿美元）；抗体及分子酶研发方向重点项目（ABclonal 12 亿元人民币）；肿瘤精准医疗方向重点项目（吉因加 7.5 亿元人民币）；合成微生物技术方向重点项目（蓝晶微生物 4.3 亿元人民币）；临床阶段生物制药方向重点项目（正腾康生物 7500 万美元；创胜集团 6800 万美元）。随着《新型抗肿瘤药物临床应用指导原则（2021 年版）》等政策的不断推进，生物医药产业创新在政策、资金、人才、技术与需求增长的多重驱动下迎来快速增长期。

表 3　世界生物制药企业研发投入排名前 10 强（2021 年）

排名	药企	研发投入 （亿美元）	增长率 （%）	排名变化	研发强度 （%）	国家
1	罗氏	161	14	—	23	美国
2	强生	147	21	↑1	16	美国
3	辉瑞	138	47	↑2	17	美国
4	默沙东	122	-9	↓2	25	美国
5	百时美施贵宝	113	2	↓1	24	美国
6	阿斯利康	97	62	↑5	26	英国
7	诺华	90	-6	↓1	17	瑞士
8	葛兰素史克	72	4	↓1	16	英国
9	艾伯维	71	-3	—	12	美国
10	礼来	70	15	—	25	美国

（三）发达国家生物医药创新体系不断完善，政产学研合作创新持续加强

发达国家的生物医药创新支持机制呈现体系化发展趋势，通过研究制定相应的法律法规、财政预算、管理法规、税收政策等，不断加强生物技术研

究、鼓励发明创新、促进生物技术转移；建立生物医药产业适用的专利保护制度、数据保护制度、专利期补偿制度，为创新药上市后提供了足够长的市场独占期。1980 年至今，美国医药企业的新药研发经费投入处于持续增长趋势，创新药在市场独占期内可以制定较高的垄断价格，为医药创新提供丰厚回报。美国药品研究与制造商协会的成员企业 1980 年在生物医药研发方面的投入为 20 亿美元，2000 年研发投入增加到 260 亿美元，增长了 12 倍；2011年研发投入 486 亿美元，而 2019 年研发投入继续大幅增长至 830 亿美元。2018 年美国制药业收入 4070 亿美元，研发支出为 796 亿美元，生物医药研发投入占销售额比例远远高出其他行业。美国国立卫生研究院是基础研究的主要资助者，财政预算的 80% 用于支持外部研究，包括大学和公司，从 1992 年的 89 亿美元提高到 2001 年的 170 亿美元。美国国立卫生研究院和国家抗癌研究中心等政府研究机构在美国生物医药产业创新中发挥了关键作用，与大型制药企业、研究型生物技术企业、研究型大学等之间建立了研发合作关系，促进了研究型生物技术公司数量的增加，提升了生物技术企业的新药创新能力。生物医药企业主要包括辉瑞等世界级制药企业和数量众多的中小研发型生物技术企业，组成美国生物医药创新生态体系中的创新主体。中小研发型生物技术公司通过与大型制药企业、国立卫生研究院以及研究型大学等行为主体建立研发合作关系或技术许可关系，在生物医药创新体系中的地位日渐重要。

（四）创新生态体系和药物创新评价标准成为主要发达国家生物医药创新发展的核心动力

美国生物医药业以药物创新为核心，形成了世界级制药公司和生物技术公司的创新主体，构建了贯穿上下游的创新链、价值链、产品链相互交织的生物医药创新体系（见图 4），创新源、创新活动、创新成果均居全球领先地位，掌控了国际市场药物创新评价标准。1950～2018 年，FDA 累计批准了 1577 种新药，其中美国默克公司 56 种、礼来公司 51 种、罗氏公司 50种。创新药研制开放合作，政、产、学、研、金等创新链上下游协同共生，形成了以企业为主体、高效投入产出的创新生态。2001～2009 年，全球合计

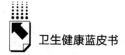
批准的 1400 项一级生物技术专利，60%来自美国，31.5%来自英国、日本、德国等。2021 年全球前 10 位跨国制药公司中，美国占 5 家并居于前列。

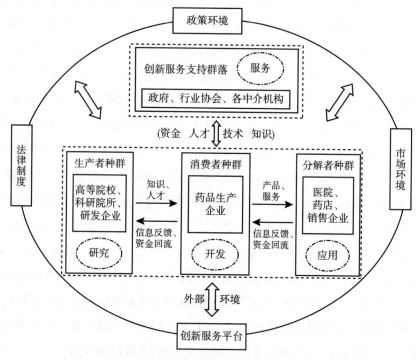

图 4 生物医药产业创新生态系统

（五）生物医药创新成为发达国家政府科研投入的重中之重并呈现持续增长趋势

全球医药市场呈持续增长趋势，美欧日等发达经济体高度重视生物经济政策。美国《国家生物经济蓝图》将"支持研究奠定 21 世纪生物经济基础"作为科技预算的优先重点。在美国联邦政府科研经费预算中，生物医药是国防科技之外投入最多的领域，主要由美国国立卫生研究院负责管理，方向为重大科学计划和重大疾病研究（见表 4）。2008～2015 年，美国联邦政府投入生物医药研发的经费年均 300 亿美元，2020 年达 419 亿美元，年均增长 6.4%。

在生物医药领域，美国近年来正在实施的重大科学计划有"我们所有人""脑计划""癌症登月计划"等。欧盟《持续增长的创新：欧洲生物经济》将生物经济作为实施欧洲 2020 战略、实现智慧发展和绿色发展的关键要素。日本确立了生物技术产业立国战略，出台知识产权政策、药物规制政策、税收政策、金融政策等一系列政策激励国内创新药，新药定价核算模式采取"类似药参照定价法"，大力促进制药企业加大创新药物的研发投入。

表 4　美国生物医药创新发展集群

集群	概况	高校院所	医院及企业
波士顿地区	全球最具活力的顶级生物科技产业集聚区，涵盖新药研发生产、医疗健康产品、医疗器械和设备等	哈佛大学、麻省理工学院、波士顿大学等世界级顶尖高校	麻省总医院、哈佛医学院、百健、千年制药
旧金山的生物技术湾	旧金山湾区是与波士顿齐名的生物技术生态集群，拥有全美顶级的生命科学风投创投基金	斯坦福大学、加州大学伯克利分校、加州大学旧金山分校等	基因泰克、凯龙等著名跨国药企以及文洛克、梅菲尔德等基金
圣地亚哥生物医药集聚区	研究型大学为圣地亚哥生物医药创新集群建设提供研发支持、生物知识和技术研究成果	加州大学圣地亚哥分校、斯克里普斯研究所、萨克生物研究院、伯翰桑福德医学研究所	艾迪、Biocom、GRAIL、Helix
华盛顿-巴尔的摩生物医药集聚区	囊括了马里兰州、德拉华州、弗吉尼亚州等区域，拥有弗吉尼亚生物技术研究园	马里兰大学、约翰·霍普金斯大学、美国国立卫生研究院	赛莱拉、人类基因组科学公司
北卡罗来纳研究三角园	位于美国北卡罗来纳州的罗利、杜兰和佩尔希尔三个主要城市间的交接地带	北卡罗来纳大学、国家环境卫生科学研究院、北卡生物技术中心	葛兰素史克、昆泰、杜邦

三　全球生物医药创新发展政策展望与建议

生物医药是关系国计民生、国家安全的战略性新兴产业，良好的创新环境是生物医药产业创新生态系统的保障，政策法规是生物医药产业创新的重要支撑。2021年9月29日，习近平总书记主持中共中央政治局第三十三次集体学习时强调："要加快推进生物科技创新和产业化应用，推进生物安全领域科技自立自强，打造国家生物安全战略科技力量，健全生物安全科研攻关机制。"2022年5月，国家《"十四五"生物经济发展规划》提出："大力夯实生物经济创新基础。推动生命科学研究、生物技术创新与发展生物经济新动能紧密结合，加快推动生物经济创新发展。"新形势新征程，加强生物战略规划，强化创新药政策协同，深化医药科研管理体制改革，构建多层次医保商保体系，提升生物医药创新体系整体效能，对加快我国生物医药创新发展具有重大战略意义。

（一）推动生物医药科研制度改革，加速生物医药产业创新发展

生物医药创新对监管政策的依赖远高于其他产业，政府在生物医药创新生态系统中扮演着重要的角色，协调资源配置，引导创新发展，为创新生态系统营造良好的政策环境。严格的药物法律法规有利于提高医药创新能力，而薄弱的药物法律法规将导致医药质量较差并缺乏国际市场竞争力。在制度法规层面，美国陆续出台众多影响制药业发展的法律和政策法规，通过制定相应的法律法规、财政预算、管理法规、税收政策等，形成促进创新药发展的政策体系。2006~2010年美国年均批准新药22个，2016~2020年美国年均批准新药达到46个，总体呈现快速增长态势。在2019年批准的新药中，20种属于First-in-class疗法，是原创性新药；21种用于治疗罕见病；60%的创新药在快速审评途径中受益，其中35%获得快速通道资格，27%获得突破性疗法认定，58%获得了优先审评资格，19%得到加速批准。新冠疫情凸显了生物医药创新的重要性，世界各个国家纷纷加强或提升生物医药的战略地位，推动医药监管体制改革，为生物技术企业的发展和创新提供重要支撑。药物以及诊断技术在推向市场的过程中时间漫长且资源密集，监管审批流程一直有着关键作用，产品获批后还需要昂贵且专业化的生产过程。新冠疫情促生了更加高效的药品监管框架，美国食品药物管理局、世卫组织以及其他监管机构在2020年12月以

来的一年多时间授权紧急使用或批准 20 种以上的新冠疫苗、治疗及检测方法，审批速度达到了前所未有的高度。

（二）完善生物医药产业政策体系，开拓生物医药新领域

美国生物医药产业政策体系主要由政府研发资金支持政策、专利保护政策、新药许可政策、药品定价政策、药品费用补偿政策和药品监管政策构成（见图 5）。美国医药产业人均 R&D 支出居全美制造业部门第一位，R&D 投入每年近 600 亿美元。美国医药产业 R&D 支出占比平均高达约 20%，美国生物制药知识产权数占全球的 30%。美国生物制药产业目前约有 5000 种新药在研发中，居全球第一位，且多数新药代表世界顶尖水平。美国已形成相对成熟且具有全球影响力的医药产业集群，集群中的医药企业占全国 75%，拥有 60%的 NIH 研究支持，产出了约 67%的药品相关专利。新冠疫情蔓延以来，美国白宫将公共健康安全与人工智能、量子信息科学等一同列为优先研究领域，高度关注创新药物发展方向和各类疾病谱的药物覆盖度。

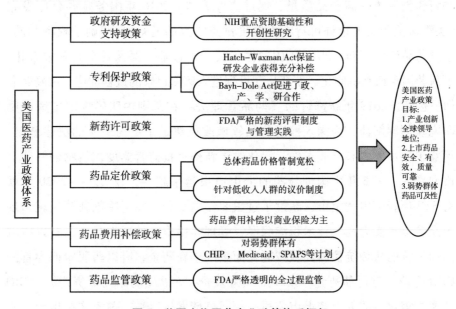

图 5　美国生物医药产业政策体系框架

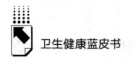

（三）促进生物医药产业创新发展，构建全球生物医药新发展格局

在政策的鼓励和扶持之下，亚洲已逐渐成为欧美之外的生物医药产业中心区域，中国、印度、韩国、新加坡等亚洲国家加快发展生物医药产业。印度是仿制药市场的全球枢纽，2020年医药行业市场规模超过417亿美元，2020年印度药品出口达到207亿美元，5年复合年均增长率达12%，较大规模的研发型生物医药企业约270家，有约5600家拥有药品生产执照的小规模仿制药企业，从业人员300多万人。近年来，中国发布了一系列促进创新药发展的政策法规，尤其是2015年以来，鼓励医药创新的政策密集出台，有力推动了国产创新药与国际接轨。2015年11月的《关于药品注册审评审批若干政策的公告》仿照FDA审批制度，提出对新试验申请实行一次性批准，优化了审批流程，加快企业研发进度和新药上市。2016年2月的《关于解决药品注册申请积压实行优先审评审批的意见》，标志着药品研发由"抢首仿"转为"优先审评"，鼓励新药研发。2016年3月的《化学药品注册分类改革工作方案》，对新药的定义从"中国新"提升至"全球新"，鼓励新药创制、提高药品质量、促进产业升级。2016年国务院办公厅发布《关于印发药品上市许可持有人制度试点方案的通知》，明确了权责归属，推动药品研发创新。2018年国家医保局成立以后，医保目录调整常态化、创新药国家谈判机制化，新药从获批到进入医保目录的进程加速，激励企业研发创新。2019年新修订的《药品管理法》在总则中明确规定国家鼓励研究和创制新药，为深入推进药品领域改革奠定了更为坚实的法律基础。得益于政策发力和产业发展，深化改革新药审批监管制度，鼓励创新药上市和准入，近5年中国创新药的上市申报越来越多，仅2019~2020年就有350项新药申请上市，超过了过去8年的总和。在生物创新药领域出现了众多资本实力强、技术积淀深厚、管理经验丰富的新型药企，有以恒瑞医药为首的从传统仿制药领域孵化而来的创新药企，有以药明康德为首的CRO企业，有再鼎药业等以V（风险投资）+IP（药品无形资产）+CRO新模式孵化出的创新药上市公司。新冠疫情发生以来，国家连续出台了多

项重点政策，将生物经济上升到国家战略层面，生物医药产业创新在全球新冠疫情中迎来巨大的发展机遇。疫情后，医药集中采购越来越趋于常态化，中国生物医药产业从仿制发展向创新发展转型升级。中国创新药研发的国际影响力不断提升，创新药研究和生物医药产业进入创新发展新时期；"重大新药创制"科技重大专项等政策的实施，加快了我国生物医药从仿制走向创制、从医药大国走向医药强国。未来，新兴国家的生物创新药数量和生物医药市场规模将保持快速增长趋势，并重塑全球生物医药创新发展新格局。

（四）加快融入高水平国际标准和世界生物医药创新生态圈成为新兴国家生物医药创新发展新趋势

新兴国家生物医药创新活力和增长潜力大，创新成果不断取得重要突破，全球制药行业的地理分布呈现向东迁移的态势，中国成为亚洲主要的新药研发国，中国的新药研发企业数量占全球比例呈现增长态势。随着中国不断完善药品审评体系、药品专利体系，《生物类似药相似性评价和适应症外推技术指导原则》《已上市生物制品药学变更研究技术指导原则（试行）》《生物制品变更受理审查指南（试行）》等加强创新药物全生命周期管理、优化审评审批中的流程要求，《药品专利纠纷早期解决机制实施办法（试行）》《药品专利纠纷早期解决机制行政裁决办法》《以临床价值为导向的抗肿瘤药物临床研发指导原则》《创新药临床药理学研究技术指导原则》《新型抗肿瘤药物临床应用指导原则（2021年版）》等一系列政策措施，强化对创新药的研发指引，细化药物研发监管内容，提升规范程度，推动我国医药产业从模仿创新向原始创新转变。国家"十四五"规划提出，"推动生物技术和信息技术融合创新，加快发展生物医药、生物育种、生物材料、生物能源等产业，做大做强生物经济。"党的二十大报告指出，"深化医药卫生体制改革，促进医保、医疗、医药协同发展和治理"。受益于行业政策的不断完善支持、研发主体的资源投入、产业创新氛围的日益浓厚及配套产业链的不断完善成型，国内医药企业逐渐成为新药研发的主体。近年来医药体制改革加速推进、药品监督管理法律制度和知识产权保护不断完善，国内医药行业研发投入加大，2017 年起国内创新药项目申报快速增长。近年我国创新药企业在对外授权方面有较多成果，对外授权项目数量快速提升，创新药对外授权数量从 2016 年的 1 项增长到 2021 年的 30 项，代表着部分产品和企业正在走向国际市场。我国优先审评、医保目录谈判和鼓励创新研发的政策导向等制度性安排不断完善，将有更多创新药项目进入申报阶段。未来，生物医药创新将回归以临床价值为导向，加强原创新药供给能力将成为全球新兴国家生物医药创新发展新趋势。加快生物医药产业创新和高质量发展，我国生物医药发展将进入新变革时代。

参考文献

习近平：《高举中国特色社会主义伟大旗帜　为全面建设社会主义现代化国家而团结奋斗》，《人民日报》2022 年 10 月 26 日。

《"十四五"生物经济发展规划》，中国政府网，2022 年 5 月 10 日。

沈家文：《后疫情时代世界生物医药创新发展趋势与政策展望》，《中国发展观察》2023 年第 1 期。

沈家文：《后疫情时代医疗保障数字化改革的战略路径》，《中国经贸导刊》2022 年第 4 期。

沈家文：《我国生物创新药发展战略与政策思考》，《中国经贸导刊》2023 年第 3 期。

张建中、沈家文：《中国和印度医药外包产业的对比研究》，《中国医药技术经济与管理》2009 年第 12 期。

张建中、沈家文：《中国医药外包产业的发展趋势分析》，《中国医药技术经济与管理》2009 年第 11 期。

沈家文：《深化科技管理体制改革》，《人民日报》2023 年 1 月 10 日。

何方、刘杰：《基于专利分析的生物制药产业发展趋势研究》，《中国发明与专利》2021 年第 7 期。

胡海鹏、袁永、莫富传：《美国促进生物医药产业创新发展政策经验及启示》，《科技和产业》2021 年第 9 期。

丁陈君、陈方、张志强：《美国生物安全战略与计划体系及其启示与建议》，《世界科技研究与发展》2020 年第 3 期。

陈凯先：《生物医药创新前沿与我国生物医药的发展》，《世界科学》2019 年第

7 期。

董莉、郇志坚、刘遵乐:《全球生物医药产业发展现状、趋势及经验借鉴——兼论金融支持中国生物医药发展》,《金融发展评论》2020 年第 11 期。

龚涵:《药明康德私有化回归、分拆上市及经济后果研究》,江西师范大学硕士学位论文,2020。

顾晓敏:《上海功能性研发转化平台建设模式研究》,《科学发展》2018 年第 6 期。

崔华:《加快山西生物医药产业发展的几点建议》,《山西科技》2012 年第 4 期。

朱庆平:《美国生物医药研发投入及创新趋势分析》,《中国基础科学》2021 年第 5 期。

王飞:《美国生物医药产业创新的升级规律及启示》,《南京社会科学》2019 年第 8 期。

李洁、王永辉、David Qian:《美国医药产业政策体系探析及对我国的启示》,《中国卫生事业管理》2018 年第 8 期。

章立、朱振家:《生物技术产业发展:国际经验与中国选择》,《中国新药杂志》2012 年第 11 期。

B.22
美国电子病历制度的借鉴与启示

窦 勇 翟羽佳*

摘 要： 随着数字化时代的快速发展，我国病历制度也逐步推进电子化、规范化，目前已初步实现了医院内信息互通共享。美国作为电子病历发展的引领者，在制度建设、标准制定、信息应用、数据安全等方面更为先进和完善，并通过在全国范围内推行电子病历制度，加强了对医院诊疗行为监管以及医疗质量评估，提升了患者连续性诊疗水平，系统性节约了医疗成本。本报告在梳理美国推进电子病历主要做法的基础上，认为应从统筹建设医疗信息标准体系、推进我国药品福利管理制度、建立电子病历合理回报机制、加强患者诊疗信息保护等方面入手，加快推进全国统一的电子病历制度建设，实现更高效的全生命周期健康管理。

关键词： 美国 电子病历 药品福利管理 信息安全

电子病历是病患在医疗机构诊疗过程中所形成的病患就诊信息、医生诊疗信息、治疗流程信息等数字化医疗信息的总和，它不仅是公众自身身体健康状态的电子诊疗记录，也是医疗决策、科学研究、医疗教学、新药研发等的主要依据，还是数字经济在医疗卫生领域的重要应用场景。美国推行全国统一的电子病历系统，成效显著。借鉴美国经验，以建立全国统一的电子病

---

* 窦勇，中国国际经济交流中心研究员；翟羽佳，中国国际经济交流中心助理研究员。

历制度为突破口，进一步深化我国医疗卫生体制改革，这对减少医疗资源浪费、提高我国医疗服务质量、利用医疗数据资源发展数字经济等具有重要意义。

一 美国电子病历的主要做法及经验

美国是实施电子病历制度的先行者，在推动病历、处方等医疗数据共享，推进医疗数字化服务普惠应用，构建数字医疗新生态等方面已有不少成功做法和经验。

（一）政府推动电子病历系统建设

2004年，美国总统布什提出建立公民电子健康档案，推动健康信息共享。2009年，奥巴马政府通过了《卫生信息技术促进经济和临床健康法案》（HITECH），投入190亿美元发展医疗信息化，制定了电子病历和电子处方在标准化信息采集、数据整合、诊断结果共享、服务医疗决策等环节的实现目标和考评指标。为推广电子病历系统，美国政府专门拨款12亿美元对"有意义使用"电子病历给予奖励，提供5.6亿美元支持各州开展电子病历和电子处方信息共享，并规定到2015年对未使用电子病历系统的医疗机构或执业医师进行处罚。2009~2019年，美国电子病历使用率从不足9%大幅提高至90%，基本实现了全国普及。

（二）美国药品福利管理制度充分发挥电子病历的作用

药品福利管理（PBM）制度是美国广泛用于药品费用支出的管理模式，其核心是通过医药分开的方式，控制医院过度医疗、超额开药等行为，从而降低医疗费用。PBM企业作为介于患者、医院、药房、制药企业和保险公司之间的协调组织（见图1），充分利用电子病历和电子处方承载的大量医疗数据，提供新药审查、药方审核、高成本药物管理、折扣谈判、疾病管理、药物分析等服务，主要包括：根据患者用药史审核医生处方，监督

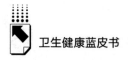
"大处方"行为，减少不合理用药；通过临床数据寻找满足治疗方案的仿制药，降低药品费用支出；制定与医保报销联动的处方集，与制药企业谈判药品的销售返款和折扣条款，控制处方药成本等。

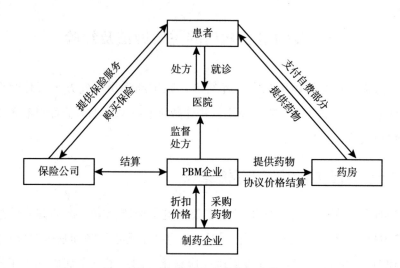

图1　PBM 企业在处方药市场中的作用

（三）注重隐私和数据安全保护

1996 年，美国国会颁布《健康保险流通与责任法案》（HIPPA），对任何形式的个人健康信息应用、存储、维护和传输进行严格管理，保护患者的病历记录等个人隐私。2006 年，国家层面成立健康信息隐私与安全协作组织，防范共享电子健康信息中可能产生的隐私泄露风险，并对不适当访问和披露患者信息的单位或个人进行处罚。

二　美国推行电子病历制度的成效

美国推行电子病历制度，取得了规范监督医生诊疗行为、理顺医疗服务价格机制、提高医疗资源利用效率等成效，实现了以患者为中心的持续医疗。

（一）规范监督医生诊疗行为

存储并共享患者各项检查检验信息，可有效避免纸质病历在内容记录、保存、查阅等方面的问题，减少诊疗差错。特别是遇到疑难病例时，电子病例库能够辅助医生决策。开具用药医嘱时，电子病历系统可以自动核对电子处方信息，进行智能化的提醒和告警，避免人工判断可能发生的差错，提高处方准确性。此外，电子处方单在不同医疗机构或部门间共享查阅，能够节省纸质病历的传递时间，并降低药品错配风险，确保安全合理用药。美国通过推广使用电子处方，将处方错误率从 2008 年的 42.5%降至 2017 年的 6.6%，降低了约 17%的高价药品使用，每年节约 140 亿～240 亿美元医药费。

（二）降低医疗成本

美国商务部经济学家 Tina Highfill 的研究显示，医院通过使用电子病历可以减少 12%的平均成本。医疗机构之间的医疗信息共享互认，可以减少不必要的重复检查，避免医疗资源浪费，实现以病人为中心的持续医疗服务。美国《卫生事务》杂志关于电子病历效益的研究表明，应用可共享和互操作的电子病历每年能够节约 778 亿美元医疗费用。此外，基于电子病历和电子处方系统的 PBM 制度对降低药价、减少药品费用支出也有积极作用，美国超过 90%的配药处方是仿制药，PBM 使美国平均每人每年的处方花费由 1219.72 美元降低到 858.57 美元，每个处方的平均费用由 95.10 美元降低到 61.88 美元。

（三）便利患者参与健康管理

2010 年，美国推行蓝钮计划（Blue Button），实现了个人健康档案数据开放，患者能够简单高效地获取个人病程记录、用药情况、实验室检查、医学影像检查、住院情况等医疗数据资料。通过电子病历系统，越来越多的患者能够随时查看并使用自己的诊疗记录，为就诊带来更多便利。

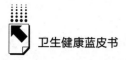

南卡罗来纳大学附属医院急诊部门的数据显示，电子病历的使用可以为患者每次看病节约近 120 分钟，加快了医院诊疗周转速度，改善了患者就诊体验。根据美国医院协会的调查报告，2015 年，美国已有 92% 的医院实现了患者查看个人电子病历，84% 的医院允许患者从个人电子病历中下载数据，70% 的医院允许将电子转诊小结发送给第三方机构。患者获取的这些电子病历数据可用于健康监测和分发病历记录，有效帮助患者参与个人健康管理。

（四）提升科学研究和决策的精准性

通过电子病历系统持续收集、整理和归类患者诊疗信息和检查结果，有利于对各类疾病进行精确统计。一方面，可以获得区域疾病谱用于开展流行病学研究，为早期疾病防治提供决策支持；另一方面，可以深度挖掘电子病历和电子处方中的临床信息，使新药研发更加符合临床需求，更加精准有效。2022 年，美国食品药品监督管理局（FDA）审批通过 37 款新药，其中有 20 款为市场急需的首创药物（FIC），这其中电子病历提供的临床信息发挥了重要作用，美国的确定性靶点引领了包括中国在内的全球众多国家的新药研发。

三　我国建立统一居民电子病历制度的政策建议

以建立全国统一的居民电子病历制度为抓手，进一步推动我国医疗卫生体制改革，实现健康数据互通共享，可以有效缓解我国医疗资源不足、服务同质性差、医保压力大等问题。

（一）制定电子病历发展目标和配套政策

建设全国统一的居民电子病历制度需要政府的大力支持和倡导。美国虽然较早提出了开展医疗信息化建设，但因缺乏可操作性方案而难以落实，直到 2009 年出台具体的阶段目标和考查标准，才有力地推动其电子病历制度发展。当前，我国已基本建成国家全面健康信息平台，超过 7000 家二级以上公立医院接入省统筹区域平台，超过 2200 家三级医院初步实现院内信息互通共享，电子病历系统在省区市和医院已经积累了一定的实践经验，但想要推动建立全国统一的电子病历和电子处方系统，仍需制定明确的、阶段性的发展目标和具体实施方案。考虑到全国各地发展水平存在较大差异，医疗机构信息化建设碎片化问题较为突出，不同地区、不同医院电子病历系统建设进展不同，应根据各地区医疗系统信息化建设实际情况，配套出台经济激励政策，鼓励医疗机构和医生使用电子病历和电子处方，逐步实现电子病历互联互通、信息共享和业务协同。

（二）统一医疗信息标准体系

我国部分医院已经实现院内电子病历共享，但由于不同医疗机构硬件设施不匹配、系统软件不兼容，信息孤岛和数据壁垒问题比较突出，难以实现不同机构之间的数据共享。需要加快建立全国统一的信息标准体系，尽快统一电子病历和电子处方的术语标准、数据集标准、信息安全和信息系统建设标准、管理制度标准等，推动医疗数据规范准确，实现电子病历、处方的数据汇总和共享，提升医疗数据开发利用水平，这有利于提高基层医生的诊疗水平，缩小不同地区和级别医疗机构间的服务水平差距。

（三）加快推进我国 PBM 制度建设

美国 PBM 制度出现于婴儿潮后老龄化显现、奥巴马平价医疗法案促进医保范围激增、社会医疗资源缺口加大等社会背景下，当前我国面临人口老龄化加速推进、慢病患者人数增多、医疗资源不足等诸多挑战，医保基金压力巨大，亟须利用电子病历和电子处方系统对患者诊疗过程进行监督管理，减少重复检查检验、医生"大处方"等行为，通过 PBM 制度破除医疗机构"以药养医"，理顺医疗服务价格，有效实现我国医保的控费降价。此外，PBM 提供的线上健康咨询、药房购药、大数据用药提醒等医疗服务模式创新，也有助于提升我国患者诊疗的满意度和获得感。

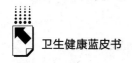

（四）理顺电子病历系统的投入回报机制

电子病历系统的投入主体主要是各类医疗机构，但电子病历和电子处方的应用和数据共享则涉及医疗机构、医生、患者、制药企业、卫生行政部门等众多利益相关者。此外，医院员工的工资收入部分来自药品耗材和检查检验收支结余，实行全国统一的电子病历系统后，重复性的检查检验、药品收费项目将相应减少，或将影响工作人员的收入水平。因此，在推行医疗数据共享的过程中需要平衡各方的责任、权力与利益，尤其是要理顺医疗服务价格，可通过电子病历的使用奖励政策将投入与回报进行关联，将结余的医疗费用奖励医院有关人员，从根本上激发各环节主体参与电子病历系统的动力。

（五）加强对患者医疗信息和隐私的保护

电子病历涉及患者个人隐私、医疗机构商业秘密等大量重要信息，需要明确数据信息的使用权限，建立严格的数据安全保障制度。美国在开放个人健康数据的同时，也成立了专门的机构处理居民健康信息相关的隐私与安全问题。目前我国医疗信息共享水平不高，医疗机构查询患者医疗数据范围非常有限，患者本人更是难以获取个人健康信息，政府对相关数据的合法使用也缺少政策规范。应尽快完善医疗信息安全共享相关法律法规，明确医疗信息的查阅、输入、修改、共享等权限，建立数据监督和惩戒机制，切实保护患者的信息和隐私。可探索基于区块链等技术开展以电子病历为核心的医疗健康数据共享使用，强化数据的真实可信，确保开放分享过程不丢失、不篡改，实现电子病历信息安全可控。

参考文献

毕井泉：《建立全国统一电子病历制度的意见》，《全球化》2022年第4期。

熊回香、汪玲、汪琦遇：《基于关联数据的电子病历资源共享研究》，《情报科学》2021 年第 10 期。

魏明月、王淑、许德俊：《基于区块链的互联网医院患者电子病历安全共享模式与实践》，《医学信息学杂志》2023 年第 7 期。

张欣嵘、于保荣：《美国的药品福利管理制度研究及启示》，《卫生经济研究》2021 年第 8 期。

张志慧：《美国集团采购与药品福利管理模式对比研究》，《中国医疗保险》2021 年第 7 期。

舒婷、刘海一、赵韡：《中美电子病历系统十年发展启示》，《中国数字医学》2019 年第 11 期。

齐惠颖、李亚子：《发达国家居民电子健康档案开放隐私保护政策研究》，《医学与社会》2022 年第 2 期。

郭进京、张雪、林鑫、任慧玲：《国内患者隐私泄露情形及隐私保护现状分析》，《医学信息学杂志》2020 年第 2 期。

王爱华：《信息化背景下病历档案管理》，《档案管理》2022 年第 2 期。

江心怡、陈敏：《电子病历数据治理方法的研究》，《中国医院管理》2020 年第 8 期。

B.23
维也纳：锚定建设宜居环境，
打造高水平健康城市

黄冬洋[*]

摘　要： 联合国发布的《2018 年世界城镇化展望报告》中的数据显示，55% 的世界人口居住在城市地区，预计到 2050 年这一比例将增至 68%，然而快速城市化是一把双刃剑，为应对人口大量迁移聚集至城镇的经济与环境压力，诸多国家选择建设健康城市这一方法，在促进城市发展的同时保障居民身心健康。2023 年 6 月 15 日，英国 Lenstore 公司发布《2023 年世界健康生活方式城市报告》，对全球 58 个主要城市进行排名，奥地利城市维也纳排名第二，在肥胖水平、预期寿命、户外活动、月平均健身花费、日照时长、幸福水平、空气和水质、文化和娱乐等方面表现优秀。维也纳在过去几年曾数次位居世界最宜居城市榜首，其建设健康宜居城市的有效措施将为我国提升居民健康和公共卫生水平提供经验。

关键词： 健康城市　公共卫生　健康环境　可持续发展　维也纳

1986 年，联合国世界卫生组织发起"健康城市"倡议，着手组建"健康城市网络"，并发表了重要的《渥太华健康促进宪章》，旨在促进城市之间的经验交流和合作，共同推动城市居民的身心健康和城市环境

---

* 黄冬洋，中国国际经济交流中心美欧研究部实习生。

的改善。该宪章中提出，"健康是人们在日常生活中创造和享受的，是他们学习、工作、娱乐和恋爱的地方"。这一声明成为"健康环境"方法的核心。

世界卫生组织将基于环境的健康促进方法定义为"涉及整体和多学科方法，整合跨风险因素"的行动，目标是通过"全系统"方法最大限度地预防疾病。该方法植根于"人人享有健康"战略，包括社区参与、伙伴关系、赋权和公平等关键原则。1992 年的《松兹瓦尔声明》以《渥太华健康促进宪章》为基础，呼吁创造支持性环境，重点关注健康环境。1997 年，《雅加达宣言》强调了实施综合战略和提供促进健康的基础设施的价值。如今，世界各地利用各种环境来促进公共卫生的改善，积极打造健康城市。

2023 年 6 月 15 日，英国 Lenstore 公司发布《2023 年世界健康生活方式城市报告》，针对肥胖水平、预期寿命、日照时长、空气质量、水质、自然和公园、户外活动、幸福水平、年与周平均工作时间、一瓶水的价格和月平均健身花费等 12 项指标进行打分，对全球 58 个主要城市进行排名，其中奥地利城市维也纳排名第二。本报告将从维也纳肥胖水平、预期寿命、户外活动、月平均健身花费、日照时长、幸福水平、空气和水质、文化和娱乐等角度对维也纳健康城市建设情况进行详细介绍。

一　肥胖水平

联合国世界卫生组织的统计数据显示，自 1975 年以来，全球肥胖率几乎增加了 2 倍。截至 2020 年，全球有超过 10 亿人肥胖——6.5 亿成年人、3.4 亿青少年和 3900 万儿童，且这个数字还在增加。世界卫生组织将超重和肥胖定义为可能损害健康的异常或过多的脂肪积累，而身体质量指数（BMI）是一种简单的身高体重指数，通常用于对成人超重和肥胖进行分类：超重是指 BMI≥25，肥胖是指 BMI≥30。在欧洲区域，超重和肥胖影响着近 60% 的成年人和近 1/3 的儿童（29% 的男孩和 27% 的女孩）。最近的估计表

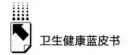

卫生健康蓝皮书

明，超重和肥胖是该地区第四大常见非传染性疾病风险因素，仅次于高血压、饮食风险和烟草。它也是导致残疾的主要风险因素，约 7% 的人患有残疾。

2019 年，奥地利开展健康访谈调查，随机抽取了 15461 人进行了面对面访谈，主要针对私人家庭中 15 岁及以上的人口。访谈结果发现，与 2014 年相比，超重人士的比例上升至 34.5%，肥胖人士的比例达到了 16.6%。

近年来，奥地利主要卫生专业人员和利益相关者发起了一项名为"奥地利肥胖联盟"的全国性倡议。该联盟提出了一项新的肥胖管理计划，即承认肥胖是一种疾病，并要求社会保障体系将肥胖管理纳入全民医疗保险体系，并且奥地利的几个地区已经为计划中的国家肥胖治疗计划建立了基础设施。

针对儿童肥胖，奥地利医学协会于 2019 年呼吁成立一个营养医学专家委员会，并与奥地利卫生部、维也纳医科大学等相关机构合作，共同拟订关于遏制儿童和青少年肥胖的概念，监测其实施情况并评估结果。奥地利医学协会还与维也纳医科大学的营养师合作制订了"肥胖行动计划"。为了达成目标，奥地利医学协会已经为 7~8 岁至 16~17 岁的儿童和青少年制订了新的健康护照。除此之外，校医提供了大量健康数据，奥地利也有 1600 名医生获得了营养医学文凭。

早在 2010 年，奥地利就着手进行《国家营养行动计划》，目标是减少营养过剩、营养不足和营养不良等现象，并不断降低超重和肥胖率。其遵循"将健康纳入所有政策"这一宗旨，将奥地利的营养政策与战略相结合。该计划是一个滚动的战略和行动目录，每年会对目标和问题进行调整，并对现有措施进行审查更新。2010 年初行动计划初稿主要针对托儿所、幼儿园和学校等场所，以婴儿、儿童、青少年和孕妇为目标人群，由国家采取统一有针对性的措施。另外，该计划还创建了新的国家营养"金字塔"，针对普通人群、孕妇和哺乳期妇女、2 岁以下儿童等不同群体制订了专属指南。

奥地利政府还加入了欧盟《校园水果、蔬菜和牛奶计划》（School fruit,

vegetables and milk scheme），该计划支持向从幼儿园到中学的学生分发水果、蔬菜、牛奶和某些奶制品，帮助儿童实现健康饮食的计划目标。政府将优先考虑新鲜水果和蔬菜以及纯牛奶，且一般不允许添加糖、盐、脂肪和甜味剂或人工香料。该计划还支持教育措施，鼓励儿童在学校课程、实践活动和特色项目中养成良好的饮食习惯和生活方式。2017~2023 年，欧盟该计划的总预算约为每学年 2.5 亿欧元，并需要定期监测和出台评估报告。在 2021~2022 学年，奥地利有超过 1300 所学校，将近 90000 名学生参与了这一计划。

二　预期寿命

世界卫生组织的统计数据显示（2000~2019 年）全球预期寿命增加了 6 岁多，从 2000 年的 66.8 岁增加到 2019 年的 73.4 岁。而健康预期寿命（HALE）也从 2000 年的 58.3 岁增加到 2019 年的 63.7 岁，增加了 9%。[①] 而通过统计死亡人数和调查死亡原因，显示随着阿尔茨海默病和糖尿病患者的人数不断增加，非传染性疾病导致死亡的占比不断上升，而传染性疾病则呈下降趋势，艾滋病和结核病均跌出前 10 名。缺血性心脏病是 2000 年和 2019 年的首要死因，它是过去 20 年来死亡人数增长的最大原因，有超过 200 万人死于这一疾病。2019 年，在奥地利所有年龄段中两性的十大死因中，排名第一的为缺血性心脏病，每十万人中有 196.96 人因此而死亡；最后一名为胰腺癌，每十万人中有 21.23 人因此而死亡。[②]

根据世界卫生组织数据，2019 年奥地利平均出生时预期寿命为 81.6 岁，比 2000 年的 78.2 岁提高了 3.4 岁。根据奥地利国家统计局的数据，

---

① GHE：Life Expectancy and Healthy Life Expectancy. Retrieve from：August 10, 2023：https：//www.who.int/data/gho/data/themes/mortality - and - global - health - estimates/ghe - life - expectancy-and-healthy-life-expectancy.

② Global Health Estimates：Leading Causes of Death. Retrieve from：August 10, 2023：https：//www.who.int/data/gho/data/themes/mortality - and - global - health - estimates/ghe - leading - causes-of-death.

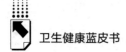

2019 年奥地利女性的健康预期寿命为 64.7 岁，男性的健康预期寿命为 63.1 岁。通过访谈调查国民的自我感觉健康状况，根据性别分类，男性出生时健康预期寿命岁数为 79.3 岁，比女性的 84 岁低了 4.7 岁。65 岁男性老人的预期剩余健康岁数从 2006 年的 17.2 岁上升至 2019 年的 18.3 岁，女性则从 20.5 岁上升至 21.5 岁。维也纳 2019 年男性的健康生活岁数约为 78.2 岁，女性为 82.7 岁。统计数据显示，预期健康寿命还与最高教育水平有一定关系，教育水平较高人群的健康寿命一般要比教育水平较低的人群长。

随着人口老龄化趋势愈发明显，老龄人口的数量和占比不断扩大，奥地利建立了完善健全的养老基金体系。奥地利的退休金制度采取三大支柱模式，即职业养老金、私人养老金和公共养老金。其中公共养老金由税收（20%）和社会保险缴费（80%）提供资金。根据经济合作与发展组织（OECD）的数据，奥地利的养老金制度被归类为目标养老金制度，该制度会优先让较贫困的养老金领取者受益。为了集中规范统一管理养老基金，奥地利于 1992 年成立了奥地利职业养老基金协会，目前奥地利有 8 个养老基金，管理资产将近 240 亿欧元，2022 年养老金支付金额约 8.47 亿欧元。2021 年奥地利社会支出占国内生产总值（GDP）的份额约为 30.5%，2022 年达到 1361 亿欧元，老年福利在社会支出中的占比约为 44.4%，金额达到 588.54 亿欧元。

三　户外活动与运动健身费用

（一）户外活动

事实证明，定期体育锻炼有助于预防和治疗心脏病、中风、糖尿病以及乳腺癌和结肠癌等非传染性疾病，还有助于预防高血压、超重和肥胖，并可以改善心理健康、生活质量和幸福感。然而，目前世界上大部分地区的运动活跃度正在下降。

　　体育锻炼对保持健康和幸福至关重要。除体育和休闲活动外，体力活动还包括快步走、家务劳动等日常活动。根据世卫组织的"增进健康的体力活动"（HEPA）概念，除休闲时间的体力活动外，还包括职业和家务劳动中的体力活动，以及以交通为目的的体力活动。世卫组织建议 18~64 岁人群每周至少进行 150 分钟中等强度的体育活动，每周至少两天进行肌肉强化活动。奥地利健康访谈调查（ATHIS）数据显示，2019 年，在奥地利 18~64 岁的私人家庭人口中，约有 23.6% 的人根据世卫组织的建议进行锻炼，与 2014 年相比呈下降趋势；2020 年私人家庭人口中的体育协会会员占比为 17.7%，与 2017 年相比降低了 6.6 个百分点。①

　　近年来，奥地利不断出台促进户外运动的政策，以提高所有居住在奥地利的人的生活质量为目的，并为更多的福祉和健康做出贡献。其发布的《奥地利 10 项健康目标》旨在改善所有人的健康状况，并希望将平均健康寿命延长 2 年，通过将人们日常生活、居住环境和基础设施（如自行车道、操场、娱乐室）以及上下学途中纳入适量的体育锻炼的方式保障居民户外运动时长。针对残疾人群，奥地利发布了《2012~2020 年国家残疾人运动计划》，将残疾人体育运动纳入所有体育政策，并提高残疾人在地方和竞技体育运动中的参与度。除此之外，其出台的《2015~2025 年自行车总体规划战略》旨在将自行车的普及率从 7% 提高到 13%，以此降低健康和环境成本。奥地利还十分注重体育活动的宣传工作，每年 9 月在维也纳举行的"体育日"（Tag des Sports）是一项全国性活动，据统计，参与者多达 500000 人，奥地利各地的体育俱乐部都会推出特别优惠活动。每年 9 月 7 日至 10 月 26 日，奥地利会在全国范围内开展"50 天 PA"活动，免费提供 2000~3000 个体育活动课程。与此同时，奥地利健康促进基金、奥地利健身运动组织等机构还会开展提高运动健康认识的活动，以宣传体育锻炼知识。

---

① Physical Activity. Retrieve from：August 4, 2023：https：//www. statistik. at/en/statistics/population-and-society/health/health-determinants/physical-activity.

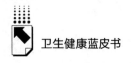

（二）运动健身费用

研究表明，与室内锻炼相比，在"自然环境"中锻炼与"更多的活力和积极参与感，减少紧张、困惑、愤怒和抑郁"有关。在户外锻炼的人表示，他们感到更快乐、更满足，并且想再重复这项活动。然而户外运动易受自然条件的限制，并且意味着将直接接触空气污染物与过敏原。在健身房或室内锻炼则无须担心大自然或外界因素，并且团体锻炼有助于培养责任感，参与者可以得到安全有效的锻炼。

不可否认的是，财务健康与身体健康之间存在相关性。美国一家大型银行的研究数据显示，81%的受访者认为，当财务状况良好时，其他目标更容易实现，而70%的受访者表示，良好的财务状况对其身体健康有积极影响。2020年，奥地利工薪阶层（不包括学徒）的年总收入中位数为30257欧元，年净收入中位数为22958欧元。在拥有较高收入的同时，奥地利人享受着较低的月平均健身费用，根据英国Lenstore公司的统计数据，维也纳成人每月健身房会员的平均费用为24.66英镑，在众多城市中处于较低水平。

四 日照时长

充足适量的阳光对人的身心会产生积极影响，有利于保持情绪稳定和心理健康，提升幸福感。阳光作为自然维生素D的主要来源之一，对于骨骼健康至关重要，有助于钙的吸收和骨骼形成，适量的阳光还有助于增强免疫系统的功能。此外，阳光可以提高大脑中的血清素水平，这是一种与情绪稳定和幸福感相关的神经递质。因此，阳光有助于改善心理健康，减轻抑郁症和焦虑症等心理健康问题。阳光还被证明与抑郁症密切相关，该现象被称为季节性抑郁症（Seasonal Affective Disorder）。这是一种与季节变化有关的心理健康障碍，通常在秋冬季节出现抑郁症状，而在春夏季节逐渐减轻或消失。

在晴朗的日子通常鼓励人们外出参与户外活动，享受户外自然环境。这种户外活动和社交互动可以促进人际联系，提高幸福感。日照还可以影响人的生物钟，帮助维持健康的睡眠模式和生理节奏，刺激神经递质的产生，促进情绪稳定。

平均而言，7月是维也纳阳光最充足的月份，月日照时间为263小时。12月日照时间最少，为52小时。平均年日照总量为1925小时。日照时间最长的7月，平均每日日照时间可达8.5小时；日照时间最短的12月，平均每日日照时间约为1.7个小时，这也是有大量降雪且温度最低的月份之一。

五　幸福水平

在心理学中，从狭义的角度出发，幸福是指一个人在特定时刻遇到好事时所体验到的一种情绪状态，更广义地说，是一个人对自己的生活和成就的总体积极评价，即主观幸福感。幸福既可以与消极情绪（如悲伤、恐惧和愤怒）区分开来，也可以与其他积极情绪（如喜爱、兴奋和兴趣）区分开来。

《世界幸福报告》是联合国为衡量幸福的可持续发展方案，在网络出版的国际调查报告。该报告针对教育、健康、环境、管理、时间、文化多样性和包容性、社区活力、内心幸福感、生活水平等九大领域，基于人均国内生产总值、健康预期寿命、生活水平、国民内心幸福感、人生抉择自由、社会清廉程度以及慷慨程度等多方面因素进行研究并得出结果。该报告向受访者提出一个简单的问题："如果有一个从0分到10分的阶梯，顶层的10分代表你可能得到的最佳生活，底层的0分代表你可能得到的最差生活，你会对你的生活打多少分？"

在《2023年世界幸福报告》中，芬兰连续六年成为全球最幸福的国家，奥地利在调查的137个国家中排名第11位，平均得分约为7.097分，在人均GDP、社会支持、健康预期寿命、生活选择的自由、慷慨程度和腐败等六大要素中整体表现良好。根据经济学人智库（EIU）的一份报告，奥地利城市维也纳再次成为全球最适宜居住的城市。2023年全球宜居指数将维也纳的成功归因于其稳定良好的文化和娱乐、可靠的基础设施、模范的教育和

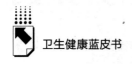

医疗服务的"制胜组合"。

除《世界幸福报告》的指标,经济与合作发展组织（OECD）还创建了"美好生活指数"用于衡量34个成员国的幸福感。该报告综合评估标准包括十一个方面:住房条件、家庭收入、工作、社区环境、教育、自然环境、公民参与、健康、生活满意度、安全度以及工作生活平衡度。奥地利在就业、健康、环境质量、社会关系、安全和生活满意度方面均优于平均水平,在0~10中得分7.2分,高于成员国的平均分6.7分。① 其中,维也纳在安全、生活满意度、教育、获得服务等方面得分均较高,但在住房、收入和工作等方面得分较低。

六 空气与水质

（一）空气质量

2020年10月,欧盟委员会公布了对欧洲各国的能源和气候计划的评估结果。奥地利的温室气体排放量占欧盟总排放量的2.2%,自2005年以来,奥地利的减排速度和碳强度均低于欧盟平均水平。2019年,奥地利交通部门的碳排放量占碳总排放量的30%,并且这一比例还在继续上升,而能源行业的排放量仅占总排放量的13%。奥地利的最终国家能源和气候计划于2019年12月发布,其目标是到2040年实现碳中和。与2005年相比,奥地利计划在2030年前实现36%的碳减排量。与2016年相比,交通运输部门温室气体贡献计划减少720万吨二氧化碳当量。2019年,奥地利实现了33.6%的可再生能源比例,2030年的可再生能源目标为46%~50%,重点是实现100%可再生能源发电。②

---

① OECD Better Life Index-Austria. Retrieve from: August 16, 2023: https://www.oecdbetterlifeindex.org/countries/austria/.

② Integrated National Energy and Climate Plan for Austria. Retrieve from: August 15, 2023: https://climate-laws.org/document/integrated-national-energy-and-climate-plan-for-austria_8079.

维也纳于 2022 年发布了最新的气候战略，旨在在未来 20 年内实现碳中和的目标。尽管维也纳面积狭小、人口稠密，但目前其人均二氧化碳排放量是整个奥地利最低的。以 1990 年二氧化碳水平为基准，它已经成功地将排放量减少了 40%。维也纳市长迈克尔·路德维希（Michael Ludwig）表示："归根结底，人和他们的需求是这项全面气候保护政策的重点，所有维也纳人都将从中受益：无论是新的工作岗位、新的机遇、值得居住的社区，还是更可持续性的发展。"该市创建了有望减少二氧化碳排放的目标领域，包括在能源领域普及光伏发电、区域供热和制冷，在交通领域扩大公共交通、发展和提供电子共享乘车服务、推动氢能发展，在建筑领域简化光伏系统、建造可持续性建筑，在经济工作方面做好气候预算、提高材料利用效率、发展共享经济，在气候变化方面创造更多绿色空间和遮阳区域等多重举措。

根据奥地利环境局对 2020 年主要空气污染物浓度的初步评估，颗粒物浓度（PM10）已降至 2000 年有记录以来的第二低水平，二氧化氮（NO_2）和臭氧（O_3）降至 1990 年以来的最低水平。2020 年 3 月下旬，奥地利地区首府污染水平最高的监测站观测到的二氧化氮浓度比 2018 年和 2019 年同期水平降低了 35%~56%。

（二）水质

奥地利年平均降雨量在 920 亿立方米左右，拥有 53 条河流，流域面积超过 500 平方公里，是欧洲水资源最丰富的国家之一。所有静止水体的总面积约为 613 平方公里，占全国面积的 0.7%。除湖泊外，奥地利河网的总长度约为 10 万公里。奥地利的河流、湖泊和溪流的水质在欧洲排名第二，并确保了卓越的沐浴水质。2021 年，奥地利的水质获得优秀评级：在检查的 261 个水体中，99.6% 被评为"优秀"或"良好"。2023 年共检查了 260 个家庭沐浴场所，其中 99.2% 的场所为优良。

奥地利有着完善的城市污水处理设施与政策。在奥地利，633 个城市地区的家庭和某些行业每天产生 414 万立方米废水，这些废水都会在该地区的

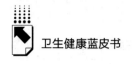
污水厂进行处理后排放。数据显示，奥地利 100% 的城市废水均按照欧盟《城市污水处理条例》（UWWTD）的要求进行了处理，高于欧盟 76% 的平均水平。2018 年，奥地利产生了超过 234~480 吨废水污泥，其中 20.5% 被再利用于农业、19.4% 被再用于其他用途、0.1% 被填埋、53.8% 被焚烧、6.1% 以其他方式处置。2010~2019 年，城市废水处理行业的温室气体排放量减少了 0.1%。2018 年，每个居民每年的平均排污费为 161.00 欧元，每人每年污水处理厂的运营成本在 16~34 欧元。自 1959 年以来，奥地利已在污水管理方面投资约 480 亿欧元，用于建设运河和污水净化设施。但未来仍面临包括废水基础设施的维护和扩展以及有关药品、化学品、抗生素耐药性、微塑料、纳米材料和病原体处理的问题。

维也纳的自来水是可以饮用的，水源来自施蒂里亚/下奥地利阿尔卑斯山的泉水。水在流向维也纳的途中会流经水力发电站，产生 6500 万千瓦时的电力。维也纳也是世界上第一个将饮用水置于国家宪法保护之下的城市。城市街道上设置了约 1300 个饮水机和 175 个喷雾淋浴以在夏天降温驱暑。

七　文化和娱乐

挪威北特伦德拉格健康研究中心的研究人员曾在 2015 年进行了一项横断面研究，通过自我报告的问卷方式收集有关文化活动参与、自我感知健康、生活满意度、自尊、焦虑和抑郁的数据，旨在探讨参与文化活动是否与改善健康状况有关，共有 8085 名参与者（4074 名女孩和 4011 名男孩）完成了有关问题。该研究表明，参加社团中的会议和培训以及开展体育活动都与自我感觉良好、生活满意度高、自尊心强、焦虑和抑郁症状轻等健康参数呈正相关，经常参加文化活动的青少年与不参加文化活动的青少年相比健康状况更好。由此可见文化和娱乐对人的身心健康的重要作用。

奥地利在文化方面的成就以及文化遗产具有相当的区位优势。数量繁多、种类齐全的博物馆、剧院和音乐厅是奥地利艺术和文化发展的沃土，也是当地人民获得艺术享受和熏陶、提升生活水平和艺术素养的源泉，更是奥地利打造高质量健康宜居城市的助力。

截至 2020 年，奥地利共有 472 家博物馆、110 家现代和当代艺术画廊、60 家剧院、3 家歌剧院和 70 个艺术节，79 个研究型和专业型图书馆。在文化领域中，有 35889 个公司、110774 位雇主和雇员，文化产业增加值占生产服务业增加值总额的比重为 2.43%，联邦政府的文化公共支出约 11 亿欧元。

2020 年，奥地利国内家庭每月在文化方面的平均支出为 117 欧元，其中演出（电影、剧院、音乐会、博物馆、动物园以及广播电视费）约 38 欧元，书籍、报纸和杂志 26 欧元，声音影像类 6.40 欧元。此外，约 38% 的支出与"文化活动设备"有关。据统计，2020～2021 年演出季奥地利剧院和音乐会舞台的观众人数约为 170 万，仅维也纳国家歌剧院就接待了 98700 名观众。全国博物馆共计接待 620 万人次。受疫情影响，博物馆开放时间都受到了不同程度的影响。2021 年，奥地利新闻界出版了 13 份全国性报纸、18 份地区版报纸和 3 份免费日报，日均发行量约为 55%，这意味着一半以上的奥地利人每天（至少）阅读一份报纸。

在疫情期间，奥地利联邦政府大力支持文化与娱乐产业以应对生存威胁。例如，在 2020 年 7 月，联邦艺术、文化、公务员和体育部设立总额高达 9.5 亿欧元的补贴基金，支持文化、体育、宗教社区和志愿服务领域的非营利组织；政府拨款 1.75 亿欧元以支持因收入损失而陷入财务紧急情况的自由艺术家；减少或推迟自由职业者（包括文化组织和文化自由职业者）的社会保障缴款；将美食、文化和出版业的增值税降低至 5%；等等。

参考文献

王双：《中外宜居城市建设的比较及借鉴》，《经济与管理》2017 年第 1 期。
李红文：《奥地利的卫生制度与改革及对中国的启示》，《中国医学伦理学》2011 年第 4 期。
赵喜纯：《维也纳垃圾焚烧发电厂建在市中心的宜居城市》，《低碳世界》2011 年第 1 期。

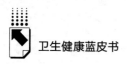
Chabokrow C., Pourghaed S., "Opportunity+ Appeal: Vienna, Austria," 2018.

Hansen, E., Sund, E., Knudtsen, M. S., et al., "Cultural Activity Participation and Associations With Self-perceived Health, Life-satisfaction and Mental Health: The Young HUNT Study, Norway. BMC Public Health 15, 544 (2015)," https://doi.org/10.1186/s12889-015-1873-4.

Holick, Michael, (2007). Vitamin D Deficiency. The New England Journal of Medicine. 357. 266-81. 10. 1056/NEJMra070553.

Lambert G. W., Reid C., Kaye D. M., Jennings G. L., Esler M. D., "Effect of Sunlight and Season on Serotonin Turnover in the Brain. Lancet. 2002 Dec 7; 360 (9348): 1840-2. doi: 10. 1016/s0140-6736 (02) 11737-5. PMID: 12480364.

Pirker R., Prosch H., Popper H., et al., "Lung Cancer in Austria," *Journal of Thoracic Oncology*, 2021, 16 (5): 725-733.

Ring Z., Damyanovic D., Reinwald F., "Green and Open Space Factor Vienna: A Steering and Evaluation Tool for Urban Green Infrastructure," *Urban Forestry & Urban Greening*, 2021, 62: 127131.

Soepper-Quendler K. Vienna-Keeping It Livable: How Urban Planning Instruments Contribute to a City's Quality of Life [M] //Community Livability. Routledge, 2019: 103-110.

WHO European Regional Obesity Report 2022. Retrieve from: August 5, 2023: https://apps. who. int/iris/handle/10665/353747.

Healthy Life Expectancy. Retrieve from: August 11, 2023: https://www. statistik. at/en/statistics/population-and-society/health/health-status/healthy-life-expectancy.

Healthy Lifestyle Report 2023. Retrieve from: August 1, 2023: https://www. lenstore. co. uk/eyecare/healthy-lifestyle-report-2023.

Austria Physical Activity Factsheet 2021. Retrieve from: August 7, 2023: https://cdn. who. int/media/docs/librariesprovider2/country-sites/phy sical-activity-factsheet---austria-2021. pdf? sfvrsn=e8442f4a_ 1&download=true.

Average Monthly Hours of Sunshine in Vienna. Retrieve from: August 5, 2023: https://weather-and-climate. com/average-monthly-hours-Sunshine, Vienna, Austria.

The Global Live Ability Index 2023. Retrieve from: August 1, 2023: https://www. eiu. com/n/campaigns/global-liveability-index-2023/.

World Happiness, Trust and Social Connections in Times of Crisis. Retrieve from: August 6, 2023: https://worldhappiness. report/ed/2023/world-happiness-trust-and-social-connections-in-times-of-crisis/#ranking-of-happiness-2020-2022.

Austria, Data, Figures, Facts. Retrieve from: August 18, 2023: https://www. statistik. at/fileadmin/user_ upload/OZDF-EN-2022-23. pdf.

城 市 案 例
City Cases

B.24

威海：打造全龄友好型城市，
解锁城市幸福密码

孔凡萍*

摘　要： 近年来，威海市牢记习近平总书记殷切嘱托，以"威海要向精致城市方向发展"为总目标总方向总遵循，积极践行以人民为中心的发展理念，以建设国家儿童友好城市、全国青年发展型城市、全国积极应对人口老龄化重点联系城市3个国家级试点为契机，围绕满足全年龄段市民群体多层次需求，积极推动构建全覆盖人群、全生命周期的高质量公共服务体系，全力打造儿童友好、青年发展、老年关爱的全龄友好型城市，城市人居环境更趋友好、公共服务更加优质、社会保障更为有力，探索出了一条独具特质的城市高质量发展新路径。

关键词： 全龄友好型城市　儿童友好　青年发展　应对人口老龄化　威海

---

* 孔凡萍，山东省威海市委副书记，市政府市长、党组书记。

　　党的十八大以来，习近平总书记高瞻远瞩，站在党和国家事业发展全局的高度，提出了"人民城市人民建、人民城市为人民"的重要理念，深刻指出"城市是人民的，城市建设要坚持以人民为中心的发展理念，让群众过得更幸福"。近年来，威海市认真贯彻落实习近平总书记关于城市高质量发展以及服务保障民生系列重要讲话精神和重要指示要求，牢记习近平总书记殷切嘱托，以"威海要向精致城市方向发展"为总目标总方向总遵循，积极践行以人民为中心的发展理念，以满足全年龄段人群对高品质生活的多元需求为导向，以建设国家儿童友好城市、全国青年发展型城市、全国积极应对人口老龄化重点联系城市3个国家级试点为契机，[①] 全力打造儿童友好、青年发展、老年关爱的全龄友好型城市，摸索出一条以人为本、包容关怀、青春活力并存的城市高质量发展新路径。2020年以来，连续三年蝉联"中国最具幸福感城市"，为"精致城市·幸福威海"建设增添了坚实注脚。

　　全龄友好的概念最早出现于20世纪90年代的"全龄社区"，即无论年龄大小，尽可能为每个居民提供住房、公共服务设施、户外环境等物质空间和共享的社会空间，是居民可以获得健康、福祉和公众参与机会的社区。[②] 英国布里斯托大学全龄友好城市研究小组认为，未来的城市应当为公共服务、基础设施和公共空间对全年龄段友好的且能解放各个年龄段人才的全龄友好城市。[③] 国内有专家学者对全龄友好概括为，通过规划和设计营造更高效、更积极的社会环境，服务和支持各年龄段的人口享受生活、保持身心健康、积极参与社会活动。[④] 随着我国人口发展面临的形势变化日趋复杂，国内多地城市建设开始体现全龄友好理念，比如，成都市实施全龄友好包容社会营建工程，北京市开展全龄友好公园改造，上海市营造全龄友好的慢行交通系统，广州市将打造全龄友好型城市写入政府工作报告。

---

① 《树立全龄友好的"威海样板"》，《威海日报》2023年1月14日。
② 汪劲柏、常海兴：《全龄友好社区的"场景化"设计策略研究——以中部某市老旧小区连片改造设计为例》，《上海城市规划》2021年第1期。
③ 耿卓艺、于婧妍：《全龄友好社区研究综述》，《北京规划建设》2022年第6期。
④ 张欣：《全龄友好，还有多远》，《瞭望》2022年12月30日。

威海全龄友好型城市建设，更多体现了精致幸福、开放包容的城市特质，将建设重点聚焦满足全年龄段市民群体的多元化需求，依托3个国家级试点城市建设，一体融合推进城市空间环境改造、公共服务体系优化、人才发展环境提升。2022年威海市政府工作报告中，明确提出出台儿童友好型城市建设指引规范，开展适儿化空间提升行动、儿童友好服务品牌建设行动，实施家庭教育"百千万工程"；在青年就业创业、安居保障方面出台支持措施，打造青年发展友好型镇街，建设青年驿站；推进长寿之乡品牌建设，建立经济困难失能老年群体生活照料长效机制，健全农村老年餐桌长效运行机制，推进国家居家和社区基本养老服务提升行动等重点任务，[①] 将人文关怀和柔性关照融入城市规建营运的每个环节，渗透到城市空间的各个角落。

一　聚焦资源整合和空间改造，助力儿童健康成长

儿童是社会的未来，是城市高质量发展的希望。威海市以社区为阵地，以儿童为主角，在理念、空间、活动、服务等方面，为"小主人翁"提供广泛参与社区和城市社会生活的便利环境，促进广大儿童身心健康成长。[②]

（一）量身打造儿童友好"生活圈"

将儿童友好理念全方位融入精致城市建设过程，依托143个老旧小区和新建小区适儿化改造提升，全链条打造适儿化空间、全领域建设儿童生活圈、全方位护航儿童安全出行。在全市建成68处高品质儿童友好社区，245处口袋公园、80多处综合公园实现儿童活动设施全覆盖，356处母婴便民室实现公共场所全覆盖。出台儿童友好出行系统建设规范，建成鲸园小学—文

---

① 威海市人民政府：《2022年威海市政府工作报告》，2022年12月。
② 《威海市：打造儿童友好社区　擦亮精致城市幸福底色》，载《中国儿童友好城市发展报告（2023）》，中国计划出版社，2023。

体公园安全出行系统、"五彩通学路"等 15 处儿童安全出行路径，开通 2 条儿童友好公交专线，多方协同保障儿童出行安全。优化儿童社区服务，统筹社区食堂、社区医院、城市书房等资源，打造多处儿童友好服务点，建成 15 分钟儿童友好生活圈，让儿童得到更细腻的照料和更快乐的体验。

（二）量身定制儿童友好"生态圈"

充分尊重儿童主体地位，投入 2000 余万元培育、孵化、扶持儿童友好相关社会组织，"你点菜我列单"，精准制定"儿童需求清单"和"服务项目清单"，量身定制儿童友好"生态圈"。全市共引进儿童服务专业社会组织 30 多个，打造"共筑童心健康梦""自然与我，友好童行""科学筑梦，童创未来"等特色服务品牌 50 余个，开展个性化活动 703 场次；深入实施"百千万"家庭教育工程，通过"家庭会议+家长读书会+亲子阅读"形式，开展家庭教育指导服务活动 378 场次，受益 3 万多人次；依托城市书房、乡村书房等 80 多处公共文化空间和 100 多处科普基地，不断丰富儿童文体产品供给；设立 227 个希望小屋、53 个留守儿童关爱室，实现困难、留守儿童学业、生活关爱服务全覆盖。

（三）量身扩容儿童友好"协商圈"

儿童不仅是城市生活的体验者，也是城市未来的建设者。威海市聚焦儿童全方位参与公共事务，主动探索创新儿童协商机制和平台建设路径。目前，全市已组建儿童观察团等 200 多个儿童协商组织，举办各类儿童参与活动 1500 余场，吸收采纳意见建议 500 余条；搭建镇街、社区、商圈、学校、校外实践"五位一体"儿童参与平台 200 余处，探索城市规划"进校园""进社区"等儿童参与活动，策划开展"小小规划师""儿童职业体验"等主题活动，鼓励孩子们参与森林防火、社区治理、生态保护、垃圾分类等公共事务；创新"诚信+儿童友好"服务模式，深入社区、学校开展信用主题活动，通过建立信用超市、设立信用主题墙、设置儿童银行兑换区、发行"儿童时光银行存折"等多种渠道培养儿童诚信意识，提高儿童人格素质。

（四）量身擘画儿童成长"同心圆"

社区搭台、多元参与，威海市重点打造儿童友好商家联盟、儿童友好实践基地联盟、儿童友好科创联盟3个联盟，撬动全社会资源，助力儿童友好城市建设。优化配置资源，试点推进商超、金融机构、医疗健康机构、餐饮企业等与社会公共服务组织合作，开展儿童职业体验、阅读、科普、友好义集等活动。依托全市103处科普教育基地、49处儿童海洋牧场，开发威海儿童友好地图小程序，资源共享、活动联办、品牌联创。集群化发展儿童研学项目，整合高校科普展厅、科技企业展馆等资源平台和39处研学旅游实践基地，打造21条研学路径，为儿童提供多元化成长服务，累计开展科普、科学探究活动200余场次。

二 聚焦提升城市吸引力和竞争力，全力服务青年发展

青年是城市的未来，是城市的活力所在。威海市将青年优先发展理念融入城市发展布局，围绕青年立业创业、乐居安居、有为善为，健全政策体系，优化服务措施，不断增强城市吸引力，构建"近悦远来"青年发展生态，形成了青蓝相继、薪火相传的城市高质量发展新局面。

（一）打造青年立业创业之城

大力实施"人才兴威"战略，通过实施"引、育、留"一揽子暖心服务政策，构建了从实习实践到就业创业全周期的政策服务体系，不断提升城市对青年的吸引力。依托全市11所高等院校、383家省级以上研发平台，以及1370家高新技术企业、2325家科技型中小企业，创新开展大学生社会实践，吸引清华大学、复旦大学等全国247所高校学子来威学习实践。强化创新创业支持，建设"1+4+N"创新平台体系，打造1家国家级、9家省级、17家市级创业孵化基地，为青年就业提供场地租金减免、创业担保贷

款、创业手续办理等服务，助力青年实现创业梦想。① 健全就业创业扶持政策，开展"精致就业360服务"品牌建设，为来威稳定就业创业本硕博毕业生连续3年每月提供1000~5000元生活补贴，对青年人才创业最高给予1000万元无抵押、无担保"人才贷"，建设集VR展示、智能匹配、附近岗位搜索等功能于一体的智能化招聘求职平台——威海市就业服务平台，注册企业近6800家。2022年，威海市引进青年人才同比增长20.39%，创历史新高。

（二）打造青年乐居安居之城

大力实施青年安居工程，聚力打造集租、住、补一体的安居体系。建设人才公寓50万平方米，共8000余套，面向来威就业大学生全面开放，租金不高于同地段、同类型、同品质市场租金的80%。打造公益性"青年驿站"24处，提供5天内免费住宿及政策指引、就业岗位、交通文旅等一站式服务。开展青年人才安居节活动，加大对青年购房、租房补贴力度，给予每平方米150~1500元购房补贴，推出2万元购房券、2万元契税补贴等优惠政策。同时，聚焦青年"吃""玩""交友"等方面需求，推出一揽子青年友好政策包，从青年视角补齐公共服务短板，打造了韩乐坊、欧乐坊、火炬八街、千里山海自驾旅游公路等一批青年网红打卡地、商业新地标，启动45个文化服务公益创投项目，举办了"青春马兰湾"、钓鱼户外运动嘉年华、威海国际动漫节等系列主题活动，让青年切实感受到城市惜才热度、留才温度。

（三）打造青年有为善为之城

立足新时代青年特点，把握青年成长规律，持续打造青年追梦圆梦空间舞台，引领青年积极融入全市高质量发展。激励青年在一线建功，先后举办

---

① 《全国人大代表、山东省威海市市长孔凡萍：加快青年友好城市建设步伐》，中国青年网，2023年3月10日。

电力系统、大数据、文化旅游等 15 个工种青年技能大赛，参与职工超 1000 人次，选树青年岗位能手 182 名，培育青年文明号 590 个、青年安全生产示范岗 37 个。激励青年参与基层社会治理，引领高校、社会组织与社区结对，29 支志愿服务队走进社区开展课后托管、助老孝亲、疫情防控、普法宣传等志愿服务活动，全市青年志愿者注册人数超 9 万人。激励青年投身科技创新，引导青年人才、青年团队投身 383 家省级及以上创新平台建设，在自然科学、工程技术领域设立"青年科技奖"，举行"挑战杯""互联网+"机甲大师等全国性大学生创业赛事。激励青年在共同富裕中当先锋，实施乡村好青年产业示范项目，4331 名青年通过合作经营、电商带货，带领农户增收致富。

三　聚焦老有所养、老有所安，优化养老服务供给

应对人口老龄化是当前城市建设面临的一个重要课题。威海市针对不同层次、不同状态老年人的养老需求，多领域、多维度创新老年服务模式，探索构建以居家为基础、社区为依托、机构为补充、医养相结合的养老服务体系，确保老人的需求在哪里，服务保障就跟到哪里。

（一）做优基本养老服务

持续健全基本养老服务体系，重点实施嵌入式社区机构建设、城乡助餐服务、失智老年人防走失、紧急救助、适老化改造等 29 项为老服务项目，创新设立"海螺姑娘"专业照护团队，全市布设 38 处服务站，为 7300 余名分散供养特困人员提供标准化的助餐、助洁、助医等"六助"服务。启动实施政府为特殊困难群众购买居家养老服务，经济困难失能、部分失能老年人享受每月 45~60 小时居家上门服务，年均服务超 70 万人次。[①] 大力实施居家和社区基本养老服务提升行动，全市建成家庭养老床位 5054 张。建

---

① 李志浩：《山东威海：多层次发力建设适老城市》，新华网，2023 年 7 月 13 日。

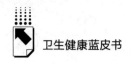

立农村留守老年人定期帮扶制度，每村设立 1~2 名协理员，对留守老年人定期走访和帮扶照护，补齐农村养老服务短板。

（二）多元拓展养老服务供给

积极探索构建区市、镇街、村居、家庭四级功能互补、层级联动的养老服务设施网络，联动建设镇街养老服务中心、社区养老服务站、村邻里互助点、农村幸福院等服务设施，打造"一刻钟"养老服务圈，覆盖全市 162 处专业养老机构、76 处街道（镇）综合养老服务中心、364 处城市日间照料中心、440 处农村幸福院，为拓展养老服务供给奠定了坚实基础。目前，全市养老机构床位总数达 3.98 万张，其中，护理型床位 3.23 万张，占比 81%；32 处镇级敬老院优化升级为 14 处区域性综合养老服务中心，乡镇敬老院社会化率达 92%；建成城乡老年餐桌 1107 处，覆盖 1390 个村居，日均服务老年人超 3 万人次。①

（三）推进老年服务标准化建设

立足建设山东省社区居家养老服务标准化试点，大力推进居家养老信息平台标准化建设，细化服务标准 362 项，威海市云智慧养老便民服务中心获评国家级服务业标准化试点单位，7 家单位获评山东省养老服务标准化示范点。依托"威海市居家服务呼叫中心"，整合各类加盟服务企业 3000 多家，打造市域一体、覆盖城乡的综合养老服务信息平台，"一站式"提供生活服务、生活咨询、政府购买服务和紧急救助服务 4 大类 200 余项全天候服务，累计受理各类服务事项 450 余万件，日呼叫量超 3500 次。建立养老护理员岗位补贴制度，持续开展养老服务领域"威海和谐使者"选拔工作，实施千名护理员免费培训工程，全市护理员持证上岗率达到 100%。

（四）探索医养结合服务新模式

将推进医养结合作为改善民生、保障老年人权益的重要抓手，大力推进

---

① 李志浩：《山东威海：打造老年友好城市》，《经济参考报》2023 年 7 月 11 日。

医疗资源与养老资源的优势互补，确保老龄群体老有所养、老有所医，获评为国家级医养结合试点市、山东省医养结合示范先行市。目前，全市已建成医养结合机构39处。创新"居家医养"服务模式，通过家庭病床、上门巡诊等方式提供居家诊疗服务，目前，共组建719个家庭医生团队，家庭医生签约服务率达到90%。创新"两院一体"聚合式医养服务模式，推进医疗机构增设养老服务、养老机构增设医疗服务，将优质资源下沉延伸到社区，目前，全市有4家医院新增康养项目，6处镇卫生院（社区卫生服务中心）与养老院（社区日间照料中心）毗邻建设，开展聚合式医养结合服务。大力推进医养"协议合作"，推动医疗机构与养老机构建立医疗服务协作关系，116处医疗机构全部建成"老年友善医疗机构"。

参考文献

《树立全龄友好的"威海样板"》，《威海日报》2023年1月14日。

汪劲柏、常海兴：《全龄友好社区的"场景化"设计策略研究——以中部某市老旧小区连片改造设计为例》，《上海城市规划》2021年第1期。

耿卓艺、于婧妍：《全龄友好社区研究综述》，《北京规划建设》2022年第6期。

张欣：《全龄友好，还有多远》，《瞭望》2022年12月30日。

《打造全龄友好型城市，让广州更有竞争力》，《南方都市报》2022年1月28日。

威海市人民政府：《2022年威海市政府工作报告》，2022年12月。

《威海市：打造儿童友好社区 擦亮精致城市幸福底色》，载《中国儿童友好城市发展报告（2023）》，中国计划出版社，2023。

《全国人大代表、山东省威海市市长孔凡萍：加快青年友好城市建设步伐》，中国青年网，2023年3月10日。

李志浩：《山东威海：多层次发力建设适老城市》，新华网，2023年7月13日。

李志浩：《山东威海：打造老年友好城市》，《经济参考报》2023年7月11日。

B.25
珠海：建设湾区卫生健康样板地

张 舸*

摘 要： 从健康卫生角度提高民生福祉、改善人居环境，是实现城市可持续发展的必经之路。珠海市是珠江三角洲中心城市之一、粤港澳大湾区重要节点城市，自 1992 年获得"国家卫生城市"荣誉称号以来，"卫生健康"便成为珠海一张誉满全国的名片。30 多年来，珠海市不断在医疗保障体制上创新；发挥自身数字经济基础，用"互联网+"手段赋能医疗卫生服务；更从根本上解决医疗卫生资源不平衡等问题。从"以治病为中心"转向"以健康为中心"，珠海正在用自己的方式，探索一条切实提高民生福祉的健康发展之路。

关键词： 卫生健康 医保改革 互联网医疗 大湾区 珠海

珠海市位于广东省东南部，东望香港、深圳，南与澳门相连，西邻江门，北与中山接壤，是珠江三角洲中心城市之一，也是粤港澳大湾区重要节点城市。1980 年，珠海被选为中国最早实行对外开放政策的四个经济特区之一。抓住经济腾飞机会，珠海从一个"只有一盏红绿灯、一条马路"的边陲小镇，摇身变为现代花园式海滨城市。

如今，"小而美"的珠海，更成为中国卫生健康城市的独特样本。1992 年 12 月，珠海成为全国首批获得"国家卫生城市"荣誉称号的城

* 张舸，《财经》区域经济与产业研究院副研究员，主要研究方向为宏观经济、区域经济。

市，自此"卫生健康"成为珠海一张誉满全国的名片，至今已经保有这项荣誉 30 个年头。[①] 2019 年，珠海入选"全国健康城市建设示范市"并再度蝉联。健康是第一民生，站在第二个百年奋斗目标的新起点，珠海积极推进卫生健康工作。从医疗服务体系、卫生健康智能化数字化角度创新，改善人居环境，多措并举实施"健康珠海"建设，为国内外同类型地区卫生健康发展提供可复制、可推广的"珠海经验"。

一　医保体系改革先锋

"健康是 1，其他是后面的 0。" 2022 年 10 月，党的二十大报告强调"全面推进健康中国建设"，提出深化医药卫生体制改革。促进医保、医疗、医药协同发展和治理，成为卫生体系改革的重点方向。根据《2022 年全国医疗保障事业发展统计公报》，截至 2022 年底，全国基本医疗保险参保人数 134592 万人，参保率稳定在 95% 以上，全民医保基本实现。

尽管如此，中国基本医保制度仍存在发展不平衡、保障不充分的问题，诸如"职工医保和居民医保之间差距大""疾病覆盖范围与居民健康需求有距离"等现象愈发突出。当前的医疗保障体系，越来越难以满足保障群众健康的需要。

为进一步向健康促进、疾病预防和早期管理、康复等整合型医疗卫生服务扩展，2020 年，中共中央、国务院发布《关于深化医疗保障制度改革的意见》，提出要提升医保治理法治化水平。广东省高度重视医改工作，作为全国健康城市样板，珠海亦自觉挑起医改大梁，从"医保制度""医保支付"等方面发起创新。2019 年 1 月 11 日，珠海市医疗保障局成立，下设香洲分局、金湾分局、斗门分局，共三个派出机构，负责进一步完善健全医保管理机制。

---

① 《保有这项荣誉 30 年　珠海再获金字招牌：国家卫生城市》，《珠海特区报》2022 年 2 月 11 日，http://zhuhaidaily.hizh.cn/html/2022-02/11/content_1210_5703611.htm。

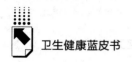

（一）医保制度全面创新

积极探索"医保门诊共济保障制度"。2022 年 12 月 1 日，珠海市政府出台《珠海市基本医疗保险门诊共济保障实施细则》，围绕"门诊统筹待遇""转诊待遇""适用医保定点范围""异地就医待遇"等重点领域做出创新。大幅增强普通门诊保障能力，减轻居民医疗负担，让老百姓"病有所医"。

除了大病，小病、慢病亦是珠海医改的关注重点。2021 年 6 月，珠海市被国家、省确定为"两病"（高血压、糖尿病）门诊用药保障专项行动示范城市。2021 年底，珠海市医保局制定出台《关于完善高血压糖尿病门诊用药保障机制有关问题的通知》，并建立 4 个"两病"门诊示范点。① 在购药报销比例、"两病"处方、家庭医生签约等方面进行创新，做实"两病"长期健康管理，提升群众安全感。

（二）医保支付方式改革

支付机制是提高医保基金使用效能的关键一环。2020 年 11 月，珠海市被国家医疗保障局确定为区域点数法总额预算和按病种分值付费（DIP）试点城市之一。为推进医保支付改革，珠海市成立了 DIP 试点工作领导小组，制定了《关于开展区域点数法总额预算和按病种分值付费（DIP）试点的工作方案》。②

其中，珠海市以医保支付改革为抓手，特别设立中医特色病种，提高中医病种结算额度、提高"中医辨证论治"价格标准，促进中医药传承创新发展。珠海市确立 36 个中医特色病种，纳入 DIP 核心病种库，通过医保基金给予一定的倾斜支持。据统计，2021 年 36 个中医特色病种医保基金支付

---

① 《高血压糖尿病患者用药更有保障　珠海 4 门诊示范点挂牌》，珠海网，2021 年 12 月，http：//pub-zhtb. hizh. cn/s/202112/30/AP61cda92de4b045266a69db00. html。
② 《珠海市卫生健康局关于珠海市政协十届二次会议第 20230220 号提案答复的函》，珠海市卫生健康局，2023 年 8 月，http：//wsjkj. zhuhai. gov. cn/zwgk/taya/content/post_ 3559966. html。

比例较 2020 年提高了 139.6%。[①] 以骨折治疗为例，优先推荐患者采取中医保守治疗，在降低治疗费用的同时，极大地减少了治疗过程中的创伤和痛苦，缩短了治疗和康复时间。截至 2022 年底，珠海市已设立了 91 个中医特色病种，提高中医病种结算额度，引导患者合理就医。

（三）大湾区医卫领域交流

粤港澳三地文化同源，珠海市立足粤港澳大湾区建设，积极探索"医疗保障领域"的交流与合作。2019 年 7 月，珠海正式推出"常住横琴的澳门居民参加珠海基本医疗保险"试点，允许在横琴居住并持有港澳台居民居住证的澳门居民在珠海市社会保险经办机构办理参保。随后 2020 年 1 月，该试点推广到全市范围内持居住证的非就业港澳台居民。政策实施后，港澳台居民参保人数不断增长。截至 2022 年 9 月上旬，港澳台居民参加珠海医保 6.84 万人，其中澳门居民 5.87 万人。[②]

2023 年 4 月，广东省大湾区办印发《广东省推进粤港澳大湾区规则衔接机制对接典型案例（第一批）》，其中"珠海探索粤港澳大湾区医保衔接新模式"入选成为案例之一。[③]

二 "互联网+"为卫生健康赋能

没有全民健康，就没有全面小康。而数字化技术可以最大程度覆盖线上问诊、处方开药、在线医保支付、药品调度等流程，实现全民健康的共建共享。珠海市有一定的"互联网"基础，华为、腾讯、阿里、360 等头部科技公司纷纷在珠海设厂。在此基础上，近年来，珠海市积极实施"互联网+医疗健康"策略，沿着全民健康信息化建设路径，助力建设珠海智慧健康生

---

① 《珠海市深化医保支付方式改革促进中医药传承创新发展》，《潇湘晨报》2022 年 10 月 10 日。
② 《用心用情写就有温度的医保答卷》，《南方日报》2022 年 10 月 10 日。
③ 《首批！广东发布 20 个粤港澳大湾区规则衔接机制对接典型案例》，人民网，2023 年 4 月，http://gd.people.com.cn/n2/2023/0406/c123932-40366374.html。

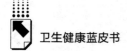
态。2023 年 4 月，国家卫生健康委统计信息中心发布"2023 年地市级城市卫生健康信息化发展总指数"Top50 排名，珠海市位列第一。①

实际上，珠海在公共卫生领域的信息化建设早已有之。2012 年，珠海启动了区域医疗一卡通项目建设，通过建设一卡一网一平台，初步实现互联互通、业务协同、决策分析、便民管理，解决"由无到有"的基础性互联互通问题。2019 年，珠海市政府正式印发《珠海市促进"互联网+医疗健康"发展行动计划》，出台《珠海市卫生健康局信息便民"五个一"攻坚行动实施方案》，提升医疗服务效率。②

（一）"互联网+"医院

珠海市大力发展互联网+医疗服务，建设网络医院，打破医疗就诊的时间、空间边界，最大化利用优质医疗资源，真正做到"让百姓少跑腿、数据多跑路"。2019 年 9 月，珠海高新区人民医院互联网医院正式上线。依托实体医院建设，互联网医院为患者衍生出"在线问诊""健康科普""分级诊疗""建立健康档案"等内容，解决了辖区基层医生技术能力薄弱等问题。③

经过几年实践，珠海"互联网+医院"经验成功对外输出。2021 年，澳门街坊会联合总会与珠海市人民医院医疗集团签订了战略合作协议。珠海市人民医院横琴医院作为合作示范点，将发挥珠海互联网医院及互联网+护理的优势，为在横琴工作、生活的澳门"新街坊"提供全面优质的智慧健康服务。④

① 《让"互联网+医疗健康"行稳致远》，《珠海特区报》2023 年 5 月 17 日。
② 《关于珠海市政协九届四次会议第 20200009 号提案会办意见的函》，珠海市卫生健康局，2021 年 1 月，http://wsjkj.zhuhai.gov.cn/zwgk/taya/content/post_2719252.html。
③ 《看高新 话小康｜健康惠民覆盖 26 万余人次，"互联网+智慧医疗"打造健康扶贫新模式》，澎湃新闻，2020 年 8 月，https://m.thepaper.cn/baijiahao_8809638。
④ 《澳门街坊会联合总会与珠海市人民医院医疗集团签订战略合作协议》，中国新闻网，2021 年 11 月，https://baijiahao.baidu.com/s?id=1716950406630194227&wfr=spider&for=pc。

（二）"互联网+"就医平台

除了智慧医院，珠海市积极探索全民健康信息化建设路径。在全系统推进方面，先后启动智慧医疗便民服务平台（市民健康信息服务系统）；在全领域应用方面，建设智能医疗大数据平台，深化大数据、人工智能、物联网等在卫生健康服务领域的应用；在全方位服务方面，建设全市统一的"健康珠海"App及微信公众号，二级及以上公立医疗机构已全部接入，居民依托电子健康码可实现挂号、缴费、检测检验结果查询、家庭医生签约、健康管理等医疗健康服务"一码通用"。①

智慧医疗减负担。由珠海市医保局牵头的"信用就医·无感支付"试点项目启动。在信用就医模式下，患者直接就诊，无须排队支付，看病费用可直接通过后台进行信用扣款，对提升临床工作效率和患者就诊体验有切实作用。截至2022年底，珠海市已有16家医疗机构上线"信用就医服务"，平均每人节约就医时间40分钟。②

三　完善卫生健康服务体系

除了各项技术、制度的创新，实现"健康珠海"的根本还要落回医卫资源和学科能力，全方位完善卫生健康服务体系。2021年9月7日，珠海市卫生健康局副局长刘军卫在"擦亮国家卫生城市名片，打造文明健康城市"的在线访谈中回复网友："珠海存在两大问题：第一个问题，专科整体实力不强；第二个问题，专科东西部差异过大。既有不强的问题，还有差别巨大的问题，所以这也是珠海市卫生健康局党委高度关注，也是一直以来痛

---

① 《全国地级市第一！珠海卫生健康信息化发展总指数排名再提升》，珠海发布，2023年5月，https：//mp. weixin. qq. com/s/oYZWbpZa6QoPdES2tMzGlw。
② 《新春走基层｜珠海"智慧医疗"减负担》，南方Plus，2023年1月，https：//baijiahao. baidu. com/s？id＝1755614459514147925&wfr＝spider&for＝pc。

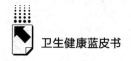
下决心要解决的问题。"①

珠海市从"高层次人才引进"、"学科平台建设"和"东西部医疗资源均衡"三个方面入手，进一步完善当地卫生健康体系，为人民的健康福祉带来实质性变化。

（一）高层次人才引进

"人才强医"是卫生健康事业的重要战略。一个好的领军人才可以带动一个学科、专科发展。为提升全市医疗卫生发展水平，2021年4月，珠海市卫生健康局出台《珠海市引进高层次卫生人才管理暂行办法》，计划三年内招引200名高层次卫生人才。

为了实现这一目标，珠海市用心做好医卫人才服务。为确保"人才招揽"精准、有效，在人才工作领导小组的指导下，珠海市建立高层次卫生人才工作联席会议制度再度把关，联席会议成员由分管领导及各局部门负责人组成。② 不仅如此，在2023年珠海市卫生健康系统的党员代表工作会议上，珠海市宣布将进一步完善高层次人才引进配套措施，探索设置人才引进"伯乐奖"，继续壮大卫生健康人才队伍。

在此基础上，珠海市医疗人才素养实现大跨越。近年来，珠海引进了单鸿、陆骊工、黄曦等22个高层次卫生人才团队，资助金额达7260万元；全职和柔性引育各级各类高层次人才190名，包括董家鸿、杨宝峰、付小兵等8名院士；全系统硕士、博士、博士后分别达到2787人、528人、102人，高级职称人才增至2523人。据了解，目前珠海卫生健康领域，已有22人入选广东省杰出青年医学人才，39人入选珠海市"英才计划"。③

---

① 《珠海市卫生健康局副局长刘军卫访谈——"擦亮国家卫生城市名片，打造文明健康城市"》，中国珠海政府，2021年9月，http：//zxft. zhuhai. gov. cn/209ldzbj/。

② 《珠海市引进高层次卫生人才管理暂行办法》，珠海市卫生健康局，2021年4月，http：//wsjkj. zhuhai. gov. cn/zwgk/tzgg/content/post_ 2852270. html。

③ 《珠海探索设置卫生健康人才引进"伯乐奖"》，南方Plus，2023年3月，https：//baijiahao. baidu. com/s？id＝1759695164186858872&wfr＝spider&for＝pc。

（二）强化学科平台建设

强化专科能力是医疗卫生发展的根基。尽管珠海市卫生健康事业在全省领先，但当前仍存在"国家级、省级重点临床专科少""医疗资源与周边城市差距大""各类医院同质化竞争明显"等问题。

为提高重点专科能力，抢抓卫生发展机遇，2021 年 5 月，珠海市发布《珠海市临床重点专科建设"十四五"发展规划》，要求在"十四五"期间，争取获评 3~5 个国家级临床重点专科、10~15 个省级临床重点专科，建设 20~30 个市级临床重点专科。到 2025 年，基本建成布局合理、技术水平较高、各具特色的重点专科群。[①] 近年来，珠海医学、传染病等学科发展突出，目前已获评国家级重点专科 3 个、省级重点专科（含特色专科）36个、市级重点专科 71 个。[②]

（三）东、西部医疗资源均衡

东、西部医疗资源分布失衡是珠海市近年来攻关的头号任务。2021 年，珠海出台《2021~2023 年卫生健康领域市政府投资项目三年实施计划方案》，明确全市东、西部区域医疗资源分布、各级各类医疗卫生机构数量和规模，因地制宜优化医卫服务体系。三年内计划投资 1435.68 亿元，建设19 个项目。[③]

珠海市首先以推进遵医五院拼"三甲综合医院"为抓手，依托遵义医科大学的重点专科资源，提升解决恶性肿瘤、心脑血管疾病等疑难复杂重症

---

① 《关于印发〈珠海市临床重点专科建设"十四五"发展规划〉的通知》，珠海市卫生健康局，2021 年 5 月，http：//wsjkj.zhuhai.gov.cn/zwgk/zcwj/content/post_ 2905098.html。

② 《珠海：迈向湾区卫生健康高地，打造民生幸福样板城市》，《南方都市报》2022 年 10 月 14 日。

③ 《珠海：打造全国健康城市样板》，广东卫生在线，2023 年 2 月，https：//mp.weixin.qq.com/s?＿＿biz＝MzI3ODc5MjA1Ng＝＝&mid＝2247745458&idx＝1&sn＝fb55415771bed28f7decaca5c15ad1da&chksm＝eb5ceda5dc2b64b347a1e59d8f558400bcabe4fa422ad00a368f5d07fd413eabc5262d16d354&scene＝27。

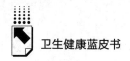

的医疗能力水平，在解决西部人民就医需求的同时，辐射带动区域内医卫服务水平。另外，珠海市围绕"东部升格、西部提速"，缩小东、西部之间的差异。推进东、西部医院之间通力交流，组织市人民医院、中大五院、省中医院珠海医院等高水平医院，"组团式"结对帮扶西部地区医院专科。集全市之力，均衡东、西部优质医疗资源布局。

人民生命健康高于一切。近年来，珠海市多措并举打造全国卫生健康样板。勇于挑战医改"深水区"，用数字化技术切实提高、改善医卫服务体系。从"以治病为中心"转向"以健康为中心"，珠海正在用自己的方式，探索一条切实提高民生福祉的健康发展之路。

B.26
嘉兴："体医养"融合模式先行引领者

张明丽*

摘　要： 随着中国老龄化程度日益加剧，"体医养"融合已成为各地探索的新服务模式。嘉兴是中国典型的老龄人口基数大、老龄化程度高、老龄工作任务重的区域，其对"体医养"融合模式的需求显得更为迫切。近年来，嘉兴积极探索，通过实践长期护理保险服务、优质医疗资源下沉等方式，实现"15分钟医疗卫生服务圈"，让医疗资源惠及基层群众，真正实现体、医、养一体化。

关键词： 体医养　医养结合　融合发展　统筹协调

随着中国老龄化日趋严重，一种新的养生方式正在南方城市兴起，即"体医养"融合模式。该模式是在"体医结合"和"医养结合"的基础上，围绕老年人的身心健康，结合体育健身、医疗卫生和养老服务的各自特点，对老年人进行体育贯穿的长者健康管理。近年来，"体医养"融合养老不仅获得了用户的青睐，在一些专业领域——如体育机构、养老机构、医疗机构等，业界人士也颇为认可。尤其在南方，"体医养"融合模式初见成效，其中浙江省嘉兴市为突出代表。

嘉兴是中国较早步入老龄化的城市之一。早在1987年，嘉兴就已经迈入老龄化社会。到2019年底，嘉兴有60周岁及以上户籍老年人口

---

* 张明丽，《财经》区域经济与产业研究院副研究员。

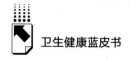

97.02 万人，占户籍人口的 26.68%，老龄人口基数大、老龄化程度高、老龄工作任务重。①

与此同时，嘉兴的经济十分发达。2022 年，嘉兴全市人均 GDP 为 121794 元，迈上 12 万元台阶，居全省第 5 位，比全省平均高 3298 元。在老龄化程度高、经济基础好的双重加持下，嘉兴养老产业发展完善。

2016 年 6 月以来，嘉兴市以开展第一批国家级医养结合试点为契机，打造了自己独有的医养结合服务体系。嘉兴市注重基层医疗卫生机构建设，通过基层医疗机构触达每一个普通人，有效满足了全市不同类型老年人医养结合服务需求。② 2021 年，嘉兴经开区首个社区体医养融合服务站在塘汇街道永政社区正式建成并投入使用。该服务站有效整合了卫生健康、养老、体育等服务资源，为居民提供"一站式"体医养融合健康管理，包括体质监测、健康指导、慢病干预、运动康复训练。

一 "体医养"模式结合之必要性

体医养融合的亮点是，医疗诊治只是治病的辅助手段，最重要的是以运动为基础治病防病。用这种方法，慢性病患者更容易康复，从而达到康养的目的。③ 从公共资源角度看，一方面体医养融合可以释放医疗资源，另一方面也为养老院老人提供了必要的医疗服务。在中国，体医养还是新事物，需要整合各自的资源和作用，最终实现"1+1>2"的效果。

（一）"体医养"概念起步

中国人口老龄化是探索更多养老模式的大背景。近几年，社区养老等模

---

① 钱宪庚、赵建华、秦凤艳、谢振宇：《让健康养老的梦想照进现实》，《中国人口报》2021 年 7 月 14 日。
② 钱宪庚、赵建华、秦凤艳、谢振宇：《让健康养老的梦想照进现实》，《中国人口报》2021 年 7 月 14 日。
③ 赵欣悦：《"人民体育体医康养融合发展大会"唐山会议召开》，人民网，http://sports. people.com.cn/n1/2019/0708/c428362-31220661.html，最后检索时间：2022 年 8 月 26 日。

式被写入政策文件。2017 年王会儒等学者提出以传统养生体育为载体，构建"传统养生体育+医疗+养老"的老年健康干预模式，将实践中的医体养结合上升到理论研究层面。总体而言，"体医养"结合的研究尚处于起步探索阶段，未来一段时间，还需要理论和实践互补进步。[①]

（二）中国老龄化使"体医养"模式探索迫在眉睫

从全国数据看，2018 年中国 60 周岁及以上人口已达 2.5 亿，更为严峻的是，60 岁及以上老人的余寿中有 2/3 的时间处于"带病生存状态"，4416 万残疾，3750 万失能，近 1.5 亿是慢性病患者。[②] 并且这些数字随着年龄的增长而快速增加。与此同时，城镇化、空巢化、家庭规模小型化，依赖家庭支持的健康养老方式也存在沉重的负担。目前来看，医养融合服务的社会供给总体不足。[③] 而国家也出台了相关的政策。例如，嘉兴 2021 年的卫生健康经费投入同比增加 15%，支出占财政支出的 6.59%。嘉兴户籍人口基本医疗保险参保率达 99.68%，每千人医师数 2021 年达到 3.21 人。

（三）"体医养"模式的好处和必要性

从效率层面看，医养结合的养老模式通过资源共享，可以提高设备利用率，减少重复投入。并在医护人员层面采取分治结构，将细化服务指导放到志愿者或供应商管理中，效率得以优化。从老年人生活质量看，医养结合的养老模式能够为老年人提供从用餐卫生到健康等更加全面、连续的服务，对提高老年人生活质量起到积极的促进作用。并且，随着经济高速增长，探索高质量养老模式也是其中要义。

---

① 马倩、朱二刚、张亚楠：《健康老龄化视角下"体医养"结合模式探讨》，《邢台学院学报》2022 年第 4 期。
② 郝晓宁、董雪：《医养结合服务前景广阔》，《汉中日报》2021 年 6 月 23 日。
③ 郝晓宁、董雪：《医养结合服务前景广阔》，《汉中日报》2021 年 6 月 23 日。

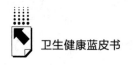

二　中国发展"体医养"模式困局

"体医养"在中国尚属新兴概念，面临的困难和有待协调的资源还有很多。医养结合在中国还面临着发展理念及服务模式的探索，集中表现为相关资源有待统筹协调、制度原生矛盾难以调和、专业人才匮乏、政策支持力度有限等。

（一）资源有待统筹协调

由于"体医养"仍属新生事物，目前还没有部门统筹协调相关资源，而"体医养"本身涉及不同产业、不同主体、不同监管部门，如何协调配合尚需探索。"体医养"融合涵盖多重资源，但相关信息缺乏交互媒介平台，各自信息封闭，不利于"体医养"的融合。同时，"体医养"对硬件设施要求较高，基层现有的物质条件尚不足以覆盖到所有人。

（二）原生矛盾难以调和

"医养"难结合仍是痛点。一是医养本身存在天然矛盾。嘉兴有72%的重度失能人员是由疾病导致的，重度失能人员需要治病和护理同步，一般机构很难兼容二者。① 二是医养不分。在实践中，"没病在医院治病，有病在养老机构养"的情况时有发生。三是制度对护理服务的价值引导作用尚未体现。在大众观念里，护理仍等同于"伺候人"，无论工种还是待遇都与其劳累程度不匹配。四是护理项目依然缺乏，由于护理在中国发展历史不长，项目多以基础服务为主，难以满足重度失能人员需要。②

① 陈贤：《破解失能人员护理难题　促进养老服务产业发展——记嘉兴市长期护理保险制度构建及探索》，《上海保险》2019年第10期。
② 郭晋晖：《长护险地方试点自主"加码"国家级扩围方案将稳慎推出》，《第一财经日报》2019年9月26日。

（三）专业人才匮乏

中国缺乏专业养老护理人员。中国有 2.49 亿老年人，4400 万失能及半失能老年人，而养老护理从业人员仅有 30 万人。这背后的原因是薪资水平低和社会地位低，造成从事养老护理行业的人员素质整体不高，而且流失率很高。此外，中国缺乏相关专业人才培养体系，目前还没有设置老年体育专业。

（四）政策支持力度有限

由于医养结合尚属新兴事物，对实际案例中出现的困难和负面现象难以拿出完善的应对措施。例如，医保、财政补贴等偏向以"治病"为主的医院。如何将医保财政用于养老等还没有先行案例，也缺乏配套措施，导致地方医疗机构难有参与积极性。在实践中，社区缺乏试点的动力，落地工作举步维艰。

三　嘉兴探路"体医养"融合模式

（一）资源下沉，实现"15分钟医疗卫生服务圈"

优质医疗资源稀缺一直是困扰基层的问题。为破解基层群众看病难，嘉兴基本建成了由医院、基层医疗卫生机构、专业公共卫生机构等组成的医疗卫生服务体系，全面覆盖城乡，打造了集预防、医疗、保健、康复等服务于一体的"15 分钟医疗卫生服务圈"。这也意味着，居民只需要 15 分钟，便可找到卫生服务机构。[①]

同时，嘉兴率先实现省、市、县三级医学检查检验互认共享全域数据贯

[①] 樊昕旖、谢震宇、秦凤艳、陆李萍：《15 分钟，家门口可享优质医疗卫生服务》，《嘉兴日报》2023 年 7 月 16 日。

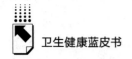

通，做到"一处检查、多级互认"，实现每年减少重复检验检查300万次，预计节省医疗费用1.5亿元。①

（二）探索实践长期护理保险服务

在中国，长期护理保险作为一个新生事物，在实践过程中其筹资模式、护理服务等方面仍存在一些问题，从而影响长护险的可持续发展和试点的提质扩面。

嘉兴市明确基层医疗卫生机构可以申请成为长期护理保险定点服务机构。动员全市基层医疗卫生机构积极参与长期护理保险服务，组织全市基层医疗卫生机构开展长期护理保险业务培训。研究出台政策，印发《嘉兴市基层医疗机构成为长期护理保险定点服务机构的申请与协议管理办法》《嘉兴市基层医疗卫生机构建立长期护理保险服务病区标准》等，从制度上给予保障。②

同时，嘉兴在医保政策上支持基层医疗卫生机构开展长期护理保险服务，明确基层医疗卫生机构对失能老人开展24小时连续护理，长期护理保险设立的最高支付限额为每月2400元。③

总体而言，体医养融合发展是趋势，也是必然。嘉兴在体医养融合道路上的成果在全国有着标杆作用。随着嘉兴等城市的探索，健康养老、运动养老的概念更加深入人心，目前很多行业和产业都在围绕这一概念努力探索、积极作为。体医养产业的潜力不可估量。

---

① 樊昕旖、谢震宇、秦凤艳、陆李萍：《15分钟，家门口可享优质医疗卫生服务》，《嘉兴日报》2023年7月16日。

② 赵建华、秦凤艳：《嘉兴市基层医疗卫生机构开展医养结合服务的创新实践》，《浙江省第二十八届基层卫生改革与发展大会暨2020年度学术会议论文集》，2020。

③ 赵建华、秦凤艳：《嘉兴市基层医疗卫生机构开展医养结合服务的创新实践》，《浙江省第二十八届基层卫生改革与发展大会暨2020年度学术会议论文集》，2020。

参考文献

嘉兴市统计局：《20221 嘉兴人均 GDP 迈上 12 万元台阶》，中共嘉兴市委、嘉兴市人民政府官网，2023 年 3 月 13 日。

嘉兴市统计局：《2020 年嘉兴市常住人口 540.09 万人》，中共嘉兴市委、嘉兴市人民政府官网，2021 年 6 月 22 日。

赵欣悦、杨磊：《罗艳：体医康养是新兴产业　围绕健康布局是核心》，人民网，2019 年 7 月 9 日。

窦皓、叶丰收：《超 65 岁老人家庭医生签约近九成　浙江嘉兴健康城市建设有成效》，人民日报客户端，2022 年 11 月 27 日。

赵建华、秦凤艳：《嘉兴市基层医疗卫生机构开展医养结合服务的创新实践》，《浙江省第二十八届基层卫生改革与发展大会暨 2020 年度学术会议论文集》，2020。

樊昕旖、谢震宇、秦凤艳、陆李萍：《15 分钟，家门口可享优质医疗卫生服务》，《嘉兴日报》2023 年 7 月 16 日。

董小红：《社区医养融合亟待打通多重堵点》，《经济参考报》2023 年 8 月 3 日。

钱宪庚、赵建华、秦凤艳、谢振宇：《让健康养老的梦想照进现实》，《中国人口报》2021 年 7 月 14 日。

陈贤：《破解失能人员护理难题　促进养老服务产业发展——记嘉兴市长期护理保险制度构建及探索》，《上海保险》2019 年第 10 期。

郭晋晖：《长护险地方试点自主"加码"国家级扩围方案将稳慎推出》，《第一财经日报》2019 年 9 月 26 日。

马倩、朱二刚、张亚楠：《健康老龄化视角下"体医养"结合模式探讨》，《邢台学院学报》2022 年第 4 期。

郝晓宁、董雪：《医养结合服务前景广阔》，《汉中日报》2021 年 6 月 23 日。

赵欣悦：《"人民体育体医康养融合发展大会"唐山会议召开》，人民网，http：//sports.people.com.cn/n1/2019/0708/c428362-31220661.html，最后检索时间：2022 年 8 月 26 日。

企业案例

Enterprise Cases

B.27

国药集团：打造新时代依托央企
优势、服务国家发展战略的综合性
医养康养产业集群

国药集团[*]

摘 要： 未来30年，医养康养产业发展将呈现新需求、新机遇、新挑战，通过提供更加具有差异性、针对性的服务，提升服务的专业化和细致化水平，满足老年群体对养老服务的特殊需求。国药集团以习近平新时代中国特色社会主义思想为指引，服务积极应对人口老龄化国家战略，依托国药集团全生命周期、全产业链、全生态圈的综合优势，突出医养结合核心特色，以普惠型、高品质为主要模式，打造"医康养护游学"一体化、综合性医养康养服务体系战略布局。

关键词： 应对人口老龄化 健康中国战略 养老产业发展

* 周颂，中国国际医药卫生有限公司党委书记、董事长；孙磊，国药健康养老有限公司党总支副书记、副总经理、董事会秘书；王雪峻，国药健康养老有限公司战略投资中心总经理。

习近平总书记在党的二十大报告中指出：推进健康中国建设。实施积极应对人口老龄化国家战略，发展养老事业和养老产业，优化孤寡老人服务，推动实现全体老年人享有基本养老服务。医养康养既是一项关系国计民生的社会事业，也是提升人民群众生活品质和幸福感的重要产业。在党中央、国务院的坚强领导下，在各部门和地方各级党委政府的大力推动下，各类医养康养政策全面进入落地新周期，未来很长一段时间将是医养康养行业培育壮大的最佳窗口期。

一　客观把握中国人口老龄化战略形势

中国人口老龄化进程呈现老龄人口规模大、老龄化速度快、老龄人口高龄化、区域差异化等四大特征，深度老龄化社会已经到来。

老龄人口规模大。从历次人口普查的数据来看，1982 年中国 65 岁及以上老年人口尚不足 5000 万人，老龄化率只有 4.91%。2000 年 65 岁及以上老年人口已增长到 8827 万人，老龄化率提高到 7%，说明中国从 2000 年即开始进入老龄化社会。2010 年 65 岁及以上老年人口已超过 1 亿人，老龄化率提高到 8.9%；2020 年 65 岁及以上老年人口进一步增长到 1.91 亿人，老龄化率也同步提高到 13.52%。2022 年底，65 岁及以上老年人已有 2.1 亿，占全国人口的 14.9%（见图 1）。

老龄化速度快。从发达经济体情况看，从老龄化到深度老龄化，法国用了 126 年、英国用了 46 年、德国用了 40 年、日本用了 24 年；从深度老龄化到超级老龄化，法国用了 28 年，德国用了 36 年，日本用了 11 年。2030 年中国 65 岁及以上人口占比将超过 20%，步入超级老龄化社会。从深度老龄化到超级老龄化社会，中国预计只需要 9 年时间。

老龄人口高龄化。从历次人口年龄"金字塔"来看，高龄人口比例在逐渐增加（见图 2）。2020 年第七次全国人口普查中，60~69 岁老年人合计超过 1.47 亿人，80 岁及以上老年人数超过 3580 万人，达到历史新高，我国首次成为全世界百岁老年人最多的国家。

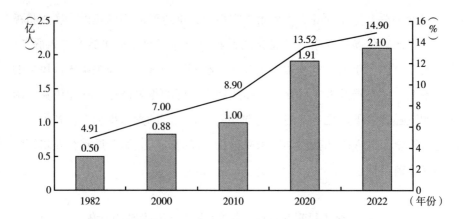

图1　1982~2022年老年人口数量及老龄化率

资料来源：历次人口普查数据。

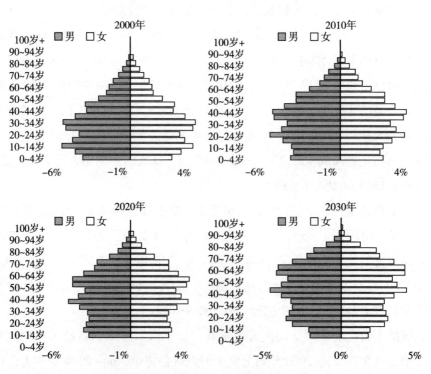

图2　2000~2030年人口结构"金字塔"

资料来源：招商证券《银发经济方兴未艾，积极老龄化创黄金赛道》。

区域差异化特征明显。由于人口迁移及气候环境，我国老龄化进程在地区之间存在不平衡，北方老龄化程度高于南方，东部的老龄化程度高于西部。最早进入老龄化的上海和最迟进入老龄化的西藏相差近 40 年。2020 年农村人口老龄化高达 23.81%，高于城市的 15.82%，差距达到 7.99 个百分点，这也是历次人口普查中城乡人口老龄化差距最大的一次。

二　实施积极应对人口老龄化的战略部署

中国老龄政策体系经历了不断改进的过程，以往我们完善老龄政策体系的路径主要是"摸着石头过河"和广泛借鉴西方经验。西方发达国家因步入老龄化较早而积累了一定的治理经验，然而治理模式及其政策安排有鲜明的国家特征，需要用中国特色的方法来解决中国所面临的老龄化问题。

一方面，国家政策强调要将积极应对人口老龄化纳入国家规划纲要（见图 3）。自"十一五"规划开始，我国相继出台了一系列规划纲要，助推银龄行业高质量发展。2006 年，"十一五"规划部署积极应对人口老龄化的基本举措；2011 年，"十二五"规划强调养老服务体系建设；2016 年，"十三五"规

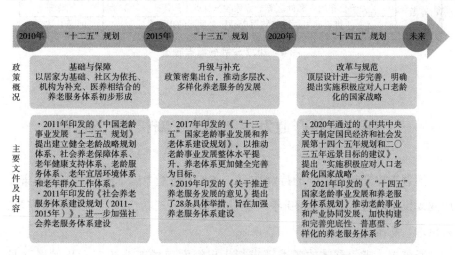

图 3　国家与应对人口老龄化有关的规划纲要情况

资料来源：招商证券《银发经济方兴未艾，积极老龄化创黄金赛道》。

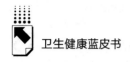

划提出构建综合支撑的人口老龄化应对体系；2021年，《"十四五"国家老龄事业发展和养老服务体系规划》，设有"践行积极老龄观"专章，包括创新发展老年教育、鼓励老年人继续发挥作用、丰富老年人文体休闲生活等内容。

另一方面，国家政策强调要将积极应对人口老龄化政策落到实处。2017年，民政部、公安部等九部门出台《关于加强农村留守老年人关爱服务工作的意见》。2019年，国家卫生健康委、民政部等十二部门出台《关于深入推进医养结合发展的若干意见》。2022年，国家各部委针对老龄化的各类政策相继出台（见图4）。

分类	政策资讯	发布来源
顶层设计、制度框架	《关于印发贯彻落实〈中共中央 国务院关于加强新时代老龄工作的意见〉任务分工方案的通知》	全国老龄工作委员会
	《"十四五"国家老龄事业发展和养老服务体系规划》	国务院
	《关于为实施积极应对人口老龄化国家战略提供司法服务和保障的意见》	最高人民法院
医养结合	《关于开展社区医养结合能力提升行动的通知》	国家卫健委
	《关于印发医养结合示范项目工作方案的通知》	国家卫健委
	《关于开展第一批全国医养结合示范县（市、区）和示范机构创建工作的通知》	国家卫健委
居家和社区养老	《关于进一步推进医养结合发展的指导意见》	国家卫健委
	《关于开展2022年全国示范性老年友好型社区创建工作的通知》	国家卫健委
	《关于公布居家和社区养老服务改革试点工作优秀案例》	民政部
	《关于推进家庭医生签约服务高质量发展的指导意见》	国家卫健委

图4　2022年养老重点政策

三　医养康养产业发展新需求、新机遇、新挑战

随着人口老龄化程度的持续加深，老年消费能力的不断提高，医养康养产业规模不断扩大。未来30年产业发展呈现"三新"的特征——新需求、新机遇、新挑战。

新需求。老年群体的各类需求衍生出银发市场产业的多元化发展（见图5）。老年人口消费需求逐渐增长，从治疗疾病向覆盖全生命周期需求的

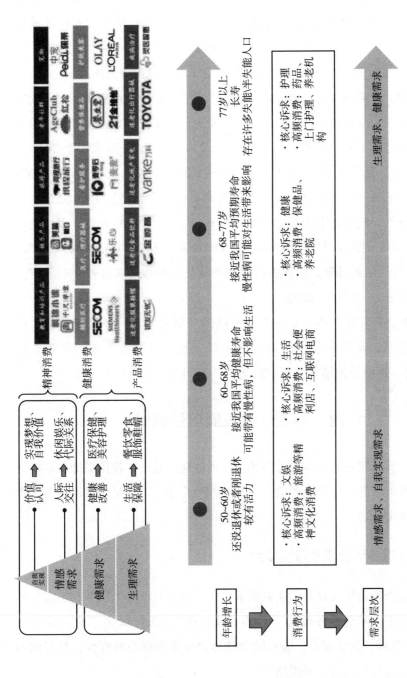

图 5　老年群体的各类需求情况

资料来源：招商证券《银发经济方兴未艾，积极老龄化创黄金赛道》。

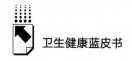

健康管理转变，从传统的衣、食、住、用、行等实物消费向医疗保健、护理服务、家政服务、健康咨询、文化娱乐等全产业链条、全方位的服务消费转变。到 2050 年，我国老年人口的消费潜力将增长到 106 万亿元左右，占GDP 比重将增长到 33%，成为全球老龄产业市场潜力最大的国家。

新机遇。政府目前密集出台促进老年产业发展的相关政策 138 项，支持银发产业发展，出现了前所未有的政策新机遇。近年来我国银发经济相关企业年注册量逐年上涨，相关企业注册量从 2016 年的 2.36 万家增至 2020 年的 5.09 万家，五年间增加了 1 倍多。2012~2021 年，中央财政累计投入 359亿元支持养老服务设施建设，全国各类养老机构和设施总数达 36 万个，床位 812.6 万张。此外，中国养老企业成立时间为 1~3 年的数量最多，共有98728 家，成立时间为 3~5 年的企业有 68372 家，5~10 年的企业有 77026家（见图 6）。由此可见，虽然国内养老产业处于起步发展阶段，但养老产业的发展有着巨大空间与潜力。

新挑战。近年来，各类企业纷纷布局医养康养领域，但普遍具有"投入多、产出低，周期长、风险高，回报慢、盈利弱"等特点，尤其是在"医养融合、医保异地结算、长护险互认"等问题上尤为突出。

四 养老产业发展前景展望

未来，养老服务行业将通过市场化、产业化的途径，提供更加具有差异性、针对性的服务，提升服务的专业化和细致化水平，满足老年群体对养老服务的特殊需求。

（一）医养结合模式持续发力

医疗需求是老年人养老的主要需求之一，而在目前养老服务和医疗服务割裂的情况下，养老服务机构"只养老不医护"、医疗机构"只治病不养老"。医是基础，养是核心，医养结合是养老服务最核心的内容、最基础的服务模式，也是最大的发展机遇。

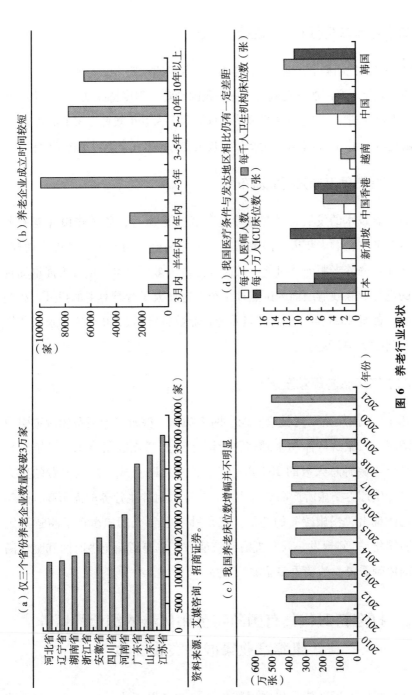

（a）仅三个省份养老企业数量突破3万家

资料来源：艾媒咨询、招商证券。

（b）养老企业成立时间较短

（c）我国养老床位数增幅并不明显

（d）我国医疗条件与发达地区相比仍有一定差距

图6 养老行业现状

资料来源：招商证券《银发经济方兴未艾，积极老龄化创造黄金赛道》。

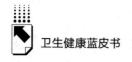

（二）老年教育行业正在崛起

在中国老龄化趋势下，老年教育作为文化养老的重要方式，蕴含了丰富的市场潜力，老年教育产业正在崛起。一是我国老龄化程度持续加深，为老年教育提供了人口红利。二是老年人口经济条件改善，为老年教育提供了消费需求。三是老龄化政策频出，为老年教育提供了政策支持，老年教育市场将持续利好。

（三）智慧养老成为行业新布局

随着信息技术的发展，"智慧养老"成大势所趋，通过建设养老服务网、养老服务平台、老年人人口数据库等服务平台，为老年群体提供便捷、高效、智能化的养老服务。目前，政府也出台了多项政策，从各方面推动智慧养老的进程。除政府层面的试点外，企业也加大了智慧养老的投入，相关数据显示，截至2021年，全国智慧养老企业数量已达5300余家，未来"智慧养老"将成大势所趋。

（四）老年旅游蓬勃发展

近几年，"银发族"对健康养老、网络购物、旅游三大消费领域牵引力明显。随着老人旅游群体越来越多，全国老龄委调查数据显示，"银发旅游"人数已占旅游总人数的20%以上，"银发族"正成为旅游消费的生力军。一是养生疗养类旅游产品成为主流。老年人对养生疗养的需求高，老年旅游市场体现出"慢旅游"的特征。二是针对老年人的旅游产品将逐渐定制化、高端化。"新银发一族"拥有经济能力，也愿意花更多时间和金钱满足自身的休闲需要，消费更多品类的产品。

五 打造新时代具有国药特色和优势的综合性医养康养产业集群的实践经验

国药集团以习近平新时代中国特色社会主义思想为指引，对标中央要求，积极服务国家战略，依托国药集团全生命周期、全产业链、全生态圈的综合优势，突出医养结合核心特色，以普惠型、高品质为主要模式，打造"医康养护游学"一体化、综合性医养康养服务体系战略布局。

（一）导入全产业链、全生态圈大健康产业资源，打造国药"十大支撑体系"，建立普惠、高品质、一体化综合养老模式，提供高质量护理健康服务

国药集团作为由国务院国资委直接管理的唯一一家以生命健康为主业的中央企业，拥有集医药科技研发、工业制造、物流分销、零售连锁、医疗健康、工程技术、专业会展、国际经营、金融投资等为一体的大健康全产业链。旗下有 1700 家子公司和 8 家上市公司，员工总人数 21 万人。2021 年国药集团营业收入超 7000 亿元，位列世界 500 强企业榜单第 80 位、全球制药企业第 1 位。

国药集团在"十四五"期间大力实施"四梁八柱、百强万亿"创新驱动型全生命周期、全产业链和全生态圈的总体发展战略规划，重点发展包括"医养康养"在内的六大支撑产业。国药集团利用自身大健康产业资源优势，通过资源整合，全方位导入生命健康全产业链资源，全面赋能医养康养服务提升。

1. 医疗产业坚实后盾

国药集团旗下共拥有 150 余家医疗机构，网络覆盖黑龙江、山西、河南、湖北、重庆、安徽、江西、上海、北京等 13 个省区市，其中三甲医院 4 家、三级医院 8 家、二级医院 40 家，床位近 2 万张，从业人员 2 万人。年门急诊 1000 万人次，年出院量逾 40 万人次。

2. 医药商贸流通全国覆盖

国药集团拥有以国药控股股份有限公司、中国科学器材有限公司、中国医疗器械有限公司、国药集团药业股份有限公司、国药集团一致药业股份有限公司、国药控股国大药房有限公司、太极集团流通板块等国内医药分销零售龙头企业为核心的医药商贸板块，业务网络覆盖全国 31 个省区市，建设了 5 个全国医药物流枢纽、43 个省级医药物流中心，拥有 400 万平方米医药物流仓储面积。作为行业领先的医药健康服务提供商，国药集

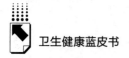

团建起了"点强网通"的"智慧医药服务生态体系",为超过60万家等级医院、零售药店、医药分销商、基层医疗机构等终端客户提供医疗供应链服务。

3. 医药工业源头支撑

以上海现代制药股份有限公司、太极集团西南药业股份有限公司为核心的生产企业近30家,建立了麻醉精神药品、抗感染药、抗肿瘤药、心脑血管用药、代谢及内分泌用药等生产基地,核心产品医药中间体6-APA、7-ACA,原料药阿奇霉素、阿莫西林、克拉维酸系列等畅销海内外,具有较高的市场占有率和美誉度。

4. 医疗器械强劲支持

以国药器械为集团医疗器械产业发展的主平台,在医疗器械流通行业建立市场龙头地位的同时,注重打造中高端医疗器械制造产业。集团积极拓展智能高端医疗器械制造领域,重点布局体外诊断试剂业务、中高端医疗器械制造、智能可穿戴设备、智能化设施(智能排泄物收纳箱、智能床位、助浴设备)以及30多种智能可穿戴设备等产品线。

5. 生命健康产品快速培育

拥有300多个品牌、2000多个品类的生命健康产品,拥有"美益天""星鲨""赫宝仙琁""阅鉴本草""一方九韵""太极天胶"等知名大健康品牌,拥有寿元畅滋补营养品、DM深度逆转牌配方食品等,可满足老年人群多层次的健康需求。

6. 中医中药产地优势

以中药控股和太极集团为核心建立了种植、科研、生产、销售的完整中药健康产业链。拥有生产企业50余家,拥有广东一方制药、天江制药、同济堂制药、涪陵制药厂、桐君阁药厂等多家行业领军企业。在全国多地布局了药材GACP基地和中药产业园,拥有50万亩种植面积,拥有700多个单味中药配方颗粒品种,有亚洲领先的年产1亿瓶糖浆剂生产线、年产20亿支的口服液生产线,以及口服中药固体制剂生产基地。

7. 会展论坛品牌加持

国药集团通过全年 30 余场国际水准的大中型商贸展览，结合 1200 余场专业会议与学术研讨，为来自全球超 21000 家展商提供提高生产力与竞争力的创新解决方案，全年展出面积 130 余万平方米，吸引来自全球 150 多个国家的 75 万名专业观众参观。

8. 专家人才智慧赋能

为促进国药集团良性发展，国药集团聘任了 11 名院士为国药集团的外部专家，并成立了由 335 名国内外顶级医疗专家组成的委员会，作为国药集团健康领域的专业智囊团，充分发挥"外脑"作用，强化学科带头人培养，打造具有国药特色的学科品牌，为国药集团健康产业发展提供有力的决策参考。

9. 产业资金持续投入

为更好地发展健康养老产业，2022 年 5 月国药集团对所属医养康养板块中国国际医药卫生有限公司增加注册资本 13 亿元，且成立了专业化运营平台公司，并将投资 100 亿元以上，重点打造医养康养产业。

10. 国际资源汇集整合

国药集团与近 200 个国家或地区保持经贸往来关系，持续参与优化配置全球健康产业资源，与美国强生、百时美施贵宝、德国费森尤斯卡比、瑞士龙沙、日本大冢、沃博联集团等国际著名医药企业开展合资合作，与上百家全球知名医药、医疗器械和健康产品供应商建立了密切的合作关系，成为国际一线健康品牌进入中国市场的重要品牌运营管理合作伙伴。

（二）国药集团全力打造八大一体化综合性养老服务特色，推进医养康养业务多元化发展

截至目前，国药集团医养康养产业布局已覆盖全国 20 个省区市 100 余个项目，床位数超 20000 张，资产价值超 200 亿元（见图 7）。

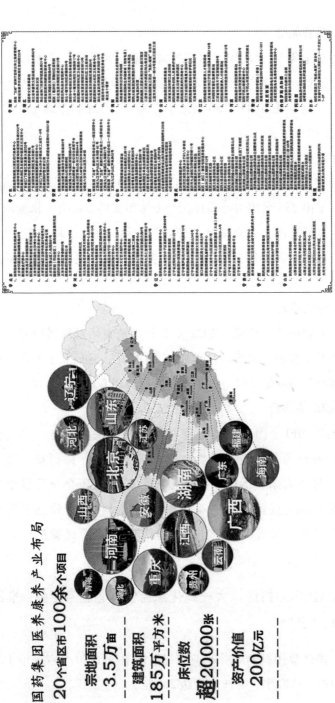

图 7　国药集团医养康养产业布局

1. 医养结合服务特色

利用已有医疗资源，辐射机构养老、社区养老和居家养老，开展医养结合业务。

2. 康复养老服务特色

建立康复养老中心，开展覆盖神经康复、心肺康复、骨骼及运动损伤康复等康复护理服务。

3. 护理院（照护中心）服务特色

根据不同老年人群体提供包括协助或照顾老年人饮食起居等日常生活及心理健康、康复照护在内的专业照护服务。

4. 候鸟式养老（旅居养老）服务特色

根据四季气候特征、时长需求以及项目布局等，开发具有国药特色的旅居线路。

（1）根据四季气候特征，开发春、夏、秋、冬四季养老方案。

（2）根据时长需求，开发月度、季度分时养老方案（见图8）。

11月	广西北海、南宁
12月	广东深圳、江门
1月	海南儋州、屯昌
2月	云南普者黑、丽江、昆明
3月	江西庐山，湖北孝感、荆门
4月	重庆长寿湖，湖南张家界，贵州遵义
5月	江苏南京、常州，安徽合肥、巢湖、黄山
6月	辽宁沈阳，山东日照
7月	辽宁大连、营口，河北黄金海岸
8月	山东青岛、威海，河北北戴河
9月	福建武夷山，山西五台山
10月	北京，河南登封

图8 月度、季度分时养老方案

（3）根据项目布局，开发国药特色旅居养老方案，如温泉养生线路、山川旅居线路、红色旅游线路、湖海乐养线路等。

5. 中医疗愈服务特色

以中医疗法和中草药为核心资源形成的一系列业态集合。主要的形式如国医馆、中医养生馆、中医药调理方案等。

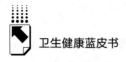
6.老年教育服务特色

国药集团以老年大学专业课程以及康养游学等形式，让老年人继续学习而进行的教育活动，使老年人增长知识、开阔视野、丰富生活、增强体质（见图9）。

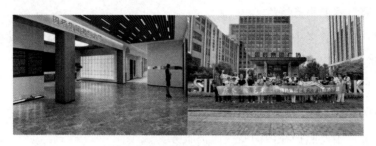

图9　国药集团老年大学项目

7.安宁疗护服务特色

在生命周期的最后阶段，开展安宁疗护等相关服务，保障老年人最后的时光安静美好。

8.国际化养老服务特色

国药集团也将利用国际化经营的优势，积极拓展海外市场，向国际养老服务市场发展。

深怀敬老之心、倾注爱老之情，让每一个老年人都能安享晚年，是全社会的共同责任。国药集团以习近平新时代中国特色社会主义思想为指引，积极服务国家战略，努力践行央企国家队在医养康养产业的主力军作用，全力推动我国医养康养和银发产业发展，满足日益增长的养老服务需求，切实让老年人获得幸福感、安全感。

参考文献

杜鹏：《中国人口老龄化现状与社会保障体系发展》，《社会保障评论》2023年第2期。

吴玉韶、赵新阳：《中国老龄政策二十年：回顾与启示》，《老龄科学研究》2021年第10期。

B.28

飞利浦：以数字化创新重塑
医疗健康的未来

李涛 王丹蕾 田璐璐*

摘　要： 新冠疫情后，数字化创新成为医疗行业的关注重点。飞利浦围绕
数字化如何重塑医疗行业的发展模式开展了全球范围内的调研，
并发布了 2023 年未来健康指数报告（2023 Future Health Index）。
本报告调研结果揭示了三个具有启示性的重要发现：首先，数智
未来引领医疗领域的进步，借助人工智能、大数据和物联网等技
术，医疗数据的获取、整合和分析变得更加高效和精确，有助于
提升诊断准确性，从而改善患者的治疗效果和生活质量。其次，
关护无界改变医疗服务的传统模式。数字化创新让医疗服务不再
受限于地理位置，远程医疗和远程监护技术为患者提供了更便
捷、及时的医疗咨询和监护服务。最后，合作共赢成为数字化创
新的关键抓手。医疗机构、科研机构以及行业合作伙伴进行战略
合作，共同推动医疗领域的数字化转型，为医疗行业打开全新的
可能性。

关键词： 数字化创新　健康科技　生态合作

---

* 李涛，飞利浦健康科技（中国）有限公司董事长，飞利浦（中国）投资有限公司大中华区集
团副总裁；王丹蕾，飞利浦（中国）投资有限公司大中华区政府事务部经理；田璐璐，飞利
浦（中国）投资有限公司大中华区政府事务部高级经理。

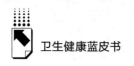

一 数字化创新——重塑医疗健康的未来

受新冠疫情影响，医疗健康行业面临诸多挑战，医疗行业从业人士亟须通过创新和变革应对挑战，以引领行业发展。随着以云计算、大数据、物联网、移动互联网、人工智能等为代表的新兴数字技术的逐渐发展、快速成熟和商用转化，数字技术逐渐成为重塑医疗健康行业未来发展的关键技术，全球向数字医疗转型已成大趋势。

数字医疗（Digital Health）是把现代计算机技术、信息技术应用于整个医疗过程的一种新型的现代化医疗方式，是公共医疗的发展方向和管理目标，可以实现健康医疗服务的数据化、标准化和智能化。新冠疫情使全球医疗系统不堪重负，但也使此前很难被患者或临床医生接受的数字医疗加速发展。医疗机构正加速采用这些新技术，以期降低成本、高效处理不断变化的需求模式、解决临床医生短缺，并更好地应对新一轮的全球医疗危机。[1] 据Grand View Research 数据，2022 年全球数字医疗市场规模为 2110 亿美元，2023~2030 年将以 18.6%的复合年均增长率增至 8092 亿美元。[2]

改革开放以来，中国人民健康水平不断提高，但同时也面临着工业化、城镇化、人口老龄化以及疾病谱、生态环境、生活方式不断变化等带来的新挑战。近年来，受新冠疫情影响，中国医疗卫生资源配置不平衡和人民健康发展不充分的问题日益突出。医疗卫生资源扩容是一个长期过程，在短期内资源无法快速增加的前提下，创新利用数字技术可以大幅提高医疗卫生服务可及性，有效提升医疗卫生服务水平，有力推动健康中国和数字中国建设。

2016 年，中共中央、国务院印发《"健康中国 2030" 规划纲要》，提出"规范和推动'互联网+健康医疗'服务，创新互联网健康医疗服务模式"，这是互联网医疗首次被提到国家战略层面。2018 年，国务院办公厅印发

---

① 德勤有限公司：《2023 年全球医疗行业展望——智慧医疗的变革》，《科技中国》2018 年第5 期。

② 前瞻产业研究院：《2023~2027 全球数字医疗产业经济发展蓝皮书》，2023 年 4 月 26 日。

《关于促进"互联网+医疗健康"发展的意见》，就促进互联网与医疗健康深度融合发展作出部署，提出了促进互联网与医疗健康深度融合发展的一系列政策措施。2021 年 12 月，中央网络安全和信息化委员会印发《"十四五"国家信息化规划》，对我国"十四五"时期信息化发展作出部署安排，提出提供普惠数字医疗。2022 年 1 月，国务院印发《"十四五"数字经济发展规划》，提出提升社会服务数字化普惠水平，加快提升医疗数字化水平建设。2022 年 11 月，为推动"十四五"期间全民健康信息化发展，国家卫生健康委、国家中医药局、国家疾控局制定并印发了《"十四五"全民健康信息化规划》，以引领支撑卫生健康事业高质量发展为主题，提出全民健康信息化工作的 8 个主要任务和 8 项优先行动，通过实施全民健康信息新基建、数字化智能化升级改造等一系列重大工程，开展互通共享三年攻坚、健康中国建设等一系列优先行动，推进新一代信息技术与卫生健康行业深度融合，将数字技术与系统思维贯穿到健康中国、数字中国建设的全过程，充分发挥信息化在卫生健康工作中的支撑引领作用。

在这些政策的引导支持下，政府和民间资本加大投入，中国的数字医疗产业规模持续增长，以医疗器械厂商、互联网科技公司、传统医疗服务机构为代表的产业链上下游都在积极入局。据前瞻产业研究院《2023～2027 全球数字医疗产业经济发展蓝皮书》数据，2021 年中国数字医疗产业技术市场规模为 115 亿美元，2030 年有望达到 788 亿美元左右。[①]

飞利浦作为一家领先的健康科技公司，致力于从健康生活方式、疾病预防到诊断、治疗和家庭护理的整个"健康关护全程"，凭借先进的技术、丰富的临床经验和深刻的消费者洞察，不断推出整合的创新解决方案，助力医疗行业高质量发展。公司早在五年前就已经把数字化创新和人工智能列入长期发展战略，每年将总体营收的 10% 投入研发，致力于通过科技创新来推动医疗行业数字化转型。飞利浦的数字化转型立足于以客户为中心，在四大领域提供适时的医疗解决方案，包括软件定义的互联（影像）设备方案、

---

① 前瞻产业研究院：《2023～2027 全球数字医疗产业经济发展蓝皮书》，2023 年 4 月 26 日。

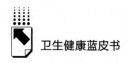

临床诊疗工作流程管理方案、临床信息化管理解决方案和健康关护全程管理方案。

　　围绕健康中国建设战略要求，飞利浦正在全面推进"在中国、为中国"的"中国战略"，致力于将全球创新与本地洞察紧密结合，并依托本土创新、本土制造，与本地生态系统协同创新，整合内外部优势资源，提供"本地化"的产品和解决方案，服务消费市场和专业医疗市场。

二　健康无界——随时随地享受医疗保健

　　自 2019 年底新冠疫情发生以来，这个全球传播的突发性公共卫生事件让全世界的目光和视野聚焦在医疗健康相关的话题上，它对全球医疗健康行业产生了巨大的影响，不仅让人们看到眼前的挑战，同时也催生了许多新的发展商机。一方面，新冠疫情让人们认识到医疗行业资源总量、现有医疗卫生从业人士的供给侧，与爆发性增长的病患人数之间的需求侧极度的不平衡，无法达到优秀的分配效率；另一方面，疫情也催生了许多新的信息化技术在远程医疗方面的应用与实践，有效地提升了医疗服务的韧性与可持续性。因此，尽管面临诸多挑战，但如果抓住了新的发展机会，一定能够对医疗健康行业的市场格局、发展模式、医患体验等产生深远的变革与影响。

　　海量的数据、新兴的技术手段、患者对医疗服务更加个性化的需求、短缺的医疗从业人员等，这些因素都在疫情之后让整个医疗行业的发展面临重大的挑战。"如何以患者和医疗人员为核心导向重新设计医疗服务的流程，并通过新型的技术手段确保在这个过程中提高医患、医护人员的使用感受，而不是让海量的医疗服务软件、硬件和操作流程等加重他们的使用负担，这是重塑医疗服务行业的未来的一个巨大机遇。"飞利浦全球首席执行官贾博瑞（Roy Jakobs）先生①在 2023 年度 3 月参加全球年度健康技术大会

---

　　① Roy Jakobs 是荷兰皇家飞利浦全球首席执行官，管理委员会和执行委员会主席。

ViVE2023 时，提出了如上观点。他认为现在是整个医疗健康行业选择如何前进的关键性节点，医疗服务的未来必将沿着从医院衍生到家庭和社区进行护理的全生命周期健康管理趋势发展，整个行业应当重新思考如何以及在何地为患者提供更加优质的医疗服务，而在面临这个问题并进行选择时，应该将思维从"技术引导医疗"转向"以人为本"，即不要考虑技术能够解决什么问题，而应考虑技术如何更好地为人服务。[①]

基于此，飞利浦围绕如何重塑医疗行业的发展模式开展了全球范围内的调研，并在 2023 年 4 月 18 日，在医疗卫生信息和管理系统协会（HIMSS，Healthcare Information and Management Systems Society）全球健康大会上，发布了 2023 年全球版未来健康指数报告（2023 Future Health Index）。该报告聚焦全球医疗健康领域的发展趋势，对全球范围内的 14 个国家或地区的近 3000 名医院及医疗机构的管理者及青年医疗专家学者开展调研，该调研是同类研究中目前规模最大的调查之一。

2023 年是飞利浦连续第八年在全球范围内发布未来健康指数报告，报告主题是："随时随地享受医疗保健"（Taking Healthcare Everywhere）。[②] 报告从医疗机构管理者和年轻专家们的视角出发，探讨了他们如何看待数字化手段对医疗健康行业在院内、院外协同发展的影响。在 2023 年的未来健康指数报告调研中，医疗机构的管理者们与年轻的医疗专业人士之间达成共识，调研结果揭示了三个具有启示性的重要发现——数智未来、关护无界和合作共赢。

---

① Philips CEO Calls for Shift to "Servant Technology" Mindset in Healthcare, 2023. 03. 30, https://www. philips. com/a-w/about/news/archive/standard/news/articles/2023/20230330-philips-ceo-calls-for-shift-to-servant-technology-mindset-in-healthcare. html.

② 《数创未来，健康无界｜飞利浦发布 2023 年未来健康指数报告全球版》，2023 年 4 月 21 日，https：//mp. weixin. qq. com/s? _ _ biz = Mzg4MDkzNjM2Ng = = &mid = 2247488993&idx = 1&sn = 31ddb985d97645ebbb48ceba7b24b39a&chksm = cf6cc120f81b4836d3cf71b016a6f3c265f687e31b60ad33b25e0817224ab022a1bb0252e9a2&mpshare = 1&scene = 1&srcid = 0711j6unkL72KjXqjnMb2yMO&sharer_ sharetime = 1689057779476&sharer_ shareid = 77dfa5cd1ddde7f6fec09c5160b66503#rd。

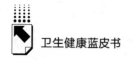
（一）数智未来

1. 医疗行业通过数字化转型提升服务效率

调研发现，疫情后，多个国家的医疗系统长期面临着医护专业人员用工短缺的压力，难以对日益增长的患者医疗需求及时响应；为提升医疗行业的服务效率，大约56%的医院、医疗机构的管理者及青年医疗专业人士正在或未来计划使用多种数字医疗技术的解决方案，以此减轻劳动力短缺的影响、减轻医护人员的压力。[1]

如图1所示，有6类数字化技术备受青睐：第一，被选择的医疗技术是能够帮助医院与外部医疗场景相关联的数字化医疗技术解决方案，它被约43%的调研专家群体选择；第二，42%的专家们选择了云端存储技术，这些专家对未来有很明确的愿景——医疗服务的场景不应当仅仅局限在医院的设施设备中，而应当将医疗资源分配到最适配的地方去，云端存储技术能够帮助医护人员从任何地点、任何场景、任何时间获取医疗数据信息，高效传递资源；第三，大约39%的专家群体选择了能够帮助在关键决策中进行分析支持的人工智能及模型预测分析技术，选择这项技术的专家中有大约一半来自放射治疗学科，另外一半来自心脏病学科。

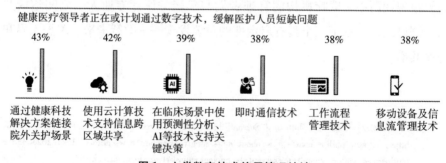

健康医疗领导者正在或计划通过数字技术，缓解医护人员短缺问题

43%	42%	39%	38%	38%	38%
通过健康科技解决方案链接院外关护场景	使用云计算技术支持信息跨区域共享	在临床场景中使用预测性分析、AI等技术支持关键决策	即时通信技术	工作流程管理技术	移动设备及信息流管理技术

图1　六类数字技术使用情况统计

资料来源：《飞利浦2023全球健康指数报告》（Philips 2023 Future Health Index Global Report）。

---

[1] Taking Healthcare Everywhere-three Key Themes from the 2023 Future Health Index, 2023. 4. 19, https://www.philips.com/a-w/about/news/archive/blogs/innovation-matters/2023/20230419-taking-healthcare-everywhere-three-key-themes-from-the-2023-future-health-index.html.

随着以大数据、云计算、人工智能为代表的核心技术日趋成熟，它们受到医疗从业人员的广泛追捧，亦为简化医护人员工作流程、减轻工作负担提供了更多的可能性。

2. 医疗行业在人工智能领域的投资不断增加

近年来，生成式人工智能与大型语言模型的发展热潮不断加深，它也成为医疗行业关键的投资领域之一。83%的健康行业领导者计划在未来三年内持续增加在 AI 领域的投资，这比 2021 年多出了近 10%。其中，用于临床决策支持的人工智能相关技术手段获得了最大的投资增幅，从 2021 年的 24% 增长到 2023 年的 39%。[1] 根据调研结果，我们观察到放射学科的医疗行业工作者尤其关注对 AI 领域的投资（约 50%的受访群体），医疗信息化专业人士次之（约 39%的受访群体）。

这些数据都表明，人工智能能够有效提升医疗从业人员的诊疗效率，同时在诊断决策方面节省宝贵的时间，并提供更加精准的诊断分析报告。以放射科为例，目前如何优化放射科的工作流程是一个很大的难题，它最大的挑战在于，放射科的就诊是由无数细小、独立工作流程叠加而成的复杂网络，无论是让病人准时到达医院进行影像检查，还是拍摄一个较为清新的影像，或是将拍摄的影像信息正确地传达到医生手中，这些过程的每一步都可能会出现时间延误、人工对接失误和沟通漏洞，进而对就诊效率与用户体验产生影响。为了解决这类问题，飞利浦从人工智能领域入手，推出了放疗工作流—核磁共振领域 Worksapce 控制式解决方案[2]，该方案以客户和患者为中心，通过人工智能的手段和技术帮助医生简化图像采集到诊断的整个过程，为医生提供定制化、可视化的阅片界面，有效地提升了放射科医生的工作效率，同时它对科室的工作流程提供预测性的监测分析，使科室工作流程运营

① 2021 Philips Future Health Index.
② Philips Radiology Workflow Solutions, No More Compromises: Efficiency and Quality at Your Fingertips, Dec. 2022, https://www.philips.com/c - dam/b2bhc/master/landing - pages/mr - workspace/philips-mr-workspace-brochure-lr.pdf?_ga=2.3653747.2142522506.1689861495-1027515520.1689861495.

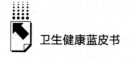

变得更加顺畅。

3.数字化创新应用广受青年医疗专业人士的青睐

接受调研的青年医疗专业人士对医院在数字创新领域增加投资表示十分欢迎，医疗机构对数字化技术应用的广泛与否也成为年轻人士选择工作地点的一个关键考量因素。

如图2所示，调研结果表明，49%的青年医疗专业人士表示医院是否重视人工智能领域的投入并在此方面拥有良好的声誉是他们考虑是否愿意在此工作的首选因素；同时，医院在互联网医疗方面的投入、良好的协作文化氛围也是重要因素之一。由此可以看出，随着医疗行业与其他行业竞争稀缺性人才的趋势不断增长，数字化创新也成为吸引和留住人才的有力手段。

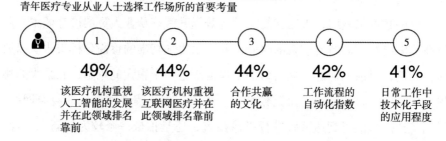

青年医疗专业从业人士选择工作场所的首要考量

1	2	3	4	5
49%	**44%**	**44%**	**42%**	**41%**
该医疗机构重视人工智能的发展并在此领域排名靠前	该医疗机构重视互联网医疗并在此领域排名靠前	合作共赢的文化	工作流程的自动化指数	日常工作中技术化手段的应用程度

图2　青年医疗专业从业人士选择工作场所的首要考量

资料来源：《飞利浦2023全球健康指数报告》（Philips 2023 Future Health Index Global Report）。

综上，调研结果可以有力地证明，数字化创新能够有效减少医疗人士的负担，但前提是我们必须在正确的时间和地点将他们引入，以医生、患者为中心确保该技术手段可以满足他们对医疗和工作流程的需求。

（二）关护无界

在2022年度飞利浦发布的健康指数报告中显示，医疗机构的管理者们认为将患者的诊断与护理服务拓展到院外关护应当是未来发展的首要方向。[1] 飞

---

[1]　2022 Philips Future Health Index.

利浦 2023 年度的调研结果表明，这一趋势仍在继续深化。继新冠疫情暴发后，远程医疗的重要性逐渐体现出来。

2023 年，大约有 68% 的受访群体表示，在未来三年内，远程医疗已经或将要成为改善患者关护护理模式的最大影响技术之一。这也同时反映在医疗机构如何对预算进行分配上，超过 54% 的医疗机构正计划大力投资远程医疗相关应用，而在一年前这一比例仅为约 40%。在最新的临床研究中发现，远程医疗减少了 38% 的急诊就诊率，有效地缓解了医院员工的压力，同时也能更好地对慢性疾病进行良好的预后管理，降低每位患者在每年次的护理成本约 3086 美元，也帮助患者能在自己熟悉、舒适的区域进行康复，实现了医护人员与患者的双赢。①

随着新的数字化手段和技术的不断迭代升级，分布式医疗机制（特别是远程医疗）的应用变得更加广泛。例如，在美国市场，飞利浦推出了虚拟护理管理方案（Virtual Care Management），这是一个涵盖多个产品组合的定制化解决方案，它可以帮助支持医院、医疗信息系统和其他有关部门随时、随地与患者进行深度交互，通过有效的健康管理来减少患者的急诊就诊次数，从而减轻医院员工压力。飞利浦的这款虚拟护理解决方案也可对糖尿病、高血压、心脏病、慢性肾病、慢阻肺等特定病情制订慢性病护理解决方案。这些方案、数据将在一个安全、具有交互性的云平台上传输、存储，以便患者、医生、医疗机构共享数据，同时该解决方案将为医护人员提供海量的数据决策支持与可视化见解，支持临床医生、持证护理师决策，帮助护理师更好地通过远程的方式对患者的居家慢病管理进行指导。

分布式医疗也离不开设备的赋能，飞利浦便携式超声 Lumify 被称为"口袋里的超声"。该超声突破了传统的技术局限性，通过将探头与任意智能设备连接，就可以提供比传统超声毫不逊色的清晰图像，为远程精

---

① Magee M. F., Baker K. M., Fernandez S. J., et al., "Redesigning Ambulatory Care Management for Uncontrolled Type 2 diabetes: A Prospective Cohort Study of the Impact of a Boot Camp Model on Outcomes."

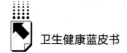
确诊断提供支持。它的发明也打破了医疗时空上的局限性，拥有便捷的远程传输性能，在灾难、急救等各个场景及院中、院内、院外等各个地区都能广泛应用。在中国分级诊疗的大背景下，Lumify 也在致力于为基层、县域及偏远地区提供坚实的诊断支持，助力远程医疗的高质量发展。

分布式医疗机制能够有效改善患者的体验和减轻医护人员的压力，当前健康指数调研结果显示，医疗行业的专家们认为使用远程医疗对全球来说也是更可持续的发展手段。飞利浦观察到，当前约57%的受访群体认同分布式的远程护理模式是一种更加环保、可持续的发展方式，在印度、日本、澳大利亚这类人口分散的国家，这一比例甚至更高，在这些国家居住郊区的患者往往需要通过长途交通才能到达最近的医疗机构，远程医疗能够有效地帮助他们提高医疗的可及性，减少由于异地就医产生的碳排放。

根据 Health Care Without Harm（HCWH）公布的报告，医疗行业的碳排放量占到全球碳排放总量的4.4%，[①] 它来源于医疗行业全供应链的各个环节，例如对能源的使用、医院运营的相关活动等。近期的一项研究证实了分布式医疗模式（特别是远程医疗）与环境影响之间的关系，根据2020年和2021年的欧洲数据，研究发现每次线上挂号平均可避免约3.057千克的二氧化碳净排放量，每使用电子化手段下载一份医疗报告而不是取用纸质报告就可减少1.5千克二氧化碳净排放量。[②] 综合以上调研结果，我们有理由相信，随着数字化技术在分布式医疗机制中的进一步应用，数字化应用的广泛性将进一步提高，医疗行业将逐渐朝着绿色、可持续、高质量发展的方向迈进。

---

① Karliner, J., et al., "Health Care's Climate Footprint: The Health Sector Contribution and Opportunities for Action," OUP Academic, 2020, https://academic.oup.com/eurpub/article/30/Supple ment_ 5/ckaa165. 843/5914601（Accessed: 31 July 2023）.

② Morcillo Serra, C., Aroca Tanarro, A., Cummings, C. M. et al. Impact on the Reduction of CO2 Emissions Due to the Use of Telemedicine. Sci Rep 12, 12507（2022）. https://doi.org/10. 1038/s41598-022-16864-2.

（三）合作共赢

在 2023 年的健康指数报告中，我们还发现一个共性：医疗机构的管理者们与年轻的医疗专业人士不仅仅对医疗行业未来的发展有着相似的愿景，而且都意识到仅仅依靠个体的力量是难以实现高质量、可持续发展的。战略合作伙伴和生态协同的共建变得十分重要，这一点比往年的报告结果体现得更加突出、鲜明。报告发现了多个合作共赢领域。

1. **跨越医疗服务场景的合作**

由于目前患者、医院投资方希望医疗机构能够以高质量、低成本的方式提供医疗服务，超过 1/3 的医疗机构管理者（34%）正在积极与其医疗体系外的合作伙伴建立合作关系，确保新的护理模式（例如远程护理）能够改善患者的治疗效果，提供给患者更高性价比的服务。他们不再孤立地站在自己的医院角度解决问题，而是从更广泛的医疗生态系统中其他医疗场景的供应商中寻求合作，跨越院内、院外的医疗场景之间的合作已经成为一种新的常态。年轻的医疗专业人士也希望与其他医疗组织合作，事实上，当被问及如何最有效地改善医疗服务时，与提供医疗服务生态中的其他组织更紧密地合作是他们的首选，有约 43% 的青年医生选择了这个选项。

2. **释放数据价值的技术合作**

医疗机构的领导者和年轻的医疗专业人士通过技术领域的合作，充分释放数据的潜在价值。调研结果显示，受访者认为应该进一步加深与健康科技公司和数据或信息化服务提供商的合作与交流。具体来说，当被问及哪些因素将决定未来新的医疗模式的成功与否时，医疗机构的领导者和年轻的医疗专业人士都一致认为，系统和平台间的互操作性（约 28% 选择）以及即时、智能的数据共享（约 27% 选择）是关键。举个例子，当飞行员驾驶飞机时，不论使用哪家公司制造的底层设备，所有相关数据都会在一个数字显示屏上汇聚。同理，医疗服务也应该如此。医疗机构应该追求所有信息学解决方案的互操作性和数据流动性，这样才能使数据在护理点无阻碍地交互，提升医疗服务的效率。

在中国，医疗行业的信息化发展印证了这一点。中国医疗信息化起源于20世纪90年代，电子病历、HIS等系统开始普及。而随着大数据时代的到来，因为缺乏顶层的设计架构思路，多数医院的信息化系统总是在进行碎片化的缝补式改进，所以信息的结构不统一，形成了信息孤岛。[①] 在飞利浦看来，如果想要利用并挖掘数据的价值，使其充分支持临床决策，实现信息互通是需要攻克的第一步。飞利浦通过与国内医疗信息化公司创业慧康积极合作，在上年协同开发"新一代HIS+EMR一体化智慧医院信息系统"解决方案，从底层架构革新，重构医院信息系统，通过统一的数据模型和平台、丰富功能的应用与可视化视图，实现数据、业务和体验的一体化，赋能医院业务高效协同，实现合作共赢。

3. 可持续发展医疗的合作

近年来，医疗服务提供商逐渐认识到，医疗行业有责任减少其巨大的碳排放量。医院与其供应商建立战略合作时，可持续发展正成为其主要考量因素之一。调研结果显示，超过1/3的年轻医疗专业人士（35%）认为医院拥有强大的可持续性实践非常重要。然而，医疗机构的领导者在实施环境可持续发展措施时遇到了一些挑战，其中最大的挑战是缺乏明确和公认的衡量标准，这也是医疗机构希望与第三方进行进一步合作的领域。同时，医疗行业从业人士通过与行业内的合作伙伴一起分享绿色发展的最佳实践，促进彼此的交流和学习，也能够共创行业可持续且高质量的发展。

综上，我们有理由相信，未来的医疗行业将在数字技术和合作的支持下以更加互联互通、便捷和可持续的方式实现跨场景的医疗服务。

三 展望未来

展望未来，数字化创新将成为医疗行业发展的强大驱动力。长期以来，飞利浦始终坚持以先进的技术、丰富的临床经验和深刻的消费者洞察力，助力健

---

① 任毅、张玲：《医院信息孤岛问题与对策探讨》，《医学信息学杂志》2021年第8期。

康医疗系统实现四重目标——提高大众健康水平、提高医护人员满意度、改善患者体验以及降低关护成本，这些目标在数字化时代将进一步得到强化和拓展。借助智能设备的互联和人工智能技术的预测分析，飞利浦将为医疗行业带来颠覆性的变革。大数据信息化架构下的医院信息系统建设，将加速数据的流动和共享，提升医疗决策的准确性和效率；而云平台驱动的远程护理场景，则将实现医疗资源的优化配置，让患者能够更便捷地接受高质量的医疗服务。这些数字化技术的应用，将为医疗行业打开全新的可能性。未来的医疗将更加个性化、家庭化和场景化，以患者和医生为导向，贴近人们的日常生活和实际需求。健康关护将覆盖整个健康生命周期，从预防、诊断到治疗和康复，飞利浦将为人民的健康保驾护航。我们深信，在数字化创新的推动下，全球医疗专业人士将共同努力，重塑健康行业的未来，为全球人民带来更美好的健康与福祉。

参考文献

Magee M. F., Baker K. M., Fernandez S. J., et al., "Redesigning Ambulatory Care Management for Uncontrolled Type 2 Diabetes: A Prospective Cohort Study of the Impact of a Boot Camp Model on Outcomes," BMJ Open Diabetes Res Care. 2019; 7 (1): e000731. Published 2019 Nov 13. doi: 10. 1136/bmjdrc-2019-000731.

"Philips Virtual Care Management Offers a Comprehensive Approach to Telehealth for Patients, Providers and Payers," Philips, 2023, https://www.philips.com/a-w/about/news/archive/standard/news/press/2023/20230327-philips-virtual-care-management-offers-a-comprehensive-approach-to-telehealth-for-patients-providers-and-payers. html.

Remote Patient Monitoring System Market Size, Share and Trends Analysis Report by Product (vital sign monitors, specialized monitors), by End Use, by Application, and Segment Forecasts, 2022 - 2030. Grand View Research. Accessed November 16, 2022. https://www.grandviewresea rch. com/industry-analysis/remote-patient-monitoring-devices-market.

Ronmark, E., Hoffmann, R., Skokic, V., et al., "Effect of Digital-enabled Multidisciplinary Therapy Conferences on Efficiency and Quality of the Decision Making in Prostate Cancer Care," BMJ Health Care Inform. 2022 Aug; 29 (1): e100588. https://informa tics. bmj. com/content/29/1/e100588.

Morcillo Serra, C., Aroca Tanarro, A., Cummings, C. M., et al., "Impact on the

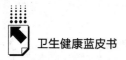

Reduction of CO2 Emissions Due to the Use of Telemedicine," Sci Rep 12, 12507 (2022), https：//doi. org/10. 1038/s41598-022-16864-2.

Health Payer Intelligence, "Value-based Care Challenges, Opportunities for Payers in 2021," Health Payer Intelligence, 2021, https：//www. healthpayerintelligence. com/news/value-based-care-challenges-opportunities-for-payers-in-2021.

Taking Healthcare Everywhere-three Key Themes From the 2023 Future Health Index, 2023. 4. 19, https：//www. philips. com/a-w/about/news/archive/blogs/innovation-matters/2023/20230419-taking-healthcare-everywhere-three-key-themes-from-the-2023-future-health-index. html.

Future Health Index 2023, Philips, Available at, https：//www. philips. com/c-dam/corporate/newscenter/global/future-health-index/report-pages/experience-transformation/2023/first-draft/philips-future-health-index-2023-report-taking-healthcare-everywhere-global. pdf.

刘艳飞、胡晓辉：《健康中国战略下的健康服务供给模式优化研究》，《福建论坛（人文社会科学版）》2019 年第 3 期。

任毅、王敏：《医院信息管理存在问题及优化策略》，《医学信息学杂志》2017 年第 10 期。

《2023 年全球医疗行业展望 | 德勤中国：生命科学与医疗行业（2023）》，《德勤中国》，https：//www2. deloitte. com/cn/zh/pages/life-sciences-and-healthcare/articles/2023-global-health-care-outlook. html。

前瞻产业研究院：《2023～2027 全球数字医疗产业经济发展蓝皮书》，2023 年 4 月 26 日。

《数创未来，健康无界 | 飞利浦发布 2023 年未来健康指数报告全球版》，2023 年 4 月 21 日，https：//mp. weixin. qq. com/s?＿＿biz = Mzg4MDkzNjM2Ng = = &mid = 2247488993&idx = 1&sn = 31ddb985d97645ebbb48ceba7b24b39a&chksm = cf6cc120f81b4836d3cf71b016a6f3c265f687e31b60ad33b25e0817224ab022a1bb0252e9a2&mpshare = 1&scene = 1&srcid = 0711j6unkL72KjXqjnMb2yMO&sharer＿sharetime = 1689057779476&sharer＿shareid = 77dfa5cd1ddde7f6fec09c5160b66503#rd。

《"整装再出发"，飞利浦全力进军医疗信息化市场》，https：//mp. weixin. qq. com/s?＿＿biz = MzA3OTYyMjk0MQ = = &mid = 2661135073&idx = 1&sn = ab03cd4faefa744dd0d9f6c23d817475&chksm = 84d9b493b3ae3d857d64b15f63bd3fce0ca0beed20ca99f0adb0022cc0625383f4e292ae69eb&mpshare = 1&scene = 1&srcid = 0627sjXGyyO8Vx5sAuDyAZwg&sharer＿sharetime = 1687876522126&sharer＿shareid = 77dfa5cd1ddde7f6fec09c5160b66503#rd。

阿里健康：生命至上，数字化
助力医疗健康普惠可及

陈琬莹*

摘　要： 数字健康作为"健康中国"和"数字中国"两大战略的交汇点，
　　　　对于优化要素配置和服务供给、补齐行业短板、提升服务效率、
　　　　推动健康产业转型升级至关重要。作为领先的数字化健康企业，
　　　　阿里健康始终秉承让医疗健康普惠可及的初心，从消费者需求出
　　　　发，凭借自身在数据趋势洞察、全域运营、数字化患者管理以及
　　　　智慧供应链、全流程追溯等方面的优势，探索了"数字化+医疗
　　　　服务""数字化+药品服务""数字化+健康管理""数字化+健康
　　　　基建""数字化+健康公益"等重点创新模式，在保障安全的基
　　　　础上满足消费者对健康生活多层次多样化的需求。未来，企业在
　　　　全球角逐医疗人工智能领域的发展中，亟须政策端进一步提升健
　　　　康数据共享开放水平以支持行业实现高质量发展。

关键词： 数字化　智慧医疗　数字健康　数字中国

　　当下，以云计算、大数据、人工智能等为代表的数字技术推动的第四次
工业革命，正如前三次工业革命一样如火如荼，不断走向深入。数字化产业
发展速度之快、辐射范围之广、影响程度之深前所未有。特别是在医药健康
领域，数字化的发展与应用提供了更加便捷、高效、精准的服务方式和技术

---

　*　陈琬莹，阿里健康高级政策研究专家，主要研究方向为大健康产业政策与多层次社会保障体系。

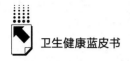
手段，其便利性、可及性、普惠性优势正越来越得到行业与消费者的认可与重视。

党的十八大以来，党中央始终强调把增进人民福祉作为信息化发展的出发点和落脚点。在未来一个时期，加快完善数字化医疗健康政策体系建设，促进互联网业态与"三医"联动改革相衔接，积极扩大相关新基建投资，持续优化监管和服务，将进一步释放新业态的发展潜力，助力破解人民日益增长的健康需求与医疗卫生资源配置不平衡、不充分之间的矛盾，从而提升群众对医疗健康服务的获得感和幸福感，更好地实现全民健康。

积极响应健康中国战略的要求，阿里健康作为阿里巴巴集团旗下的大健康旗舰平台，充分发挥自身在移动互联网、大数据和云计算、电子商务、物联网等领域的优势，紧紧围绕用户需求，构建线上线下一体化的医疗健康服务体系，以"云基建"为基础、"云药房"为核心、"云医院"为引擎，为亿万家庭提供普惠便捷、高效安全的医疗健康服务。

一　我国医疗健康数字化发展现况

（一）蹄疾步稳，医疗健康数字化发展的整体环境不断优化

近年来，数字化浪潮为健康产业变革带来了深刻影响。以数字化服务人民获得公平、普惠、可及的医疗健康服务为核心，我国医疗健康领域数字化的顶层设计日渐清晰。早在 20 世纪末，远程医疗、医药电商等行业数字化的雏形已在政策推动下悄然起步。2016 年中共中央、国务院印发《"健康中国 2030"规划纲要》、2018 年《关于促进"互联网+医疗健康"发展的意见》等行业纲领性文件陆续出台，逐步厘清了互联网医疗服务边界，并对医药电商以及互联网医院的业务进行实操层面的指导（见表 1）。2022 年 9 月，药品网售办法正式颁布，对药品互联网销售做出了更加明确的合规指引。伴随互联网诊疗、电子处方平台、医保支付的开放，相关配套政策不断完善，"互联网与寻医、问药、支付三方融合"的线上"三医"联动政策闭

环初步形成。顺应数字经济转型发展的大趋势，政策体系在深化"放管服"基调下不断创新包容审慎监管，在为行业发展营造更大空间的同时，也极大地提升了广大人民群众对医药产品服务的可及性及安全性。

表1　中国医疗服务数字化相关政策文件

时间	发文单位	政策文件	主要内容
2017年2月	国务院办公厅	《关于进一步改革完善药品生产流通使用政策的若干意见》	推进医药分开，支持"互联网+药品流通"规范发展，支持药品流通企业与互联网企业加强合作，推进线上线下融合发展，鼓励有条件的地区开展药师网上处方审核、合理用药指导等药事服务
2018年4月	国务院	《关于促进"互联网+医疗健康"发展的意见》	对线上开具的常见病、慢性病处方，医疗机构、药品经营企业可委托符合条件的第三方机构配送；探索医疗卫生机构处方信息与药品零售消费信息互联互通、实时共享，促进药品网络销售和医疗物流配送等规范发展
2020年4月	国家卫健委	《关于进一步推动互联网医疗服务发展和规范管理的通知》	推动互联网诊疗、互联网医院、远程医疗服务以及预约诊疗互联网医疗服务快速健康发展
2020年9月	国务院	《以新业态新模式引领新型消费加快发展的意见》	积极发展互联网健康医疗服务，大力推进分时段预约诊疗、互联网诊疗、电子处方流转、药品网络销售等服务
2020年11月	国家药监局	《药品网络销售监督管理办法（征求意见稿）》	药品网络销售者应当是药品上市许可持有人或者药品经营企业。药品网络销售者为持有人的，仅能销售其持有批准文号的药品。具备网络销售处方药条件的药品零售企业，可以向公众展示处方药信息。其他药品零售企业不得通过网络发布处方药销售信息
2021年4月	国家发改委、商务部	《关于支持海南自由贸易港建设放宽市场准入若干特别措施的意见》	支持开展互联网处方药销售，将在海南博鳌乐城先行区建立海南电子处方中心（为处方药销售机构提供第三方信息服务），对于在国内上市销售的处方药，除国家药品管理法明确实行特殊管理的药品外，全部允许依托电子处方中心进行互联网销售，不再另行审批

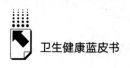
续表

时间	发文单位	政策文件	主要内容
2021 年 4 月	国家医保局	《关于优化医保领域便民服务的意见》	积极探索信息共享,实现处方流转、在线支付结算、送药上门一体化服务。依托全国统一的医保信息平台,加快医保智能监管子系统落地应用,与医药机构信息系统全面对接
2022 年 5 月	国家药监局	《药品管理法实施条例(修订草案征求意见稿)》	对药品网络销售管理销售主体、品种、质量管理规范要求等,第三方平台管理的义务和要求、药品网络零售管理等作出规定
2022 年 6 月	国家卫健委	《互联网诊疗监管细则(试行)》	医疗机构自行或委托第三方开展药品配送的,相关协议、处方流转信息应当可追溯,并向省级监管平台开放数据接口
2022 年 9 月	国家市场管理监管总局	《药品网络销售监督管理办法》	落实药品经营企业主体责任、压实药品网络销售平台责任、明确处方药网络销售管理、强化各级监管部门的监管措施
2023 年 7 月	国家发改委	《关于恢复和扩大消费的措施》	发展"互联网+医疗健康",进一步完善互联网诊疗收费政策,逐步将符合条件的"互联网+"医疗服务纳入医保支付范围

资料来源:中国政府网。

与此同时,数字技术日新月异的发展正在加速重构经济发展与治理模式的新经济形态。在健康领域,诸如人工智能、5G、移动互联网、物联网等数字技术对于疾病诊断效率和治疗价值的提升正越来越得到行业的认可与重视。随着数字技术的普及,创新模式的优势凸显,通过数据交互补充线下面对面交互,打破了时空限制,缓解了"看病难,买药难"问题,让更多偏远地区和基层群众可以通过互联网享受到均等、普惠、便捷的医疗医药服务。

(二)健康自觉,医疗健康数字化发展的需求呈爆发式增长

随着社会财富的增长和居民健康素养的不断提升,疫情后人们的健康意

识进一步提升，主动参与健康管理带来线上消费的加速发展。根据第 51 次《中国互联网络发展状况统计报告》①，截至 2022 年 12 月，我国网民规模为 10.67 亿，互联网普及率达 75.6%，互联网医疗用户规模达 3.63 亿，占网民整体的 34%（见图 1）。疫情三年，消费者已日渐建立起线上问诊、网购药械的行为习惯，约 75% 的网民使用了数字诊疗相关服务，相关需求大幅上升。疫情常态化管理下的消费者医疗行为被重构，特别是慢病复诊、远程开药、上门配送药的线上服务需求相对明确。

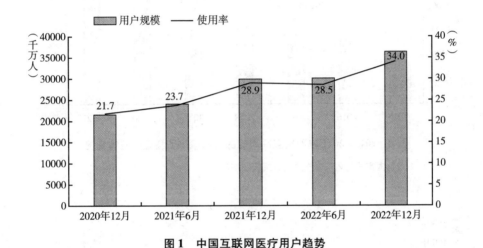

图 1　中国互联网医疗用户趋势

资料来源：CNNIC 中国互联网络发展状况统计调查。

（三）提质增效，医疗健康数字化服务的供给大幅提升

在政策加持与需求端刺激的双重影响下，近五年线上医药服务市场规模增长了近 5 倍。据国家药品监督管理局南方医药经济研究所统计，2015~2021 年，取得互联网药品信息服务资质证的企业数量均保持两位数的增长，同期互联网医院更是经历了从个位数到千位数的规模飞跃（见图 2、图 3）。在规模增长的同时，在政府指导、行业自律的努力下，

① CNNIC：第 51 次《中国互联网络发展状况统计报告》（2022 年），2023 年 3 月。

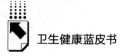
数字化健康平台通过不断深化线上、线下融合，在更好地配合政府的数字化监管的框架下，提供更加智能、高效、专业的服务，并赢得了更多的消费者信赖。

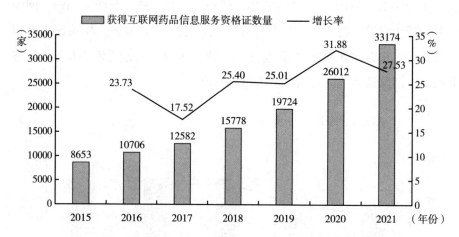

图2　2015~2021年取得互联网药品信息服务资格证的机构情况

资料来源：国家药品监督管理局南方医药经济研究所。

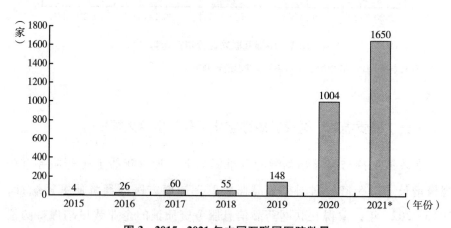

图3　2015~2021年中国互联网医院数量

资料来源：毕马威《疫情推进下的数字化诊疗发展：数字化医疗发展与创新》，http://www.199it.com/archives/1254215.html，最后访问日期：2023年8月7日。

二　阿里健康：弥合产业痛点，以有温度的 技术关怀每个生命

着眼于满足人民群众对美好生活的向往，围绕疾病预防和健康促进两大核心任务，健康中国建设已取得了一系列历史性成就。数字健康作为"健康中国"和"数字中国"两大战略的交汇点，对于优化要素配置和服务供给、补齐发展短板、提升服务效率、推动健康产业转型升级至关重要。特别是针对行业面临的医疗资源分配不均导致可及性不足，医疗信息不对称导致医患关系紧张、医疗成本高等痛点，数字技术能够将品种更齐全、价格更普惠的医疗健康品与服务以打破时空限制的途径更广泛地提供给广大消费者。

作为领先的数字化健康企业，阿里健康始终秉承让医疗健康普惠可及的初心，从消费者需求出发，凭借自身在数据趋势洞察、全域运营、数字化患者管理以及智慧供应链、全流程追溯等方面的优势，探索了"数字化+医疗服务""数字化+药品服务""数字化+健康管理""数字化+健康基建""数字化+健康公益"等重点创新模式，在保障安全的基础上满足消费者对健康生活多层次多样化的需求。

（一）"数字化+医疗服务"助力基本医疗服务均等化

我国医疗资源与需求在分配上的严重倒置，导致基层患者的健康服务可及性形成困扰。响应深化医改的精神要求，围绕助力落实分级诊疗、基本医疗服务均等化的目标，阿里健康充分利用自身在数字基础设施建设和移动互联网方面的技术优势，签约中医、西医医生逾19万人，2022年累计服务超5000万人次。通过在线咨询、在线问诊等互联网诊疗方式，有效实现优质医疗资源对基层医疗机构和基层患者的覆盖，努力提升居民对健康服务的获得感。平台五成以上问诊咨询患者来自中小城市，通过线上复诊开方，大大节省了慢病患者群体定期去医院开药的时间精力，有效助力分级诊疗。此外，阿里健康拥有全中国最完善的互联网中医服务平台，提供在线复诊、诊

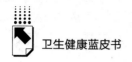

后管理、送药到家等服务，同时通过整合上游中药厂商供应链资源，实现中药产品的标准化供给，促进中医医疗资源纵向流动。

（二）"数字化+药品服务"以技术赋能普惠用药安全可及

坚决落实习近平总书记对药品领域"四个最严"要求，阿里健康一直将消费者健康和药品安全放在首位，持续投入药品质量管理体系建设，并凭借平台数字化技术优势，自研"安全用药 AI 系统"，对用药风险进行智能监测分析，在不断完善更能确保用药安全的同时优化消费者购药体验。与此同时，作为全国最大的医药电商平台，聚合 2.8 万户商家，以最丰富、专业的医药健康品供给服务消费者近 3 亿人。多年的行业实践显示，在提高药品流通效率、促进信息公开、打破垄断、解决偏远山区和特殊群体的药品可及性和用药便利性方面发挥着越来越重要的作用。针对低线城市的供药，从生产商生产出来调度到 B2C 零售平台，目前看是链路最短、时效性最快的方式，且在药品的完整度、服务的专业度、配送保障方面更具优势。数据显示，平台目前 65%左右的消费者来自三线及以下城市，其中五、六线城市占比高达 37%。通过数字化物流体系与线上专业服务相结合，医药电商大大缩短了采购周期，且价格与服务公开透明、全程可追溯，在降本增效的同时有效地将价格让渡于民。对于很多偏远山区重症、疑难杂症患者，到大城市治疗后，往往需要长期用药，而当地药店难以保障，医药电商平台很好地解决了这一痛点。

（三）"数字化+健康管理"靶向激发患者主动性，做好健康守门人

在慢性病在线服务管理方面，第七次全国人口普查数据显示，我国 60岁及以上人口占比达 18.7%，慢性疾病防控管理已经成为"十四五"时期应对人口老龄化的重点问题之一。近年来，互联网平台的健康管理模式快速发展，通过建立持续指导、在线沟通的管理模式，在帮助解决消费者多元化购药需求的同时有效提升了患者的用药依从性，随着我国逐步达到人口老龄化高峰，未来需求空间巨大。为此，阿里健康经过多年耕耘，探索出以慢病

社群为阵地，以靶向式教育、精准随访、同伴互助和福利计划为核心的数字化慢病管理模式。目前该模式已覆盖癫痫、哮喘、糖尿病、乙肝、肠内营养等在内的近20个疾病领域，并取得了初步有效的医学结果。如在糖尿病领域，患者在参与管理半年后，人均用药天数提升33%。通过持续跟踪发现，参与糖尿病项目的患者中，初次建档空腹血糖值大于7的患者中，超过61.7%的患者血糖得到改善。在持续病程管理的场景中，通过自研的智能随访系统确保对每个患者进行不同频次、不同深度的健康管理，并通过专业支持保障患者能够逐步建立起其所需要的自我管理的能力。

与此同时，从医防融合在基层落地的需求出发，我们不断深挖高频发生的疫苗预约、体检、核酸检测、上门护理等基本公共卫生服务内容场景，积极探索线上、线下相融合的模式创新，助力家庭医生做好健康守门人的角色。针对常见场景中人力不足、问题同质性高、居民缺乏主动配合性等痛点，平台通过AI+小助手帮助家庭医生以深度学习工具整合工具、内容与服务，大大提高了所服务地区居民的健康素养水平。

（四）"数字化+健康基建"构筑医疗垂类领域人工智能"大脑"

多年来，伴随医疗信息化的快速发展，半结构化和非结构化医学数据呈指数级增长。如何从多元异构的海量医疗数据中提炼出有效信息，并加以管理、共享及应用，成为推进医学智能化的关键，也是医疗搜索、电子病历及医疗质量管理智能化面临的一大技术难题。阿里健康历时两年、耗资过亿，组织国内一流专家学者全程审核，研发了医疗垂类领域人工智能"大脑"——中文医学知识图谱，并于2023年4月30日正式对外发布。其中，中文临床术语集的规模、先进程度和实用性均处于国内领先地位。而基于中文临床术语集和中文药物术语集的基础构建的合理用药知识图谱，覆盖国内批准上市和临床流通的常用药品3万种，已能够支持各种涉及药品应用场景的智能化推荐、审方、质控、合理用药以及消费端应用等，并有效支持临床决策支持系统、合理用药推荐和质控等场景的精准应用和知识推理。

另外，阿里健康积极响应《药品管理法》、《疫苗管理法》及相关药品、疫苗追溯标准对药品实现全链路追溯的要求，自主开发"码上放心"追溯平台，持续为药品生产企业、流通企业、医疗机构、零售终端药店等提供安全便捷的合规解决方案。通过追溯平台，有效打击假药、回流药、过期药的流通，保障人民群众的用药安全。在疫情期间，平台还将上市后的追溯延伸到临床研发阶段，确保了临床试验用药的盲底安全和药品安全管控。

（五）"数字化+健康公益"将企业社会责任融入业务发展

阿里健康始终将社会责任作为企业发展的重要环节，积极投身公益，利用自身业务与技术优势开展多项公益行动，以各种形式和活动回馈社会。例如，我们持续提供罕见病援助服务，打造全球首个"罕见病全球药物信息平台"；以"早发现，早治疗"为原则，搭建小鹿灯儿童重疾公益救助平台；以缩小城乡医疗资源的差距为目标，开展高原医生重症会诊与基层医生培训等服务。

在疫情发展的特殊时期，阿里健康积极响应国家号召，充分发挥互联网优势，以直达消费者的供应链管理等能力，先后在全国20多个省区市配合药品物资精准投放工作，为各地居民提供紧缺药品和物资，力求缩短中间环节，缓解广大群众"买药难"问题。同时，平台也依托大数据、云计算等信息技术等优势，做好哨点角色，支持监管部门开展疫情监测分析和趋势研判，以精准投放的方式保障重点地区、重点人群的用药需求。为缓解农村地区因地域广、人口多可能造成的医疗资源不足，在春节返乡高峰期，我们联合人民日报新媒体联合发起"乡村防疫助力行动"，推出7×24小时新冠义诊平台、重症远程会诊通道、新冠防控知识普及视频等，为乡村地区防疫提供专业的在线医疗健康服务支持。

在常态化模式下，阿里健康更是将践行企业社会责任融合业务的方方面面，探索诸如药品说明书适老化改造、阿里健康盲文字体等公益产品。例如药品说明书适老化改造，即员工在关注到老年人看不清药品说明书，无法正确使用药品、影响用药安全等问题，从内部发起的公益项目。项目利用阿里健康追溯码和医学知识图谱两个核心业务能力，结合阿里云成熟的文字-语音转换能力，旨在为银发人群的用药提供"适老化"解决方案，让药品说明书更"智慧"，切实减少老人阅读药品说明书的障碍。积极响应《中华人民共和国无障碍环境建设法》要求，从帮助 1700 万视障群体安全用药出发，阿里健康联合设计开发出首套中文+盲文+注音的定制字库——阿里健康体，即使用时无须学习直接输入拼音，就能完成盲文创作，方便帮助包括医疗机构在内的不同行业从业者在外观和包装设计上标注盲文，通过公益和设计的力量改善视障群体的生活。

在社会飞速数字化转型的当下，医疗健康产业的数字化应用之路，开始得到前所未有的关注。伴随互联网医疗、药品、医保支付等相关政策的不断完善，提供普惠数字医疗已成为"十四五"期间乃至更长周期内我国民生领域的重点工作，监管框架日渐清晰，满足合规要求的优质医疗服务企业有望获取更多发展机会。阿里健康将进一步加大投入，发挥自身行业优势，利用好数字技术的突破性发展，让每个用户都能够享受数字经济时代带来的红利，让"数字有温度，社会更美好"。

三　未来展望

长远来看，医疗健康领域的数字化发展空间无限，健康数据作为新世纪国家重要的战略资源和重要生产要素，其应用和发展将成为医疗技术、业态、模式、手段等变革和创新的动力，也势必成为给国家科技创新、人才培养、产业发展、国民经济、国际竞争力等诸多领域带来创新性、颠覆性变革的大事、要事、难事。

（一）产业观察

目前，伴随多年来的医疗信息化建设，我国医疗数字化虽具备一定的基础，但从全球范围来看，我国仍处于起步阶段。特别是人工智能大模型领域，当前陆续有多家平台企业及专业公司发布相关医疗大模型，例如阿里的"通义"、百度的"文心"大模型等均已接入医疗相关场景，并在医生数字助理、图像识别诊断、健康监测建议等多个维度开展业务探索。但总体来看，产品大多处于内测阶段，未向消费者开放使用或与商业机构的合作仍处于谈判阶段。而行业发展也面临着大健康数据市场流通活力有待增强及支撑保障体系尚不完善等问题。具体表现为：（1）健康数据交易不活跃。由于不同地域、机构主体间缺乏合作共享机制，数据的"流动性"与"可获取性"较差。（2）数据标准化和完整性亟待提升。由于各地医疗机构信息化建设参差不齐且标准不统一，以非结构化数据为主，因此整合后的数据质量不理想，数据治理成本非常高，亟须规范化的数据治理工具予以优化。（3）算力保障不足。目前算力资源整体分布比较分散，异构化程度较高，且投入大、维护成本高。（4）健康数据网络安全规范尚未形成标准化体系，数据的事前、事中、事后监督管理可执行性有待强化，数据开放共享与隐私安全保护间难以平衡。

（二）趋势前瞻

随着 ChatGPT 的问世，数字技术发展对各行业的颠覆性效应引发全球广泛关注。医疗健康作为数字技术率先落地的行业之一，各国纷纷将其作为最重要的领域，持续加大政策与资金支持，一些国际顶尖科技公司已在疾病预测与个性化医疗、临床医学决策辅助、医学创新等多个领域取得了一系列突破性进展，并在实际应用中有效提高了医疗质量和效率。具体表现如下。

一是在对患者的疾病预测和个性化医疗方面，AI 大模型可通过分析庞大的患者病历、疾病数据库和医学文献等数据，帮助发现潜在的疾病风险因素和早期预警信号，在疾病发展之前采取必要的干预措施，提高预防和治愈效果。例如，作为美国电子病历市场的主导者，Epic 在其 EHR 系统中利用微软 Azure 云服务使用生成式 AI，目前已推出生成式 AI，并将其与 Epic 旗下的 Slicer Dicker 数据可视化工具相结合，可以自动根据用户输入的内容推荐相关的数据指标。

二是在对医生的辅助决策和治疗方面，AI 大模型通过分析大量的病历和诊疗数据，可以帮助医生制订更好的治疗计划，提高患者的治疗效果。

2022年12月，谷歌发布Med-PaLM医疗大模型（针对医学知识微调的模型），是首个通过美国医师执照考试（USMLE）类问题的AI模型，它能够根据用户的输入来检索医学知识，通过获取大量医学文献和数据来帮助医生更安全、更准确地回答临床医疗问题。

三是在对科研的医学研究和创新方面，AI大模型可帮助医学研究人员加快新药开发、疾病治疗方法的创新以及医学知识的积累，发现新的治疗途径和潜在的疾病机制。例如，针对医学专业检索与临床研究，微软推出了BioGPT，它作为一种针对大规模生物医学文献（以PubMed专业医学文章为基础）进行预训练的特定领域生成模型，作为专门为回答医学问题而设计的大模型，在生物领域/医学领域，BioGPT达到78%的准确率，BioGPT-Large更是在基准测试中达到81%的准确率，已实现了与人类的同等水平，并且可以在各种科学发现场景中为生物学家提供支持。

四是在对社会的医疗服务效率和质量方面，AI大模型可以协助医生进行快速、准确的诊断，优化治疗计划，减少不必要的检查和治疗，并帮助医疗机构更好地分配资源，提高医疗效率，减少等待时间，提供更好的医疗服务。例如，OpenAI发布的GPT-4与微软旗下Nuance Communication发布的支持语音的医疗病历生成应用程序DAX，已开展实际商业应用合作。它在医学能力考试和基准数据集上评估数据，针对MedQA数据集的准确率达到86.1%，达到"专家"医生水平。

（三）政策建言

从国内外对比来看，医学人工智能作为关系国计民生的下一个技术制高点，未来有着巨大发展空间和产业潜能。其应用发展的未知远大于已知，各国政府和企业都给予了高度重视。针对目前这一领域显著的国内外差距，为有效推动我国医学人工智能发展，赶超西方国家相关领域应用，助力健康中国战略落地，提出以下四点建议。

一是加强政策支持和资金投入。进一步加强从国家到地方对医疗大模型发展的政策支持和引导，出台相关政策和规范，指导和推动医疗大模型的建

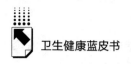

设和应用。通过开展国家级、地域性试点，并给予专项资金支持，建设一批标杆性项目，形成行业领先效应，推动医疗大模型的快速发展。

二是夯实医疗数据应用基础，加强医疗数据的开放与共享。建立医疗数据标准化规范，搭建可靠的数据共享平台，促进不同医疗机构之间的数据共享和整合，提高数据利用效率。

三是建立产学研合作平台，促进产学研合作。鼓励医疗科技企业与高校、科研机构等开展深度合作，提供研究资金、优惠政策等支持，鼓励企业、高校和科研机构间建立产学研合作平台，共同开展医疗大模型的研究和应用。

四是加强人才培养与培训。针对复合型人才的需求，加强医学信息化学科建设和专业教育，鼓励高校开设医疗大模型相关课程，培养相关领域的专业人才，从而提高医疗大模型人才的素质和数量。强化对存量人才的在职培训，结合试点项目，以事练人，实现项目与人才的共同成长。鼓励建立医疗大模型人才库，为企业提供人才支持。

参考文献

国家药监局：《药品监督管理统计年度数据（2022 年）》，https：//www. nmpa. gov. cn/directory/web/nmpa/images/1681866563446076174. pdf，2023 年 8 月 3 日查询。

金小桃：《健康医疗大数据》，人民卫生出版社，2018。

中国互联网络信息中心：第 51 次《中国互联网络发展状况统计报告》（2022 年），https：//cnnic. cn/n4/2023/0302/c199-10755. html，最后访问日期：2023 年 8 月 4 日。

毕马威：《疫情推进下的数字化诊疗发展：数字化医疗发展与创新》，http：//www. 199it. com/archives/1254215. html，最后访问日期：2023 年 8 月 7 日。

国家药品监督管理局南方医药经济研究所：《从 20% 到 30% 中国数字医疗增速跃升》，https：//www. smei. net. cn/front/GraphicData/graphicData_ 2021041900 01. jsp，最后访问日期：2023 年 8 月 7 日。

《"共建共享　全民健康" 2023 健康中国发展大会在京召开》，光明网，https：//baijiahao. baidu. com/s? id=1771842143041055455&wfr=spider&for=pc，最后访问日期：2023 年 8 月 8 日。

阿里健康：《2023 年环境、社会及管治报告》，https：//cloudpharmacistpictures. oss－cn－zhangjiakou. aliyuncs. com/alihealth＿official＿website＿manager/financial＿files/c＿00241esg－20230711－07ada8f8340a. pdf，最后访问日期：2023 年 8 月 9 日。

《阿里健康入局数字化患者管理，慢病管理市场迎来新变局》，动脉网，https：//baijiahao. baidu. com/s？id＝1744367585763311248&wfr＝spider&for＝pc，最后访问日期：2023 年 8 月 9 日。

Abstract

Since the 18th National Congress of the CPC, Chairman Xi Jinping adheres to the development concept of putting the people at the center, prioritizing People's Health as a strategic priority for development, continuously deepens the reform of the medical and health system, improves the national medical insurance system, optimizes the drug review and approval system, strengthens international exchange and cooperation of medical technologies, and firmly promotes the high-level opening up of the bio-pharmaceutical industry to the outside world. China's health industry has achieved significant achievements. The level of medical and health services has significantly improved, and the main health indicators of residents are among the top in middle or high income countries.

According to the framework of China's health development indicator system, this report comprehensively and systematically evaluates and analyzes the health development level of the country, provincial regions and key cities in 2021. Then this book conducts thematic research on the shortcomings of grassroots public health services, innovative drug pricing mechanisms, innovative drug review and approval mechanisms, grassroots chronic disease management, and digital medical development. It also studies the health management practices of cities such as Weihai, Zhuhai, and Vienna, and summarizes and prospects the development of enterprises such as China National Pharmaceutical Group, Philips, and Alibaba in the field of healthcare.

The report of the 20th National Congress of the CPC pointed out the need to "promote the coordinated development and governance of medical insurance, medical care, and medicine, and continue to improve policies for promoting people's health"; In the same year, the State Council issued the "14th Five Year

Plan for National Health", which made important strategic arrangements for comprehensively promoting the Healthy China Strategy. This book proposes to focus on the following areas: to optimize the layout of health resources, to fill the gaps in community and rural grassroots public health services quickly, to strengthen the construction of a health environment, to promote the development of digital medical technology in China, and to strengthen health management, to Strengthen the intellectual property protection of innovation in the bio-pharmaceutical industry, to promote the coordinated development and governance of medical insurance, medical care, and medicine, and to improve the public's health level.

Keywords: Healthy China Strategy; Three Medical Collaborative Reform; Grassroots Public Health Services; Digital Healthcare

Contents

I General Report

Abstract: The report first systematically summarizes the main measures and achievements of China's hygiene and health development since the 18th National Congress of the CPC. Then according to the framework of China's health development indicator system, this report comprehensively and systematically evaluates and analyzes the health development level of the country, provincial regions and key cities in 2021. The study found that: from a national perspective, China's overall health has been steadily improved, and hygiene and health resources have increased significantly, and hygiene and health environment has been steadily improved, health and wellness investment has increased overall, hygiene and health management have emerged, and health and wellness levels have been continuously improved. From the perspective of provinces, 31 provinces was measured and evaluated, among which Beijing, Shanghai, Zhejiang, Inner Mongolia, Jiangsu, Jilin, Shaanxi, Qinghai, Ningxia, and Fujian are among the top 10 places in the evaluation. There is a certain correlation between health level and economic development, and the hygiene and health development level between regions shows a regional characteristic. The health and wellness development level presents certain regional characteristics the health development level of 104 major cities across the country was measured and evaluated, among which Beijing, Shenzhen, Zhuhai, Shanghai, Hangzhou, Xiamen, Nanjing, Huzhou, Wuxi and Weihai are among the top 10 places in the evaluation. Except for Beijing and Weihai, the above cities are all in the Pearl River Delta and Yangtze River Delta regions.

Next, we should Promote the coordinated development and governance of medical insurance, healthcare, and medicine, further optimize the distribution of health resources, fill the gaps in community and rural grassroots public health services, strengthen the construction of healthy environment, actively promote the development of digital medical technology, strengthen the intellectual property protection for innovation in the bio-pharmaceutical industry, and continuously improve people's health and hygiene level.

Keywords: Hygiene and Health Resources; Hygiene and Health Environment; Hygiene and Health Investment; Hygiene and Health Management; Hygiene and Health Level

II   Sub-Reports

B. 2   Evaluation and Analysis on China's National Hygiene and

Health Development   *Zhang Huanbo* / 021

Abstract: Based on the framework of China's health development indicator system, this report comprehensively and systematically assesses and analyzes the national health development level in 2023. The study finds that: nationally, China's total health indicators continue to improve, health and health resources have been significantly improved, the health and health environment has continued to improve, health and health inputs have generally improved, the effects of health and health management have been evident, and the level of health and health has continued to improve. As a next step, it is necessary to continue to

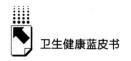

fight in depth the battle to defend the blue sky, blue water and clean soil, and to create a healthier and more livable ecological environment for the people; to create a better environment and conditions for the people to actively participate in cultural and sports activities; and to make up for the shortcomings, to practically improve the ability to prevent and control infectious diseases, and to vigorously improve the ability to supervise health.

Keywords: Health Development; Healthy China 2030; Health Supervision; Disease Prevention and Control

B.3 Evaluation and Analysis on China's Provincial Hygiene and Health Development　　　　　　　*Cui Can, Zhang Huanbo* / 039

Abstract: According to the framework of China's health development indicator system, this report evaluates the health development level of provincial-level regions in 2021. Based on the data of 31 provinces, autonomous regions and municipalities, the top 10 provincial-level regions in terms of health and health development are Beijing, Shanghai, Zhejiang, Inner Mongolia Autonomous Region, Jiangsu, Jilin, Shaanxi, Qinghai, Ningxia and Fujian. The level of health development in provincial-level regions has a certain correlation with the level of economic development. The level of development between regions shows regional characteristics, and the level of balanced development within regions needs to be enhanced. The health cause should rely on comprehensive efforts in various fields to achieve more progress.

Keywords: Provincial; Health Development; Indicator Evaluation; Healthy China

Abstract: Under the framework of " China's health and hygiene development index system", the report calculates, ranks and analyzes the level of health and hygiene development for 104 major cities in China. In the overall ranking of China's City health and hygiene development level, the top 10 cities are Beijing, Shenzhen, Zhuhai, Shanghai, Hangzhou, Xiamen, Nanjing, Huzhou, Wuxi and Weihai. Apart from Beijing and Weihai, the top 10 cities are mainly in the Pearl River Delta and Yangtze River Delta regions. The analysis shows that the ranking of the health and hygiene development level of China's major cities is not completely consistent with the GDP ranking. Most cities have unbalanced health and hygiene development. There is also an imbalance in the health and hygiene development among different regions. In the future, it is necessary to improve city's medical and health service system, build a high-level medical team, strengthen the health environment, increase investment in health, strengthen health management, maintain people's health in an all-round and full cycle, strive to improve the health literacy level of urban residents and promote a high-quality development of health and its undertakings.

Keywords: City; Health and Hygiene; Health Care; Healthy China

Ⅲ   Reports of Health

Abstract: The report of the 20th National Congress of the Communist Party of China clarified the major arrangements for promoting the construction of a

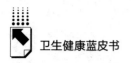

healthy China and pointed out the direction for deepening the reform of the medical and health system. To promote the construction of a healthy China, we must encourage innovation and promote the high-quality development of the biomedical industry; we must clarify the boundaries between basic medical insurance and commercial medical insurance, and promote the development of commercial medical insurance; we must rationalize the price of medical services and accelerate the construction of grassroots medical and health teams. The medical and health industry is not only an important part of the national economy, but also an important part of promoting the construction of a healthy China.

Keywords: Coordinated Development and Governance of Medical Insurance, Medical Services, and Pharmaceuticals; Healthy China; Biomedi-cine; High-quality Development

B.6　Key Tasks for Building a Healthy China in the Post-Epidemic
　　　　Era　　　　　　　　　　　　　　　　　　　*Zhang Huanbo* / 084

Abstract: With the implementation of Class B and B management of infectious diseases for the new crown virus, my country has officially entered the post-epidemic era, marking that my country's social and economic operations and the people's production and life have returned to the right track. Looking back on the epidemic prevention and control work in the past three years, we can see that under the leadership of the party, we have given full play to our country's institutional advantages, relying on our strong public hospital service system, complete pharmaceutical industry system and management system, and a medical security system covering the whole people. A large number of applications of innovative information technology have helped my country achieve decisive victory in the prevention and control of the epidemic; but at the same time, we have also objectively seen that there are still gaps in resource distribution, service capabilities and innovation capabilities in my country's health care, and are facing globalization. The era of health governance is facing new issues. To this end, it is necessary to comprehensively improve my country's health governance system and governance capabilities, comprehensively improve emergency rescue capabilities, establish a "combination of peacetime and wartime" medical service management model, promote innovation in the pharmaceutical industry, deepen the reform of the pharmaceutical product management system, and establish medical security and public health care. The health system is connected and actively promotes the construction of a human health and health community.

Keywords: Healthy China; Medical Services; Public Health; Health Governance

B.7   Practice and effectiveness of chronic disease management

under the background of county medical community

Gan Ge, Cheng Nian, Song Daping and Cui Yaru / 097

Abstract: The typical regions have made active explorations in the aspects of organization management system, screening of chronic disease, improving of the service continuity, family doctor services, performance evaluation, and achieved good results in chronic disease management. The disease of chronic patients has been effectively controlled, and the control effect of standardized management group was significantly better than that of the general population. The effective path of chronic disease management has been established. It is suggested to strengthen the construction of the governance system for health. Make full use of information technology to improve the efficiency and quality. Promote coordinated development and governance of medical, health insurance and medicine, and establish a health-oriented performance appraisal mechanism.

Keywords: Chronic Disease Management; County Medical Community; Governance for Health

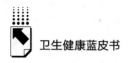
B . 8   Promoting People-centered Urbanization and Preventing a
Decline in Birth Rate   *Bi Chengliang* / 109

Abstract: The declining fertility rate will become the biggest problem in
China's future development. China's urban and rural structure, family structure
and marriage rate have undergone fundamental changes, and the fertility rate has
shown a negative growth trend. We must change our thinking in a timely manner
and fully understand the difference between the laws of population development
and the laws of economic development. We must take advantage of China's
complex social structure, rationally arrange industrial layout and urban and rural
structure, and advance people-centered urbanization. We must seize the ten-year
golden period of stabilizing the population problem and prevent the collapse of the
fertility rate.

Keywords: Birth Rate; Population; Counter-urbanization; Suburbanization;
New-type Urbanization

Ⅳ   Reports of Hygiene

B . 9   New Development of Hospital Culture Construction

Chen Xiaohong / 118

Abstract: Under the leadership of party committees, we establish new
cultures to promote high-quality development of public hospitals, intensify patient-
driven orientation and provide suitable cares to medical staffs. Positively promoting
the Party Construction to guide high-quality development of public hospitals is the
core motivity of building a healthy China, sharing historic responsibility and
playing a positive role. Under the leaderships of Party Committees and governments
at all levels, public hospitals not only actively undertake routine tasks like Covid-
19 Prevention and Control, patient treatments and medical services and fully
implement various tasks about the reform of medical and health system, but also

improve the staffs' awareness of the importance of cultural construction and therefore have acquired considerable gratifying achievements. For example: to establish New Culture Resource Bank of public hospital, to carry out research on new culture construction of public hospital, to compile medical risk management and clinical accident cases compilation books.

Keywords: Public Hospitals; Healthy China; Hospital Culture

B.10 Research on supplementing the Shortcomings of Public Health Services in Communities and Rural Grassroots

Wang Jing / 126

Abstract: Improving the level of public health services in the community and rural grassroots is the top priority in promoting the healthy China strategy. Since the 18th National Congress of the Communist Party of China, China's community and rural grassroots public health services have made great progress: the orderly medical care pattern has basically taken shape, the effective utilization rate of grassroots medical and health resources has increased year by year, the effectiveness of medical insurance funds has generally improved, and the serviceability of grassroots medical and health services has increased year by year; However, compared to developed countries abroad, there are still shortcomings in the field of grassroots public health services in China, such as: the layout of grassroots public health service resources still needs to be optimized, the imbalance in the development of public health service in the different districts and countrysides, the shortage of grassroots medical talents, and the low-level of informatization in grassroots medical resources. Therefore, it is necessary to closely combine the actual needs of grassroots medical care and further streamline the system and mechanism of grassroots public health services; It is also need to accelerate the improvement of the urban-rural integration development mechanism and optimize the balanced allocation of grassroots medical resources; We should

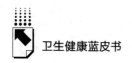
make every efforts to retain grassroots medical and nurse talents, and enhance the comprehensive protection of the grassroots medical and nursing talents; We also should strengthen the use of information technology and other high-tech means to comprehensively improve the quality and efficiency of the public health services in communities and rural grassroots.

Keywords: Grassroots Medical and Health Care Service; Community Public Health Services; County Medical Community; Grassroots Medical Security

B.11 Research on Progress, Problems and Suggestions of new Drug Review and Approval System in China

Yan Shaojun / 138

Abstract: the review and approval system of new drugs is related to the safety of people's drugs, the innovation power of pharmaceutical enterprises and the healthy and sustainable development of the entire pharmaceutical industry in China. Since 2015, with the introduction of the national drug review and approval system reform measures, and the gradual establishment of an innovation-oriented new drug research and development ecosystem environment, the speed, quality and quantity of new drugs approved in China have been greatly improved. At the same time, there are still many problems in the review and approval process of new drugs in China, such as the system and mechanism to be further rationalized, the review and approval efficiency to be further improved, the fast registration channel to support innovation to be further refined, the ICH guidelines to be further implemented, the communication mechanism and the expert advisory committee system to be further improved, and the shortage of review and approval resources. It is necessary to continue to deepen the reform of the review and approval system, further rationalize the drug review and approval system and mechanism, refine and improve the rapid registration channels, improve the communication and communication and expert advisory committee system, strengthen the allocation of drug review and approval capabilities, promote the modernization and internationalization of innovative drug review and approval capabilities, and further improve the ability and efficiency of new drug review and approval system.

Keywords: New Drug; Drug Review and Approval System; New Druy Research and Development

B.12 Research on the current situation, Problems and Countermeasures of the Development of Commercial Medical Insurance in China　　　　　　*Ma Xiaoling* / 154

Abstract: China has achieved full coverage of basic medical insurance, which has greatly increased the people's sense of gain. However, people, including middle-income groups, still have relatively common health anxiety, and the reimbursement amount cannot meet the treatment needs of major diseases, which is the reason for the widespread health anxiety. Commercial medical insurance is an important part of my country's multi-level medical security system, and it is expected to make up for the gap in basic medical insurance. At present, the coverage scope, coverage objects, coverage time, etc. of commercial medical insurance are not complementary to basic medical insurance. The imperfect "infrastructure" for the development of commercial medical insurance, unclear legal status, and unclear boundaries with basic medical insurance are all factors that restrict the development of commercial medical insurance. In this regard, five suggestions are put forward. The first is to draw a clear boundary between basic medical insurance and commercial medical insurance. The second is to legislate to protect the important strategic position of commercial medical insurance. The third is to disclose necessary medical related data to help commercial insurance in product innovation. The fourth is to A risk-sharing mechanism has been introduced. Fifth, basic medical insurance and non-basic medical insurance are uniformly managed and

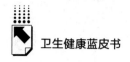
卫生健康蓝皮书

supervised by the medical insurance authorities.

Keywords: Commercial Medical Insurance; Catastrophic Medical Expenditure; Medical Security System

B. 13   Discussion on Strategies for Promoting the High-quality

Development of China's Generic Drugs Industry

Xu Changchun, Bi Chengliang / 175

Abstract: Generic drugs are the fundamental driving force in China's drug market. At present, there are six major problems: low drug quality, poor efficacy, and slow progress in consistency evaluation. We mainly need to take five measures, including building high-quality pharmaceutical enterprises and increasing consistency evaluation efforts, to promote the high-quality development of generic drugs in China.

Keywords: Generic Drugs; High-quality Development; Countermeasures

V   Innovation Reports

B. 14   Policy Progress and Future Prospects of Pharmaceutical

Intellectual Property Protection in China

Yang Yue, Kang Wei, Du Xin, Luo Xingxian

and Jiang Xiaomeng / 187

Abstract: During the "13th Five-Year Plan" period, China's biomedical innovation has shifted from following and rushing of imitation (V1. 0) to fast-follow and parallel track (V2. 0), and will move towards the original innovation stage (V3. 0) in the future. During the "13th Five-Year Plan" period, China's biomedical innovation has shifted from following and rushing of imitation (V1. 0) to fast-follow and parallel track (V2. 0), and will move towards the original innovation stage (V3. 0) in the future. With the gradual upgrade of China's pharmaceutical industry, the protection of IPR is moving from IP V2. 0 to IP V3. 0. The reform of drug review and approval has accelerated the internationalization of China's drug innovation. The number of domestic innovative drug marketing applications and approvals continues to increase. China's drug patent applications and grants have entered the international forefront. Innovative domestic pharmaceutical companies' R&D innovation is emerging. However, the gap between Chinese innovative pharmaceutical companies and multinational pharmaceutical companies is still obvious. IP V3. 0 will provide the driving force to leap to independent innovation for the strategy of pharmaceutical power. This paper puts forward the following five suggestions: improve China's IP V3. 0 protection system to establish a dynamic game mechanism for innovation and imitation; utilize IP V3. 0 to establish a reasonable period of market exclusivity for new drugs and reconstruct the market order of new drugs, modified new drugs and generic drugs; clarify the scope of new drugs to guide the direction of drug R&D and innovation; improve the system of data protection and market exclusivity periods, and resolve key issues; and improve IP V3. 0's supporting relevant policies.

Keywords: Intellectual Property; Pharmaceutical Innovation; Patent Term Extension; Data Protection

B . 15　Optimizing the Price Formation Mechanism to Promote

Investment in Innovative Drugs　　　　　　*Wu Yunfei* / 206

Abstract: The innovative drug price formation mechanism directly affects the return on investment in innovative drugs and reinvestment. Innovative drug investment is fundamental to the high-quality development of the pharmaceutical industry, and an in-depth study of the price formation mechanism of innovative drugs is of great significance in promoting the high-quality development of China's innovative drug industry. The price formation mechanism forms feedback on

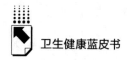
innovation investment through profit incentives, changes in supply and demand, competitive environment, return time lag and other aspects. In the price formation mechanism of innovative drugs, the way of updating the medical insurance catalog, the method of assessing the value of drugs, and the way of price negotiation will all have an impact on the price formation of innovative drugs. China has already made great progress in rationalizing the price of innovative drugs, and the next step needs to continue to optimize the relevant policies in terms of the assessment of drug value, the assessment of the value of major innovative and first-in-class drugs, the support of generic drugs, the enhancement of the protection of clinical data, the return of capital, commercial insurance, and government investment.

Keywords: Innovative Drugs; Drug Price; Pricing of Medical Insurance; Investment

B.16 Strengthening Intellectual Property Protection to Promote

High-quality Development of the Biopharmaceutical Industry

Xu Hui / 220

Abstract: Although China has become a major biomedical innovation country after the United States and the second largest biopharmaceutical market favored by innovative drug applicants from all over the world, with the continuous innovation of biomedical technology, there are still some problems in the protection of biopharmaceutical intellectual property rights in practice, such as the scope of patent term compensation cannot meet the needs of biomedical development, the implementation of the patent linkage system has not achieved the expected results, the absence of consistent enforcement standards for the supplementation of drug experiment data in patent examination, and the lack of regulatory data protection, it is necessary to continue to improve the relevant intellectual property system and strengthen intellectual property protection.

Abstract: This article introduces the compound annual growth rate of papers published in the field of biomedicine in China from 2013 to 2022, which reached 13. 54%, significantly higher than the international level. Although the number of patent applications and authorizations in China has maintained a growth trend, we are seriously lagging behind Western countries such as the United States in terms of achievement transformation. This article analyzes a series of issues such as low quality of original research results, unsmooth collaboration mechanism between industry, university, research and medicine, and weak innovation environment. Corresponding policy recommendations are proposed to improve the quality of basic research results, guided by clinical needs and practical problems, strengthen top-level design, smooth collaboration mechanism between industry, university, research and medicine, and establish a good innovation ecosystem.
Keywords: Biomedicine; Patents; Achievement Transformation

Abstract: In recent years, the CPC Central Committee and the government have continued to advance the opening up and the reform of the medical system around the two main lines of people's health and the development of the pharmaceutical industry. and the pharmaceutical innovation environment is also

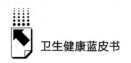
constantly developing and maturing. However, it should bee seen that China's bioengineering and pharmaceutical industry is still facing some difficulties and challenges in drug research and development, market access, IPO, circulation, sales and other aspects, To a certain extent, this has affected the international competitiveness and innovation capacity of China's bioengineering and pharmaceutical industry and is not conducive to the high-quality development of China's bioengineering and pharmaceutical industry. By sorting out the development status of bioengineering and pharmaceutical industry in the new development stage, summarizing the problems and challenges it faces, and putting forward relevant policy suggestions from the perspective of "three medical linkages", in order to get rid of the bottleneck of the development of the bioengineering and pharmaceutical industry, further expand the institutional opening and promote the high-quality development of the bioengineering and pharmaceutical industry.

Keywords: High-Standard Opening Up; Institutional Opening-up; the Bioengineering and Pharmaceutical; Innovation

B.19 Development Status and Trend of China's Wearable Medical Equipment Industry *Sun Pei* / 259

Abstract: In recent years, with the rapid development of population aging, the increasing challenges of chronic diseases and the improvement of people's health awareness, the wearable medical device market continues to develop in the international and domestic markets, and new products continue to emerge and are used by more people. The Chinese government has recognized the value of wearable devices and provided corresponding policy support. In the foreseeable future, wearable medical devices will play an important role in the field of chronic disease management and patient monitoring in China. But at the same time, it is high time to promote the transition of China's industrial development from health monitoring to auxiliary medical care, establish an effective link between the existing medical service system and wearable medical equipment, establish an industrial standard system and a regulatory system, and promote the high-quality development of the wearable medical equipment industry.

Keywords: Wearable Device; Chronic Disease Management; Aging; Medical Service

VI   International Reports

B. 20   Current Status and Suggestions for the Development of Digital Healthcare in China

Zhao Baige, Yang Linlin and Chen Lisha / 267

Abstract: With the continuous expansion of the application of new generation information technologies such as big data, cloud computing, artificial intelligence and the Internet of Things in the field of medical and health care, digital health care, characterized by digitalization, networking and intelligence, continues to promote the model optimization and efficiency improvement of the industry. However, while ushering in innovation and opportunities, it also faces challenges such as data security and technical standards. In order to promote the sustainable and healthy development of the digital health care industry, it is necessary to increase the construction of medical infrastructure, strengthen policy guidance, attach importance to talent training, and give full play to the advantages of digital health through continuous innovation and reform, so as to make more contributions to the health of all mankind.

Keywords: Digital Technology; Artificial Intelligence; Medical Health

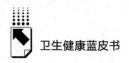

B.21　Analysis and Outlook on the Development Situation of

World Biomedical Innovation　　　　*Shen Jiawen* / 275

Abstract: The COVID-19 pandemic in the 21st century has become a major opportunity for the innovative development of biopharmaceuticals. The bioeconomy, digital economy, low-carbon economy, and others will jointly become important driving forces for the world's new technological revolution and industrial transformation in the post pandemic era. The field of biotechnology is showing a trend of interdisciplinary integration, and global biopharmaceutical innovation has entered a period of rapid growth driven by policy incentives, technological progress, and capital inflows. Biopharmaceutical innovation is showing an increasingly important development trend, becoming a top priority for government research investment in developed countries and showing a sustained growth trend. This article provides a systematic analysis and outlook on the development trend of world bio innovative drugs, and proposes relevant policy recommendations.

Keywords: Biopharmaceuticals; Innovative Drugs; Development Situation; Policy Recommendations

B.22　The Research and Inspirations of American Electronic

Medical Records　　　　*Dou Yong, Zhai Yujia* / 296

Abstract: With the rapid development of the digital era, China's medical records system is gradually electronic and standardized, initially realized information sharing in the hospital. There are well-established international experiences with electronic medical records (EMRs). The United States, as a leader in EMRs, is more advanced and complete in terms of system construction, standardization, information application, data security, etc. In the United States, the nationwide implementation of the EMR has enabled the health department to regulate the practice of diagnosis and treatment in hospitals and to assess the quality of medical

404

care, improving patient continuity of care and systematic saving healthcare costs. In this article, we summarized the key practices of the United States in advancing EHRs, and draw some inspiration to build our national unified EMRs, in the hope of achieving more efficient lifecycle health management. Based on national conditions, the core of this work are establishing medical information standards system, advancing our pharmacy benefit management (PBM), realizing the reasonable benefit distribution and strengthen the protection of patient information.

Keywords: United States; Electronic Medical Records; Pharmacy Benefit Management; Information Security

B. 23　Vienna: Anchoring a Livable Environment for
　　　　a High-Level Healthy City　　　　　　*Huang Dongyang* / 304

Abstract: Data from the World Urbanization Prospects Report 2018 released by the United Nations indicates that 55% of the world's population lives in urban areas, and this proportion is expected to increase to 68% by 2050. However, rapid urbanization is a double-edged sword. In order to cope with the economic and environmental pressures of massive population migration to cities and towns, many countries have chosen to build healthy cities, as a way to promote urban development while safeguarding the physical and mental health of residents. On June 15, 2023, Lenstore UK published the World Healthy Lifestyle Cities Report 2023, ranking 58 major cities worldwide. The Austrian city, Vienna, ranked second, excelling in obesity levels, life expectancy, outdoor activity, average monthly fitness spend, hours of sunshine, happiness levels, air and water quality, culture and entertainment. Vienna has topped the list of the world's most livable cities several times in the past few years, and its effective measures to build a healthy and livable city will provide our country with experience in upgrading the health of its residents and public health.

Keywords: Healthy Cities; Public Health; Healthy Environments; Sustainable Development; Vienna

405

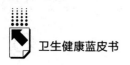
卫生健康蓝皮书

VII   City Cases

B . 24   Weihai: Creating an Age-Friendly City and Unlocking
the Code of Urban Happiness   *Kong Fanping* / 317

Abstract: In recent years, Weihai City has been closely focusing on the implementation of General Secretary Xi Jinping's important instruction that "Weihai should develop in the direction of an exquisite city", adhering to the people-centered approach, focusing on the direction of high-quality development of the city, and relying on the three national pilot projects of building a national child-friendly city, a national youth-development-oriented city, and a national key linkage city in positively coping with the aging of the population. Based on the three national pilot projects, the city proposes to accelerate the construction of an all-age-friendly city by meeting the diversified needs of citizens of all ages. Through the innovative implementation of the integration of urban public resources and spatial transformation, vigorously promoting the priority development of young people, and continuously optimizing the supply of elderly care services, the urban living environment has become more friendly, the public services have become better, and social security has become more powerful, thus exploring a new path to high-quality development of an all-age-friendly city with its unique qualities. It has explored a new path of high-quality development for cities with unique characteristics and age-friendliness.

Keywords: All-age-friendly City; Child-friendly; Youth Development; Coping with Population aging; Weihai

B . 25 Zhuhai: Creating a Model City for Health and Hygiene

in the Bay Area *Zhang Ge* / 326

Abstract: Enhancing people's well-being and improving living conditions from a health and hygiene perspective is an essential path towards achieving sustainable urban development. Zhuhai, as one of the central cities in the Pearl River Delta and a significant hub in the Guangdong-Hong Kong-Macao Greater Bay Area, has earned the prestigious title of "National Health City" since 1992 and has become renowned nationwide for its commitment to health and hygiene. Over the past three decades, Zhuhai has continuously innovated its healthcare system, leveraging its digital economic foundation, and focusing on optimizing healthcare resources in the region, setting numerous examples in the field of health and hygiene throughout the country. Shifting from a disease-centered approach to a health-centered one, Zhuhai is diligently exploring a practical path towards enhancing people's well-being through its unique approach to healthy development.

Keywords: Health and Hygiene; Healthcare Reform; Internet Healthcare; Guangdong-Hong Kong-Macao Greater Bay Area; Zhuhai

B . 26 Jiaxing: The Integration of Medical Care and Health

Zhang Mingli / 335

Abstract: With the increasing degree of an aging population in China, the combination of cure and health care has become a new service model to be explored around the country. Jiaxing is a typical area in China with a large elderly population and heavy tasks for the elderly. Its demand for the integration model of medical care and health is more urgent. In recent years, Jiaxing has actively explored ways to achieve a 15-minute medical and health service circle by exploring and practicing long-term care insurance services and high-quality medical resources

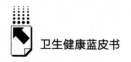
卫生健康蓝皮书

in the public, so that medical resources can benefit the people, and truly realize the integration of medical care and nursing.

Keywords: Integration of Medical Care and Health; Medical Support Combination; Mutual Development; Coordination

Ⅷ   Enterprise Cases

B. 27   Creating Comprehensive Medical and Health Care Industrial Cluster with Advantages of Sinopharm as State Owned Enterprise and Serves the National Development Strategy

China National Pharmaceutical Group Co. , Ltd. （Sinopharm）/ 342

Abstract: In the next 30 years, the development of medical and health care industry will appear in new demands, new opportunities and new challenges, to provide more diversified, specific services and improve the level of professionalization and carefulness of the service, in order to satisfy the seniors' special needs for elderly care. Sinopharm will take Xi Jinping Thought on Socialism with Chinese Characteristics for a New Era as a guide, actively serve the national strategy, and rely on the advantage of the Sinopharm's Full Life Cycle, Full Industry Chain, and Full Business Ecosystem, highlight the characteristic of the combination of medical and health care, setting up all-inclusive and high quality elderly care services as main business model, to establish "Medical care, Wellness, Healthcare, Nursing care and Seniors tour" all-in-one and comprehensive business strategy as long-term company's strategic plan.

Keywords: In Response to Population Aging; Healthy China Strategy; the Development of Elderly Care Industry

B . 28　Philips: Shaping the Future of Healthcare

Abstract: After the COVID-19 pandemic, digital innovation has become a focal point in the healthcare industry. Philips conducted global research on how digitization is reshaping the development model of the healthcare sector, and released the 2023 Future Health Index report, revealing three insightful key findings. Firstly, intelligent digital solutions are driving advancements in the medical field. Utilizing technologies like artificial intelligence, big data, and the Internet of Things enhances the efficiency and accuracy of acquiring, integrating, and analyzing medical data. This aids in improving diagnostic accuracy and subsequently enhances patients' treatment outcomes and quality of life. Secondly, borderless care is transforming traditional models of medical services. Digital innovations break the geographical limitations, providing patients with more convenient and timely medical consultations and monitoring through telemedicine and remote monitoring technologies. Lastly, collaborative success is a key driver of digital innovation. Strategic partnerships among medical institutions, research organizations, and industry collaborators are driving the digital transformation of the healthcare sector, opening new possibilities for the industry.

Keywords: Digital Innovation; Healthcare Technology; Ecosystem Cooperation

B . 29　Ali Health: Life First, Digitalization Empowers Health

　　　　Services for All　　　　　　　　　　　　*Chen Wanying* / 371

Abstract: As the intersection of the two national strategies of "Healthy China" and "Digital China", digital health is crucial for optimizing factor allocation and service supply, filling development gaps, improving service efficiency, and promoting the transformation and upgrading of the health

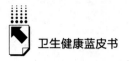

industry. As a leading digital health company, Alibaba Health has always adhered to the original intention of making medical and health care accessible to all. From the perspective of consumer demand, leveraging its advantages in data trend insights, holistic operations, digital patient management and intelligent supply chain, and full-process traceability, Alibaba Health has explored key innovative models such as "digitalization + medical services", "digitalization + drug services", "digitalization + health management", "digitalization + health infrastructure", and "digitalization + health public welfare" to meet the multi-level and diversified demands of consumers for a healthy life, while ensuring safety.

Keywords: Digitalization; Smart Health; Digital Health; Digital China

皮 书

智库成果出版与传播平台

❖ 皮书定义 ❖

皮书是对中国与世界发展状况和热点问题进行年度监测,以专业的角度、专家的视野和实证研究方法,针对某一领域或区域现状与发展态势展开分析和预测,具备前沿性、原创性、实证性、连续性、时效性等特点的公开出版物,由一系列权威研究报告组成。

❖ 皮书作者 ❖

皮书系列报告作者以国内外一流研究机构、知名高校等重点智库的研究人员为主,多为相关领域一流专家学者,他们的观点代表了当下学界对中国与世界的现实和未来最高水平的解读与分析。

❖ 皮书荣誉 ❖

皮书作为中国社会科学院基础理论研究与应用对策研究融合发展的代表性成果,不仅是哲学社会科学工作者服务中国特色社会主义现代化建设的重要成果,更是助力中国特色新型智库建设、构建中国特色哲学社会科学"三大体系"的重要平台。皮书系列先后被列入"十二五""十三五""十四五"时期国家重点出版物出版专项规划项目;自 2013 年起,重点皮书被列入中国社会科学院国家哲学社会科学创新工程项目。

皮书网

（网址：www.pishu.cn）

发布皮书研创资讯，传播皮书精彩内容
引领皮书出版潮流，打造皮书服务平台

栏目设置

◆关于皮书

何谓皮书、皮书分类、皮书大事记、
皮书荣誉、皮书出版第一人、皮书编辑部

◆最新资讯

通知公告、新闻动态、媒体聚焦、
网站专题、视频直播、下载专区

◆皮书研创

皮书规范、皮书出版、
皮书研究、研创团队

◆皮书评奖评价

指标体系、皮书评价、皮书评奖

所获荣誉

◆2008年、2011年、2014年，皮书网均
在全国新闻出版业网站荣誉评选中获得
"最具商业价值网站"称号；
◆2012年，获得"出版业网站百强"称号。

网库合一

2014年，皮书网与皮书数据库端口合
一，实现资源共享，搭建智库成果融合创
新平台。

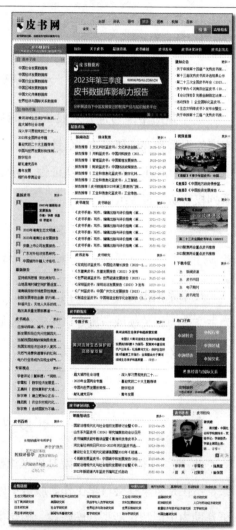

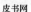

皮书网

"皮书说"
微信公众号

权威报告·连续出版·独家资源

皮书数据库
ANNUAL REPORT(YEARBOOK)
DATABASE

分析解读当下中国发展变迁的高端智库平台

所获荣誉

- 2022年，入选技术赋能"新闻+"推荐案例
- 2020年，入选全国新闻出版深度融合发展创新案例
- 2019年，入选国家新闻出版署数字出版精品遴选推荐计划
- 2016年，入选"十三五"国家重点电子出版物出版规划骨干工程
- 2013年，荣获"中国出版政府奖·网络出版物奖"提名奖

皮书数据库　　"社科数托邦"
　　　　　　　　微信公众号

成为用户

　　登录网址www.pishu.com.cn访问皮书数据库网站或下载皮书数据库APP，通过手机号码验证或邮箱验证即可成为皮书数据库用户。

用户福利

- 已注册用户购书后可免费获赠100元皮书数据库充值卡。刮开充值卡涂层获取充值密码，登录并进入"会员中心"—"在线充值"—"充值卡充值"，充值成功即可购买和查看数据库内容。
- 用户福利最终解释权归社会科学文献出版社所有。

数据库服务热线：010-59367265
数据库服务QQ：2475522410
数据库服务邮箱：database@ssap.cn
图书销售热线：010-59367070/7028
图书服务QQ：1265056568
图书服务邮箱：duzhe@ssap.cn

社会科学文献出版社　皮书系列
SOCIAL SCIENCES ACADEMIC PRESS (CHINA)

卡号：458912533754
密码：

S 基本子库
SUB DATABASE

中国社会发展数据库（下设 12 个专题子库）

紧扣人口、政治、外交、法律、教育、医疗卫生、资源环境等 12 个社会发展领域的前沿和热点，全面整合专业著作、智库报告、学术资讯、调研数据等类型资源，帮助用户追踪中国社会发展动态、研究社会发展战略与政策、了解社会热点问题、分析社会发展趋势。

中国经济发展数据库（下设 12 专题子库）

内容涵盖宏观经济、产业经济、工业经济、农业经济、财政金融、房地产经济、城市经济、商业贸易等 12 个重点经济领域，为把握经济运行态势、洞察经济发展规律、研判经济发展趋势、进行经济调控决策提供参考和依据。

中国行业发展数据库（下设 17 个专题子库）

以中国国民经济行业分类为依据，覆盖金融业、旅游业、交通运输业、能源矿产业、制造业等 100 多个行业，跟踪分析国民经济相关行业市场运行状况和政策导向，汇集行业发展前沿资讯，为投资、从业及各种经济决策提供理论支撑和实践指导。

中国区域发展数据库（下设 4 个专题子库）

对中国特定区域内的经济、社会、文化等领域现状与发展情况进行深度分析和预测，涉及省级行政区、城市群、城市、农村等不同维度，研究层级至县及县以下行政区，为学者研究地方经济社会宏观态势、经验模式、发展案例提供支撑，为地方政府决策提供参考。

中国文化传媒数据库（下设 18 个专题子库）

内容覆盖文化产业、新闻传播、电影娱乐、文学艺术、群众文化、图书情报等 18 个重点研究领域，聚焦文化传媒领域发展前沿、热点话题、行业实践，服务用户的教学科研、文化投资、企业规划等需要。

世界经济与国际关系数据库（下设 6 个专题子库）

整合世界经济、国际政治、世界文化与科技、全球性问题、国际组织与国际法、区域研究 6 大领域研究成果，对世界经济形势、国际形势进行连续性深度分析，对年度热点问题进行专题解读，为研判全球发展趋势提供事实和数据支持。

法律声明

"皮书系列"（含蓝皮书、绿皮书、黄皮书）之品牌由社会科学文献出版社最早使用并持续至今，现已被中国图书行业所熟知。"皮书系列"的相关商标已在国家商标管理部门商标局注册，包括但不限于 LOGO（▮）、皮书、Pishu、经济蓝皮书、社会蓝皮书等。"皮书系列"图书的注册商标专用权及封面设计、版式设计的著作权均为社会科学文献出版社所有。未经社会科学文献出版社书面授权许可，任何使用与"皮书系列"图书注册商标、封面设计、版式设计相同或者近似的文字、图形或其组合的行为均系侵权行为。

经作者授权，本书的专有出版权及信息网络传播权等为社会科学文献出版社享有。未经社会科学文献出版社书面授权许可，任何就本书内容的复制、发行或以数字形式进行网络传播的行为均系侵权行为。

社会科学文献出版社将通过法律途径追究上述侵权行为的法律责任，维护自身合法权益。

欢迎社会各界人士对侵犯社会科学文献出版社上述权利的侵权行为进行举报。电话：010-59367121，电子邮箱：fawubu@ssap.cn。

社会科学文献出版社